Alles was mir gut tut

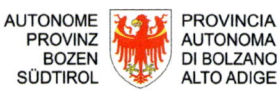

AUTONOME PROVINZ BOZEN SÜDTIROL — PROVINCIA AUTONOMA DI BOLZANO ALTO ADIGE

Deutsche Kultur

Die Drucklegung dieses Buches wurde ermöglicht durch
die Südtiroler Landesregierung / Abteilung Deutsche Kultur.

HILDEGARD KREITER

ALLES WAS MIR GUT TUT

Heilkraft aus der Natur für Frauen
in jeder Lebensphase

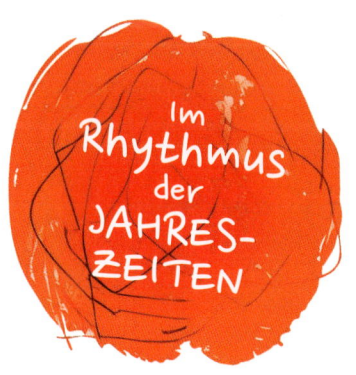

Im Rhythmus der JAHRES-ZEITEN

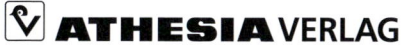

ATHESIA VERLAG

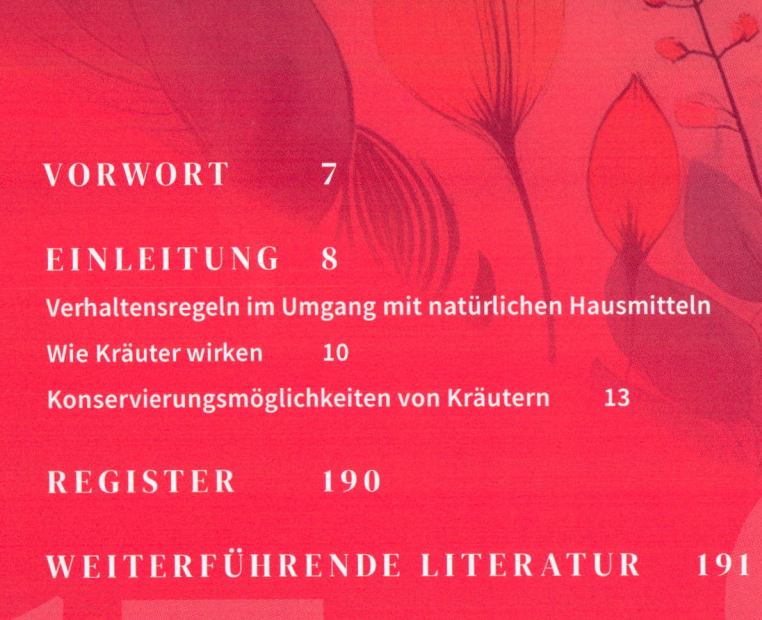

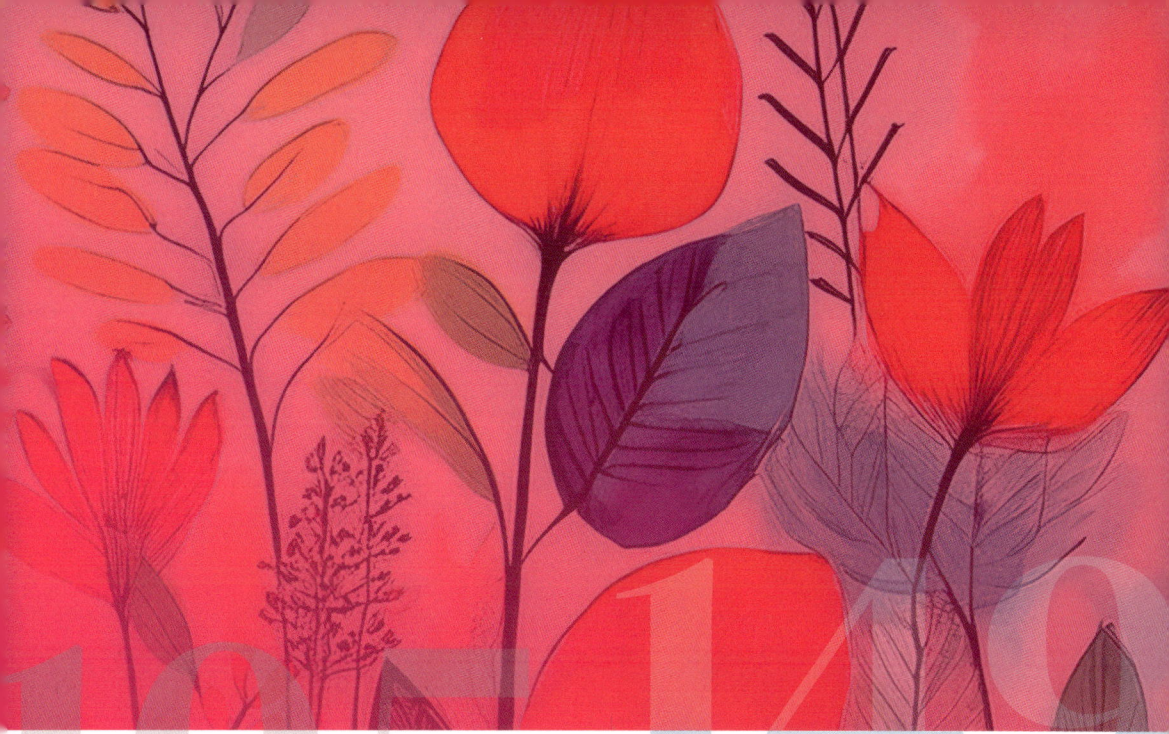

HERBST

WINTER

VORWORT

„Manchmal zeigt sich der Weg erst, wenn man beginnt, ihn zu gehen."
Paolo Coelho

Mit diesem Gedanken im Kopf und Glück im Herzen blicke ich auf die Entstehung dieses Buches zurück. Es hat seine Zeit gebraucht, doch jetzt freue ich mich riesig, dass es endlich fertig ist. Mit jedem Tag, den ich mit Schreiben verbrachte, gewann ich an Erfahrung, Weisheit und Einsicht. All das hat dazu beigetragen, dass dieser kleine Frauen-Ratgeber so geworden ist, wie er jetzt ist.

Gleichermaßen wurde auch ich über die Jahre geformt und bin zu der Frau herangereift, die ich heute bin. Besonders denke ich dabei an die Blütezeit meines Lebens zurück, als meine Gesundheit auf eine harte Probe gestellt wurde. Ohne die Schulmedizin wäre vieles nicht möglich gewesen, wofür ich ihr zutiefst dankbar bin. Gleichzeitig lernte ich, meiner inneren „Ärztin" und meinen Selbstheilungskräften mehr zu vertrauen und zu erkennen, dass Hindernisse auf dem Weg richtungsweisend sind.

Auch deshalb ist die Natur zu meiner ständigen Begleiterin geworden – tröstend, lebendig und voller Heilkraft. Mit jedem Schritt in ihre Welt erkannte ich mehr von ihrer Fülle, die ich mit tiefer Dankbarkeit annehme.

Gerne möchte ich mein Wissen um ihre gesundheitsfördernden Schätze mit all den Menschen teilen, die dafür offen sind.

Dieses Buch ist eine Hommage an all die Frauen, die vor uns waren, und jene, die nach uns kommen werden. Es erzählt von den Jahreszeiten des Lebens: vom Frühling, wenn das junge Mädchen zur Frau heranwächst; vom Sommer, in dem die Frau in voller Blüte steht; und vom Herbst, in dem Tiefe und Erfahrung den Weg weisen. Und dann ist da der Winter, eine Zeit des Rückzugs und der Ruhe, in der nicht das Ende, sondern ein neuer Anfang liegt. Er ist eine Phase des Kraftsammelns und der Innenschau, in der wir uns auf tiefere Einsichten vorbereiten.

„Alles, was mir guttut" ist kein klassischer Ratgeber mit starren Vorgaben. Er soll vielmehr zum Nachdenken anregen und dazu ermutigen, flexibel zwischen den darin beschriebenen „Jahreszeiten" der Frau zu navigieren und den einen oder anderen Vorschlag aufzugreifen.

Dann wäre das Ziel erreicht, das ich mir mit diesem Buch gesetzt habe: dich zu ermutigen, deinen Weg der Selbstfürsorge und Selbstliebe vertrauensvoll zu gehen. Denn letztlich weiß nur DU, was DIR wirklich guttut!

EINLEITUNG

Verhaltensregeln im Umgang mit natürlichen Hausmitteln

Die Anregungen zu Kräutern und anderen Naturheilmitteln in diesem Buch basieren auf meinem persönlichen Wissens- und Erfahrungsschatz. Doch wird selbst das beste „Kräutlein" versagen, wenn wir nicht auf eine gesunde Lebensweise achten. Länger anhaltende Infekte, akute Ereignisse wie Blutungen oder starke Schmerzen sowie Herzbeschwerden und Atemnot gehören unbedingt in fachärztliche Hand. Allergiker und chronisch kranke Menschen müssen ebenfalls vorsichtig sein. Die Tipps und Rezepturen, die ich in diesem Buch aufgelistet habe, entsprechen dem heutigen Wissensstand. Ich kann hierfür keine Verantwortung übernehmen.

Wissen schützt vor Dummheit!

Wer Kräuter zur Gesundheitspflege nutzen möchte, sollte sich mit ihren Wirkmechanismen, der richtigen Zubereitung und Anwendung auseinandersetzen. Wer selbst sammelt, muss den idealen Ernte-zeitpunkt und die richtige Konservierung kennen. Besonders wichtig ist die sichere Bestimmung der Pflanzen, denn eine Verwechslung mit giftigen Arten kann fatale Folgen haben. Kräuterwanderungen sind eine hervorragende Möglichkeit, das Vertrauen in das eigene Wissen zu stärken und offene Fragen zu klären.

„Es gibt nichts Gutes, außer man tut es!"

Dieses Zitat von Erich Kästner verdeutlicht, dass Geduld und Ausdauer unsere Erfahrungen bereichern, das Vertrauen in die heilenden Kräfte der Natur stärken und uns dabei helfen, unsere Selbstheilungskräfte zu aktivieren.

Weniger ist mehr!

Die Wirkung von Naturmedizin hängt neben der Dosis auch von der Auswahl und Handhabung ab. Selbstversuche und zufällig aufgeschnappte Ratschläge sind wenig hilfreich.

„Die Dosis macht das Gift", sagte Paracelsus, und diese Weisheit gilt auch heute noch. Übertreibungen können unerwünschte Nebenwirkungen hervorrufen. Bei Entscheidungen sollten Verstand, Gefühl und Intuition einbezogen werden. Auch beim Sammeln ist ein respektvoller Umgang mit der Natur unerlässlich. Die Regeln des Naturschutzes sind zu beachten, und es sollte stets nur so viel geerntet werden, wie nötig, denn Kräuter haben ein Verfallsdatum.

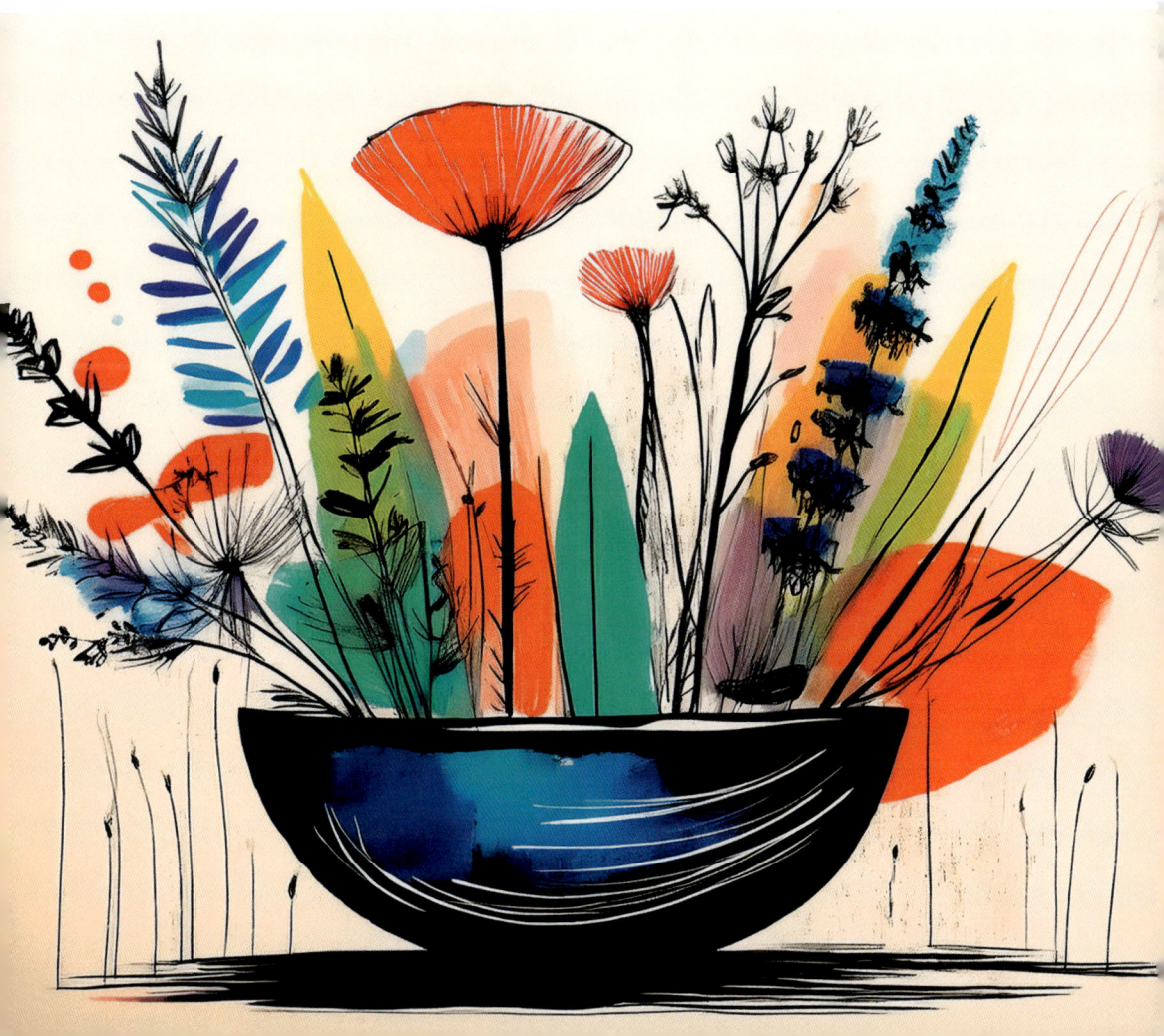

Wie Kräuter wirken

Neben der klassischen Phytotherapie (Pflanzenheilkunde) gewinnen auch die **Gemmotherapie (Knospenheilkunde)** und der Einsatz ätherischer Öle immer mehr an Bedeutung. Seien wir offen für alle Heilmethoden und lernen wir auch diese Ansätze kennen!

Als ausgebildete Kneipp-Gesundheitstrainerin begeistert mich die **Gesundheitslehre von Pfarrer Sebastian Kneipp.** Seine fünf Wirkprinzipien bieten zahlreiche Möglichkeiten zur Förderung von Körper, Geist und Seele und sind im Einklang mit den Anforderungen der modernen Salutogenese. Meine Namenspatronin, die mystische Nonne Hildegard von Bingen, inspiriert mich mit ihrem Wissen um die „Grünkraft" *(viriditas)*. Ihre überlieferten Rezepturen, insbesondere die Gewürze Bertram und Galgant, nutze ich regelmäßig zur Unterstützung meiner Verdauung und Immunabwehr. Beratungen in speziellen Hildegard-Shops und das Studium ihrer Bücher sind wertvolle Hilfen.

Generationsübergreifendes Heilwissen!

Traditionell kümmern sich vor allem Frauen um die Gesundheitspflege ihrer Familien. Die heutigen Heilschätze basieren auf den Erfahrungen unserer Ahnfrauen. Lassen wir dieses Wissen nicht verkümmern, lernen wir so viel wie möglich dazu und geben unser Wissen mutig an unsere Nachkommen weiter. Richten wir auch unsere Aufmerksamkeit auf das, was um uns wächst, und bewahren wir alte Familienrezepte, die mit einem besonderen Heilsegen versehen sind.

Grundkenntnisse zur Wirkweise von Kräutern

Wer Kräuter zu Heilzwecken in seinen Alltag integrieren möchte, kommt nicht umhin, sich mit deren Wirkstoffen zu beschäftigen. Während die sogenannten sekundären Pflanzenstoffe der Pflanze beispielsweise als Schutz vor Fressfeinden, UV-Strahlung, Krankheitserregern, als Lockmittel zur Fortpflanzung dienen, entwickeln sie in unserem menschlichen Organismus ganz spezielle Eigenschaften, die wir gezielt bei gesundheitlichen Problemen einsetzen können.

Die richtige Anwendung und Dosierung sind entscheidend, um die Vorteile von Kräutern optimal zu nutzen.

◆ **Ätherische Öle** sind flüchtige, ölartige Substanzen mit unterschiedlichen Wirkweisen. So ist Kamille beispielsweise entzündungshemmend, Rosmarin durchblutungsfördernd, Baldrian beruhigend. Vorsicht ist bei reinen ätherischen Ölen geboten, da sie hautreizend, allergieauslösend und wehenfördernd wirken können. Diese Öle sind für Kinder unter zwei Jahren nicht geeignet.

◆ **Bitterstoffe** wie wir sie z. B. in Schafgarbe, Mariendistel, Löwenzahn vorfinden, fördern die Verdauung und entgiften die Leber. Besonders bitter sind Enzianwurzel, Tausendgüldenkraut und Wermut. Ein übermäßiger Konsum kann Magenreizungen verursachen.

◆ **Flavonoide** in der Rosskastanie (gefäßstärkend), in der Goldrute (entwässernd) oder im Holunder (schweißtreibend) wirken ganz unterschiedlich. Isoflavonoide, z. B. in Soja, unterstützen bei Wechseljahresbeschwerden. Eine zu hohe Dosierung kann ebenfalls zu Verdauungsbeschwerden führen.

◆ **Gerbstoffe** in Salbei, Eichenrinde, aber auch in Wildobst (Vogelbeeren, Schlehen) wirken zusammenziehend, blutstillend, schweißreduzierend, wundheilend und entzündungshemmend. Zu viel davon kann Magenreizungen und eine schlechtere Nährstoffaufnahme verursachen.

◆ **Saponine** in Rosskastanie, Efeu und Seifenkraut setzen die Oberflächenspannung von Wasser herab. Ihre schäumende Eigenschaft wird für ökologische Waschmittel genutzt. Ihre Heilwirkung beruht auf einer schleimlösenden, gefäßschützenden, kreislaufanregenden, immunsystemstärkenden, antimikrobiellen, entzündungshemmenden Wirkung bei Harnwegs- und Atemwegsinfekten oder Venenproblemen. Die innere Einnahme sollte nur durch standardisierte Präparate erfolgen. So zeigt z. B. ein Präparat aus Efeu bei Reizhusten sowohl bei Erwachsenen als auch bei Kindern gute Erfolge.

◆ **Schleimstoffe** in Leinsamen, Malve, Spitzwegerich u. a. m. wirken reizlindernd bei Husten, fördern die Haut- und Schleimhautpflege, die Verdauung und die Wundheilung. Sie werden kalt ausgezogen, da sie hitzeempfindlich sind.

◆ **Senfölglykoside** in Kohl, Meerrettich, Lauch, Kapuzinerkresse, Senf wirken stark antiviral, antibakteriell und pilzhemmend. Sie helfen bei Erkältungen und Harnwegsinfekten. Eine Überdosierung kann Magen-Darm-Probleme verursachen.

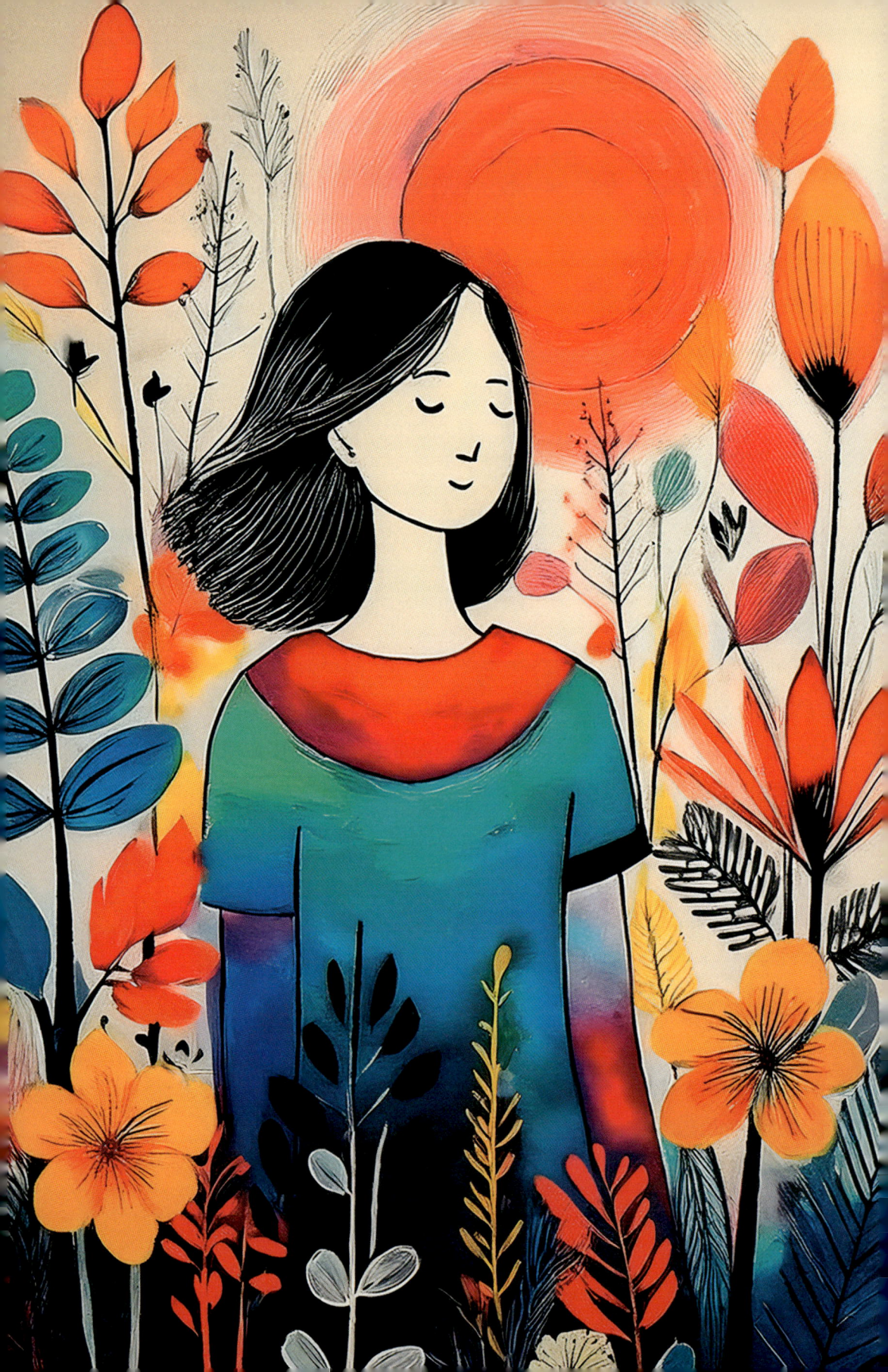

Konservierungsmöglichkeiten von Kräutern

Von der Hand in den Mund – das wäre die beste Art, Kräuter zu genießen! Doch nicht immer stehen frische Kräuter zur Verfügung, und manchmal ist es zu aufwändig, für eine schnelle Anwendung Frischgut zu beschaffen. Deshalb kommt es auf die richtige Konservierung an. Die folgenden Methoden bieten unterschiedliche Möglichkeiten zur Lagerung und Nutzung von Kräutern. Wenn nicht anders angegeben, entsprechen sie auch den Rezepturen in diesem Buch.

◆ **Abkochung** *(Dekokt):* Diese Methode ist besonders für härtere Pflanzenteile wie Wurzeln (z. B. Löwenzahn), Rinden (z. B. Eiche), Beeren (z. B. Wacholder) geeignet. Hierbei werden die zerkleinerten Pflanzenbestandteile in kaltem Wasser zum Kochen gebracht, um die Wirkstoffe zu extrahieren. Nach dem Siedepunkt das Gemisch noch etwa 5 Minuten ziehen lassen. Empfohlenes Verhältnis: ½ l Wasser auf 20–30 g getrocknete oder 50 g frische Kräuter. Für Kompressen oder Bäder kann die Kräutermenge erhöht werden.

◆ **Gemmopräparat / Knospenmedizin:** Diese relativ neue Methode nutzt die gebündelte Kraft der Knospen. Gemmopräparate können selbst hergestellt oder gekauft werden. Normalerweise verwendet man für 1 g frisch gepflücktes und klein gehacktes Knospenmaterial je 100 g Glycerin (85 %) und Alkohol (70 %) zur Extraktion.

◆ **Kaltauszug** *(Mazerat):* besonders geeignet für Pflanzen mit hitzeempfindlichen Inhaltsstoffen wie Schleimstoffen (z. B. Leinsamen, Eibischwurzel, Malve), empfindlichen ätherischen Ölen (z. B. Minze, Melisse). Aber auch gerbstoffhaltige Pflanzen wie Isländisch Moos werden mazeriert, um den Magen durch ein Zuviel nicht zu sehr zu belasten. Das Pflanzengut wird in kaltem Wasser angesetzt (1–2 EL auf 250 ml Wasser) und für mehrere Stunden oder über Nacht ziehen gelassen. Eine ideale Methode für Schwangere, Kinder oder ältere Menschen.

◆ **Kräuteressig:** wird als alkoholfreie Alternative zur Tinktur genutzt. Er eignet sich für Dressings, Marinaden oder als aromatisches Topping und kann außerdem in Bädern und Waschungen Anwendung finden. Ziehzeit: 1–2 Wochen. Nach etwa sechs Monaten lässt die Wirksamkeit nach.

◆ **Kräuterpulver:** Getrocknete Kräuter werden in einem Mörser oder Mixer fein zermahlen und gesiebt. Kräuterpulver findet in der Küche, in der Kosmetik oder als Hausmittel Verwendung und kann auch in Teeaufgüssen verwendet werden (½–1 TL Pulver auf 250 ml Wasser); optional auch in Kapseln erhältlich.

◆ **Kräutersirup:** Spitzwegerich und Fichtensprossen sind hierfür bestens geeignet. Sie werden schichtweise mit Zucker angesetzt und mindestens für 3 Monate kühl und dunkel ausgezogen. Der Restzucker lässt sich vor dem Abseihen der Kräuterrückstände im warmen Wasserbad lösen. Eine weitere Möglichkeit für die Herstellung eines Hustensirups ergibt sich durch die Verwendung von Honig. Klein gehackte Zwiebeln, Ingwer oder Fenchelfrüchte sind hierfür bestens geeignet und gleich gebrauchsfertig. Die Haltbarkeit ist allerdings begrenzter als beim Zucker.

◆ **Kräuterwein:** Heilkräuter werden in Wein eingelegt, um ihre Wirkstoffe zu extrahieren. Ziehzeit: 1–2 Wochen. Alternativ gibt es den „gelöschten" Wein *(Vinum Hippocraticum)*, bei dem der erhitzte Wein mit kaltem Wasser „gelöscht" wird.

◆ **Oxymel:** eine alte Methode, die Milchsäurebakterien nutzt. Honig und Essig werden im Verhältnis 2:1, 3:1 oder 4:1 angesetzt und können dann mit Kräutern angereichert werden. Ziehzeit: je nach Pflanzengut 1–4 Wochen.

◆ **Ölauszug:** Kräuterextraktion in einem Trägeröl (z. B. Oliven- oder Mandelöl), ideal für Küche und Kosmetik. Für getrocknete Kräu-

ter beträgt das Verhältnis 1:5 (20 g/100 ml); für frische Kräuter wird die doppelte Menge benötigt. Wer den Prozess beschleunigen möchte, kann einen Warmauszug (2–3 Stunden im Wasserbad bei 40–50 °C) verwenden.

◆ **Salbe:** Durch das Eindicken mit Bienenwachs im Verhältnis 10:1 (100 ml Öl/10 g Bienenwachs) wird aus dem Öl oder dem Ölauszug eine streichfähige Salbe hergestellt. Salben sind ideal für den therapeutischen Einsatz und durch den fehlenden Wasseranteil etwa ein Jahr haltbar. Ätherische Öle können für Intensität und Haltbarkeit zugefügt werden. Weitere Zutaten sind Heilerde, Urea, Propolis, Honig, Aloe-vera-Gel, Kokosfett, Kakaobutter, Sheabutter usw.

◆ **Teeaufguss:** eine einfache Zubereitung, bei der getrocknete oder frische Kräuter in heißem Wasser ziehen. Verwendet werden etwa 1–2 TL getrocknete Kräuter oder 1 EL frische Kräuter auf 250 ml heißem Wasser mit einer Ziehzeit von 5–10 Minuten.

◆ **Tinktur:** eine alkoholische Lösung zur Extraktion der Wirkstoffe aus frischen oder getrockneten Kräutern. Das Verhältnis liegt bei frischen Kräutern bei 1:2 (100 g Kräuter/200 ml Alkohollösung) und bei getrockneten Kräutern bei 1:5 (100 g/500 ml). Eine Ziehzeit von etwa einer Mondphase im Dunkeln ist ideal. Vor Gebrauch gut schütteln; Tinkturen werden tropfenweise eingenommen (2- bis 3-mal täglich 15–20 Tropfen).

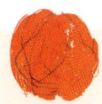

Hydrolate entstehen bei der Wasserdampfdestillation von Pflanzen. Während die ätherischen Öle abgeschieden werden, bleibt das wasserlösliche Destillat zurück. Dieses enthält feinste Spuren ätherischer Öle sowie wasserlöslicher Pflanzenstoffe. Seine milde Wirkung und sein angenehmer Duft sind mit dem ätherischen Öl wesensverwandt.

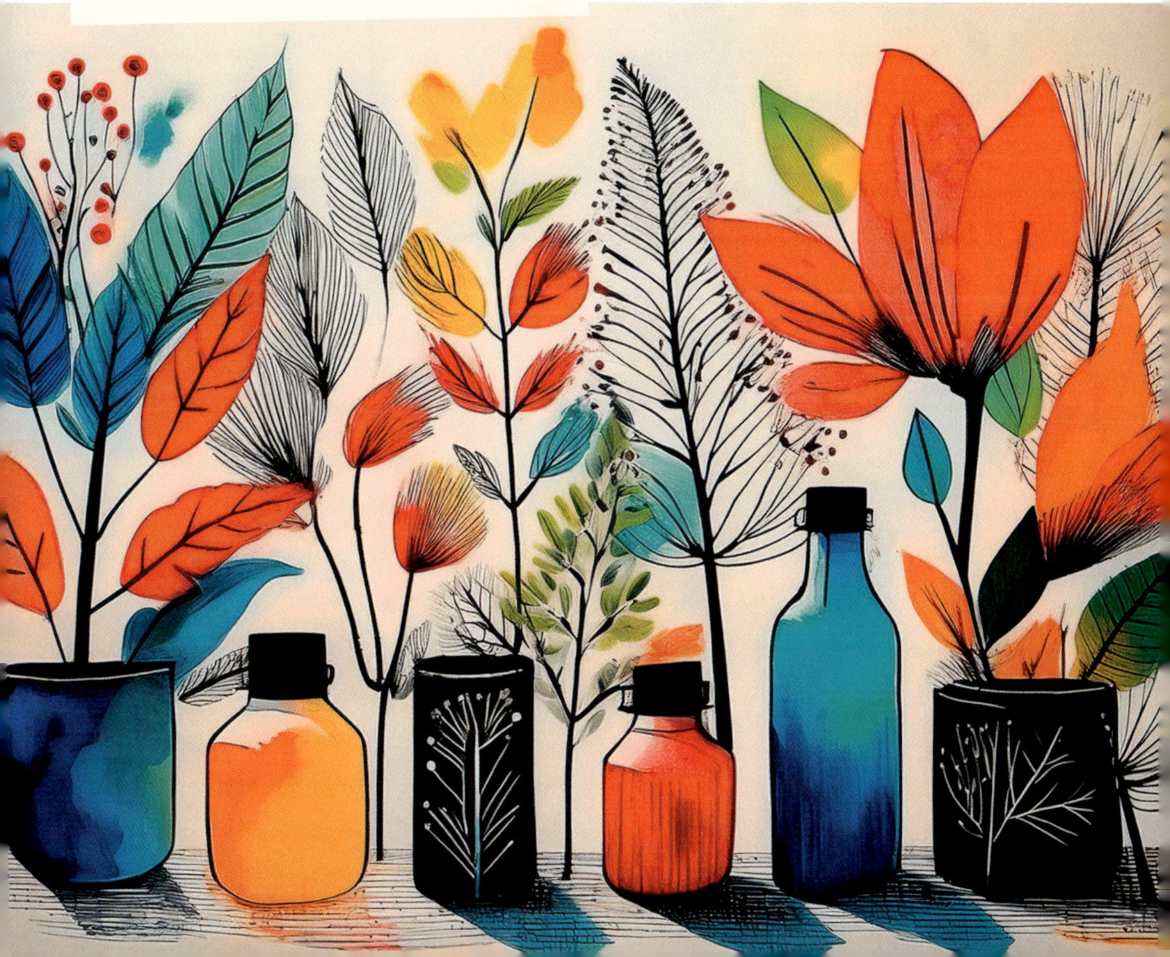

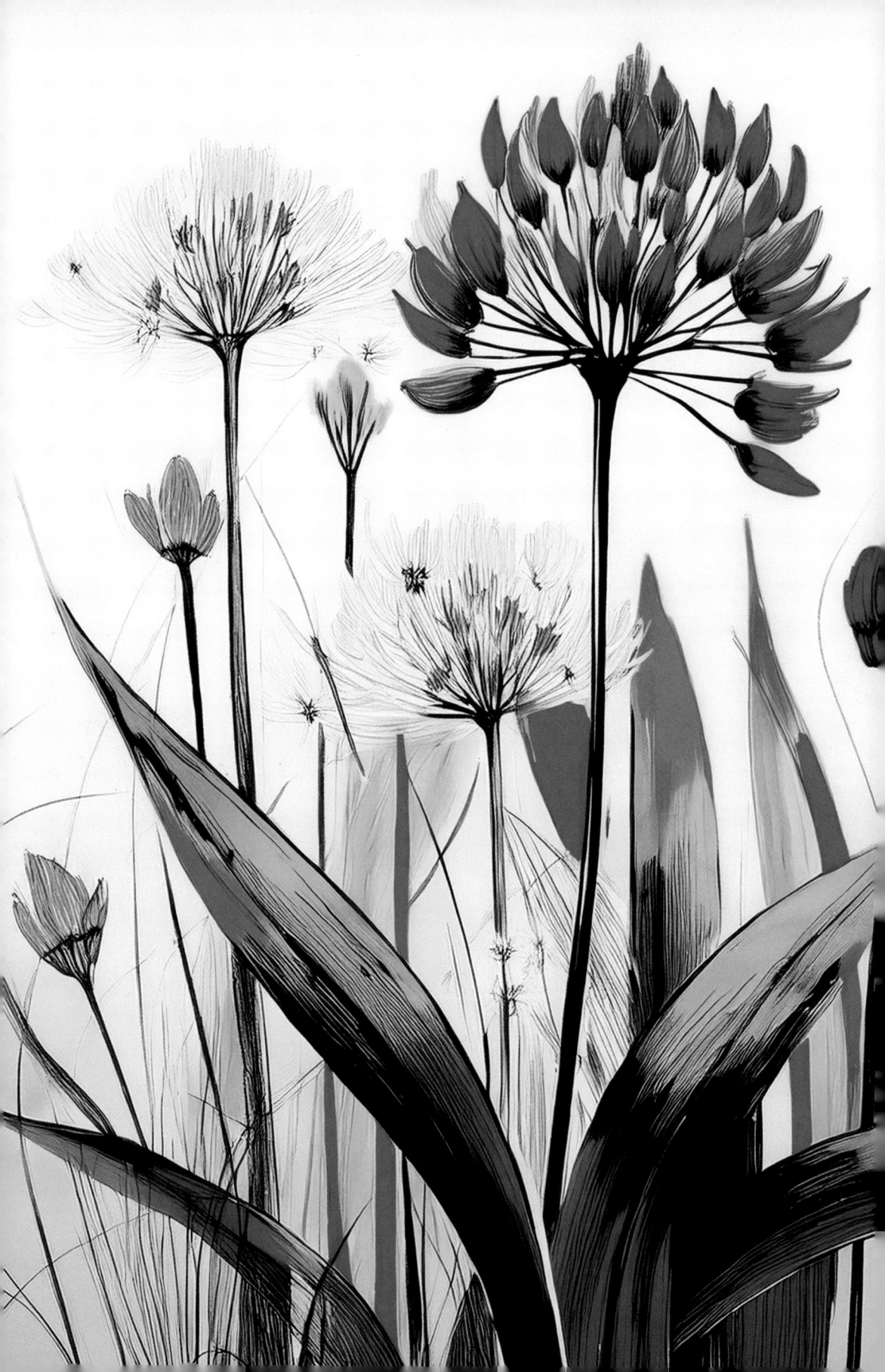

FRÜHLING

Kurz nachgedacht ...

Altes ablegen, um für das Neue Platz zu schaffen!

Ein schönes Bild, wie ich finde und für unsere mentale und körperliche Gesundheit mehr als erstrebenswert.
In dieser frühlingshaften Zeit des Neubeginns ist es für heranwachsende Mädchen äußerst wichtig, sich neu zu positionieren. Ohne den Mut, aus den Kinderschuhen herauszutreten, kann der Wandel nicht vollzogen werden! Die Phase, wo sich junge Frauen auf der Suche nach ihrer Identität von der Pubertät verabschieden, ist geprägt von zahlreichen körperlichen, emotionalen und sozialen Veränderungen.
Gerade jetzt und allen Herausforderungen zum Trotz bietet sich der Vergleich mit der Natur an, der jeglicher Stillstand fremd ist. So gesehen spiegelt sich im Frühling des Lebens die Verwandlung der aufblühenden Frau wider, die energiegeladen und hoffnungsvoll ihrer Zukunft entgegenschreitet.

Mut sammeln und aufbrechen

GRÜNES FÜR UNSERE VITALITÄT

Alles im grünen Bereich

Lebenskraft ist Grünkraft! Wir brauchen sie, um uns gesund zu erhalten, um Neuanfänge zu wagen, um über uns selbst hinauszuwachsen.

Jetzt sprießt, wächst und gedeiht es, soweit das Auge schaut! Der Frühling bietet sich nahezu an, um aus dem Vollen zu schöpfen und unsere Speicher wieder gut zu füllen. Das quirlige Sprudeln des Bächleins, der erdige Duft aus dem Gartenbeet, die lauten und leisen Lockrufe der Vögel, die anschwellenden Knospen an Bäumen und Sträuchern, das bunte Treiben der ersten Blumen – dies alles und noch mehr erfüllt die Natur und ihre Lebewesen mit einer schier unbändigen Lebensfreude.

Wer in dieser Zeit des Aufbruchs auf maximale Vitalität setzt, kommt nicht umhin, sich auch bezüglich Ernährung all jener wilden Gesellen zu bedienen, die Unwissende als „Unkraut" bezeichnen. Dabei sind gerade sie es, die einen einfachen Zugang zu äußerst hochwertigen Mineralstoff- und Vitaminquellen ermöglichen. Unsere grünen „Wilden" bieten davon nämlich um ein Vielfaches mehr als das Kulturgemüse. Gleichzeitig sind sie vollgepackt mit sekundären Pflanzenstoffen, Mineralstoffen, Spurenelementen und jeder Menge an Chlorophyll.

Da haben wir sie wieder, jene **Grünkraft,** die unseren **Stoffwechsel-, Wachstums-** und **Reparaturprozess** so richtig befeuert und ihr Grün letztendlich in unserem Körper zu **Rot** umwandelt. Nur nutzen müssen wir sie auch, die **blutbildenden** und **vitalisierenden** Eigenschaften unserer Wildkräuter!

Quer durch den frühlingshaften Naturgarten

Wildkräuter gibt es zuhauf. Darunter auch jene besonders vitalen, die wir kaum übersehen können. Brennnessel und Löwenzahn gehören zur Frühjahrskur einfach dazu. Oder der Bärlauch, der mit seinen Senfölen als Kaminkehrer für unser Gedärm fungiert. „Iss Waldknoblauch im Mai, so hat der Arzt das ganze Jahr frei!" Der Meinung unserer Vorfahren dürfen wir uns gerne anschließen. Der grünen Schätze gibt es aber noch wesentlich mehr und wir tun gut daran, sie auch zu nutzen. „Liebe geht durch den Magen" wird behauptet und unsere Gesundheit ganz bestimmt auch.

◆ **Giersch** *(Aegopodium podagraria L.)* als Tee getrunken (2 frische Stängel / 100 ml Wasser), ist die reinste **Entgiftungskur mit ausleitender Wirkung.** Die harntreibenden Eigenschaften sind auch bei **Rheumaschmerzen** und **Blasenleiden** erwünscht. In der Küche ist die sellerieähnliche Vitaminbombe vielfach als Pesto, Gewürz oder anstelle von Spinat einsetzbar.

◆ **Vogelmiere** *(Stellaria media aggr.)* ist ein absoluter Spitzenreiter unter den **Vitamin-C**-haltigen Kräutern. Darum sollte dieses Kraut nicht erhitzt werden. Seine winterharten Blättchen lassen sich aber das ganze Jahr über für **unsere Abwehrkräfte** und zur **Reinigung der Lymphe** im Salat genießen. Das Kraut kann aufgrund der beruhigenden Schleimstoffe und der entzündungshemmenden Gamma-Linolensäure in Olivenöl ausgezogen und zur **Wundheilung** genutzt werden.

In Kombination zu gleichen Teilen mit Thymian, Spitzwegerich und Schlüsselblume lässt sich die saponinhaltige Vogelmiere als Essigauszug (Oxymel) im Verhältnis 1:2 mit Honig bei **Husten** einsetzen.

Frisch verzehrt ist es als **Mineralstofflieferant** von Silizium, Kalzium und Magnesium ein natürlicher Knochenstärker.

◆ **Gundelrebe** *(Glechoma hederacea L.)* läuft uns als Bodenkriecher sprichwörtlich über den Weg. Die Bitter-, Gerb- und Duftstoffe des Lippenblütlers helfen in Form eines Teeaufgusses (2 EL / 200 ml Wasser)

gegen **Durchfall.** Außerdem tragen sie zur Entgiftung bei. Bei eitrigen **Wunden** und **Abszessen** kommt ein Ölauszug äußerlich zum Einsatz. Hierfür die zerkleinerten frischen Blättchen mit der 3-fachen Menge an Olivenöl für 2 Wochen ansetzen.

◆ **Kleinblütiges Knopfkraut oder Franzosenkraut** *(Galinsoga parviflora Cav.)* gilt als hartnäckiges Beikraut, sein Ruf als eines der besten **Eisen-, Kalzium- und Eiweißlieferanten** ist aber unumstritten. Knopfkraut wirkt blutreinigend und blutdrucksenkend und stärkt den Leberstoffwechsel. Die Verwertung erfolgt auf einfache Weise „von der Hand in den Mund" und getrocknet auch im Tee.

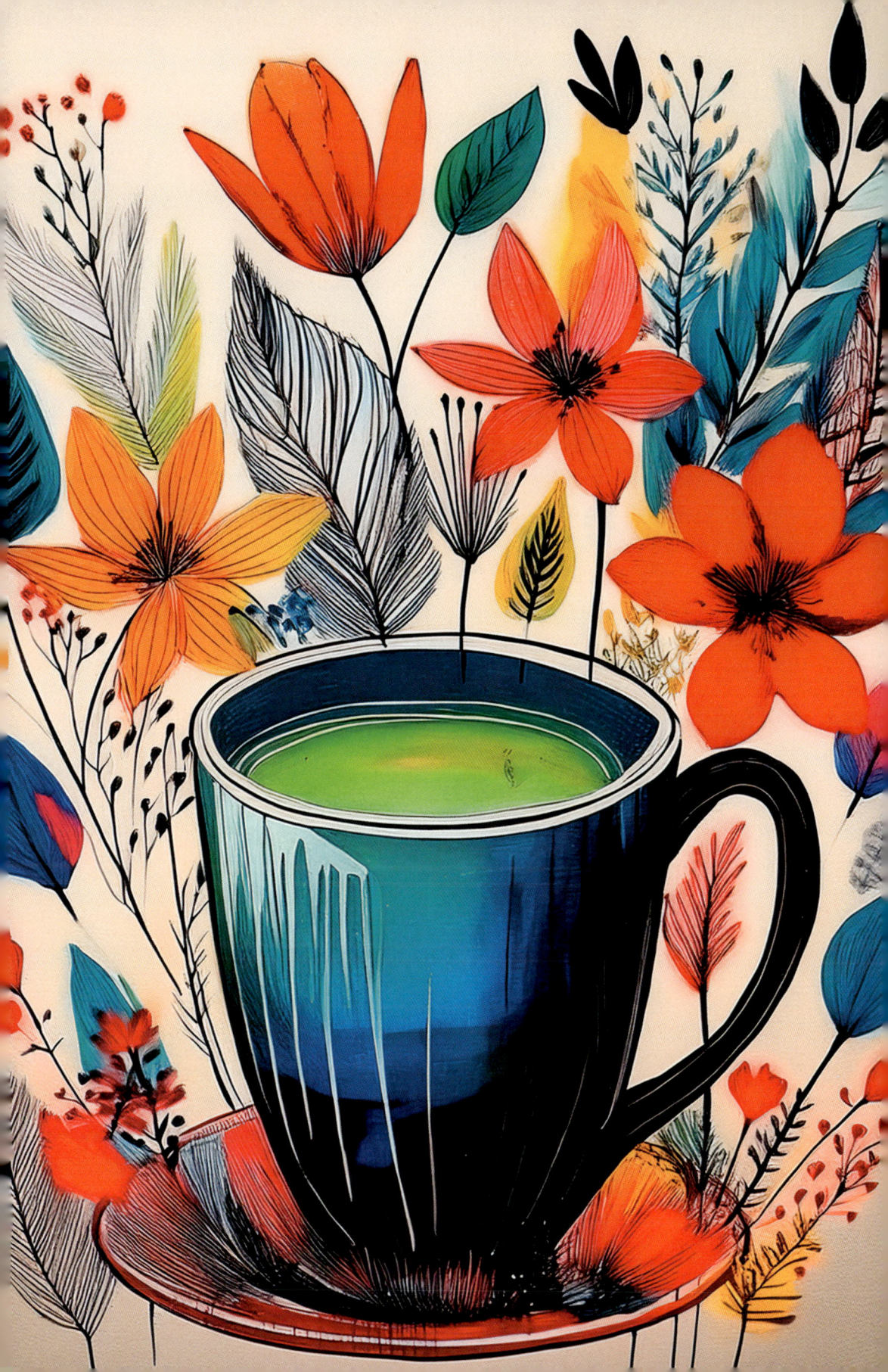

PFLANZENPORTRÄT:
DIE KRAFTVOLLEN

Löwenzahn, der Saubermacher

Taraxacum officinale aggr.! Was im botanischen Sinn wie eine Hexenzauberformel klingt, hat es tatsächlich in sich. Denn Löwenzahn macht seinem Namen alle Ehre und beißt sich gewissenhaft durch die belastenden Rückstände, mit denen unsere Leber Tag für Tag konfrontiert wird. Jetzt gilt es nur zu entscheiden, wie die Einnahme erfolgen soll.

Wenn sich nämlich zarte Blätter in einen vollmundigen Salat, pralle Knospen in würzige Kapern, gelbe Zungenblüten in einen kostengünstigen Safranersatz und geröstete Wurzelstücke in einen magenfreundlichen Kaffee verwandeln, freut sich der Gaumen und unser Wohlbefinden schlägt Purzelbäume.

Die gesundheitsfördernde Indikation liegt in seiner Eigenschaft als **harntreibende, entgiftende, hautpflegende, nierenstärkende, verdauungsfördernde, appetitanregende und stärkende Leber-Galle-Pflanze.**

Als Zubereitungsform ist die **Abkochung der Wurzel** bestens geeignet. Diese wird in kaltem Wasser 2–3 Stunden aufgestellt (2 TL / 200 ml Wasser) und für 3 Minuten zum Kochen gebracht. Weitere 5 Minuten durchziehen lassen, dann abseihen.

Das Ansetzen einer **Tinktur** mit allen Pflanzenteilen ist leicht zu handhaben und einfach anzuwenden. Für eine dreiwöchige Frühjahrskur werden morgens und abends je 20 Tropfen, in Wasser aufgelöst, empfohlen. Die Zubereitung eines **Wurzelpulvers** ist etwas aufwändiger, aber es zahlt sich allemal aus. Die einzelnen Arbeitsschritte beinhalten das Wurzelstechen, Säubern, Kleinschneiden, Trocknen und Zermahlen. Dadurch entsteht ein bräunliches Pulver, das mit reichlich Wasser getrunken oder über das Essen gestreut wird. Es ist kaum zu glauben, wie angenehm es schmeckt. Aufgrund seiner Bitterstoffe und des Inulins ist es ein wahrer Segen für unsere Leber und Bauchspeicheldrüse.

Und noch etwas: Überhören wir nicht die Symbolsprache des Löwenzahns! Sein starkes Wurzelwerk appelliert an unser eigenes Stand- und Durchhaltevermögen, das leuchtende Gelb der Blüten an die Wirkung der Strahlkraft und die grazilen Samenstände an die Leichtigkeit des Seins und die Fähigkeit des Wandels.

Brennnessel, die Wehrhafte

Die Brennnessel *(Urtica dioica L.)* ist eine wahre Schatzkiste unter den Heilpflanzen und ein unverzichtbarer Bestandteil für jede Frühjahrskur. Die Vorteile einer 4-wöchigen **Teekur** liegen auf der Hand:

◆ **Entzündungshemmende und schmerz-lindernde Eigenschaften:** Sie lindert Beschwerden bei rheumatischen Gelenkerkrankungen und wird traditionell bei Entzündungen eingesetzt.

◆ **Harntreibende und entgiftende Eigenschaften:** Als natürlicher Spüler für die Blase und die Nieren unterstützt sie den Körper bei der Ausleitung von Harnsäure, stärkt die Nieren und fördert die Entgiftung.

◆ **Blutbildende Eigenschaften:** Mit ihrem gut „bioverfügbaren" Eisen, das vom Körper gut aufgenommen und verwertet werden kann, hilft die Brennnessel bei der Bildung roter Blutkörperchen und trägt so zur Verbesserung der Sauerstoffversorgung im Körper bei.

◆ **Vitalisierende Eigenschaften:** Ob nach Infekten, bei chronischer Müdigkeit oder in Phasen des Wachstums – die Brennnessel stärkt den Körper und gibt ihm neue Kraft.

◆ **Aufbauende, knochen- und immunstärkende Eigenschaften:** Die Brennnessel ist reich an Vitamin C und K sowie Mineralstoffen wie Eisen, Kalzium, Magnesium, die das Immunsystem und die Knochen festigen.

◆ **Pflegende Eigenschaften für Haare und Nägel:** Die Brennnessel wirkt stärkend bei brüchigen Haaren und Nägeln. Als Haarwasser zubereitet, regt sie die Durchblutung der Kopfhaut an und kann bei Schuppenbildung Linderung verschaffen. Hierfür werden die zerkleinerten Wurzeln und Blätter 3 Wochen in Apfelessig ausgezogen. Dieses Haarwasser, leicht mit Wasser verdünnt, 30 Minuten vor der Haarwäsche auftragen und einwirken lassen.

Ein Geheimtipp ist das **„grüne Wasser",** das alle Nährstoffe und Vitamine der Brennnessel optimal erhält: Dazu püriert man 3–4 frische Triebspitzen in etwa 125 ml Wasser mit einem Stabmixer und seiht die Flüssigkeit anschließend ab. Ein Spritzer Zitronensaft rundet das Aroma ab und fördert die Aufnahme der Nährstoffe. Zwei Gläser täglich, idealerweise über den Zeitraum von einem Monat, können ein echter Energieschub sein.

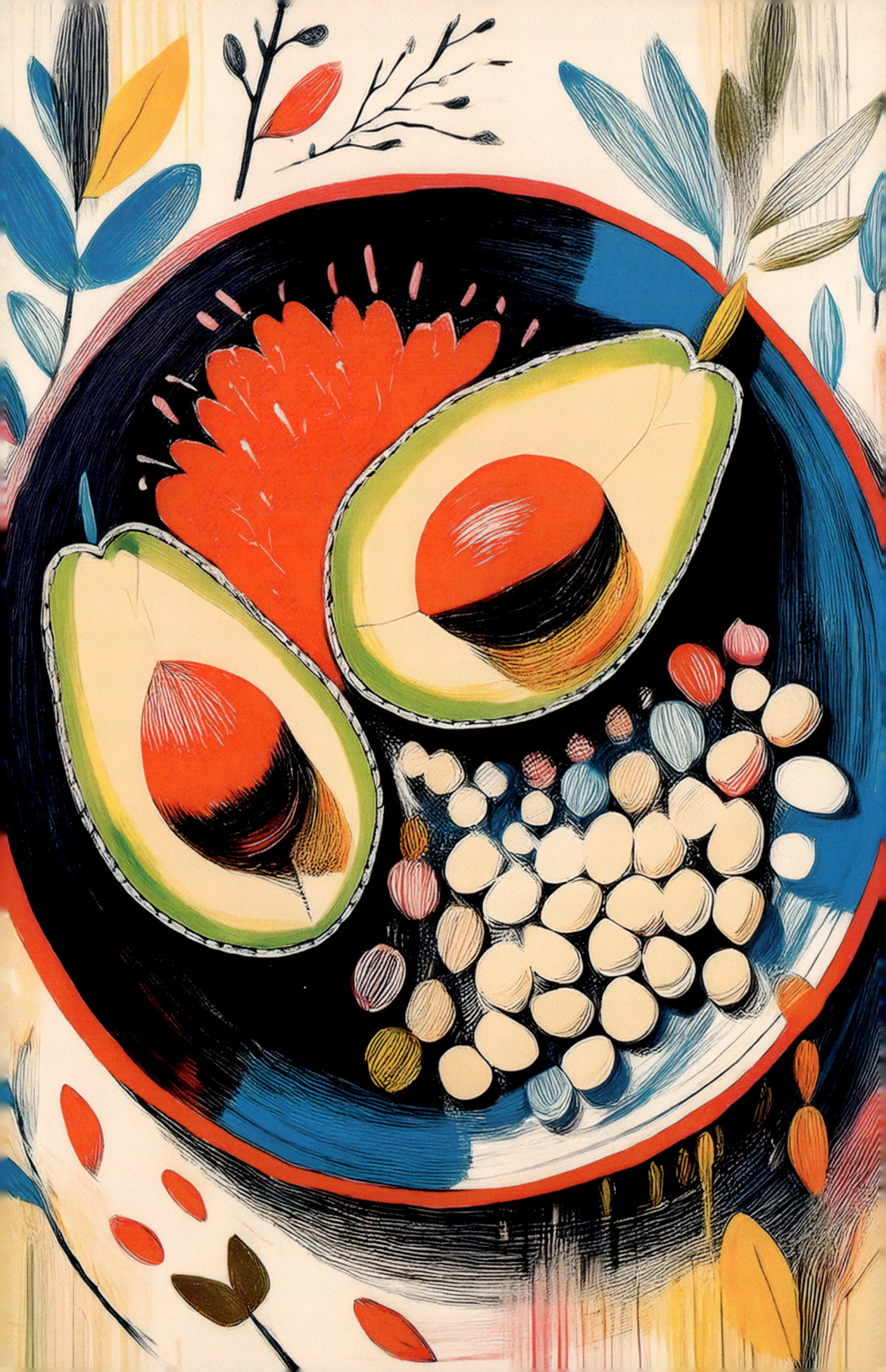

ES GEHT AUCH OHNE FLEISCH

Eine Extraportion Eiweiß, bitte!

Immer mehr Menschen, darunter viele junge Frauen, entscheiden sich für eine fleischlose Ernährung. Die Gründe dafür sind vielfältig: moralische Bedenken, der Wunsch, aktiv zum Klimaschutz beizutragen, oder ein stärkeres Gesundheitsbewusstsein.

Die vegetarische Ernährungsform genießt aus medizinischer Sicht großes Ansehen. Untersuchungen zeigen, dass Menschen, die auf Fleisch verzichten, seltener von chronischen Erkrankungen, Krebs und Übergewicht betroffen sind – ein Vorteil, der oft auch ihrem insgesamt gesundheitsbewussteren Lebensstil zugeschrieben wird.

Eine fleischlose Ernährung bedeutet allerdings, die notwendigen Nährstoffe aus pflanzlichen Quellen zu beziehen. Besonders für Veganerinnen und Veganer, die vollständig auf tierische Produkte verzichten, ist eine sorgfältige Planung wichtig, um eine ausreichende Nährstoffversorgung sicherzustellen. Gezielte Nahrungsergänzungsmittel können hier helfen, eventuelle Defizite auszugleichen. Vor allem die Versorgung mit Eiweiß verdient dabei besondere Aufmerksamkeit. Wer fleischlos lebt, sollte durch geeignete pflanzliche Lebensmittel und ausgewogene Kombinationen darauf achten, den Proteinbedarf zu decken.

Proteine (Eiweiße) – unsere Lebensbausteine

Proteine gehören zu den grundlegenden Bausteinen unseres Körpers. Sie bilden das Gerüst von Gewebe und unterstützen lebenswichtige Prozesse wie Herz- und Kreislauffunktionen sowie den Zell- und Muskelaufbau. Der tägliche Eiweißbedarf liegt im Normalfall bei etwa 0,8 g/kg Körpergewicht und erhöht sich bei Schwangeren und älteren Menschen auf 1 g/kg Körpergewicht.

Mit einer pflanzlichen Ernährung lässt sich der Eiweißbedarf gut decken – durch Nüsse und Kerne, Pseudogetreide wie Buchweizen, Amaranth, Quinoa sowie Reis, Dinkel, Hirse, Haferflocken, Kartoffeln, Hanf, Hülsenfrüchte, grünes Gemüse wie Brokkoli, Spinat, Algen. Skyr ist zudem eine hervorragende, kalorienarme Eiweiß- und Kalziumquelle und eine gesunde Ergänzung zu Joghurt oder Quark.

Kombination für bessere Verwertung

Die Kombination aus pflanzlichem und tierischem Eiweiß (z. B. Milch, Eier) verbessert die Eiweißverwertung im Körper besonders gut. Ein paar Rezeptideen:

- Linsencurry mit Reis oder Spätzle;
- Pellkartoffeln mit Schnittlauch-Quark;
- Müsli mit Nüssen, Haferflocken und Joghurt (oder Skyr);
- Chili sin carne mit Mais und Bohnen.

Schnelle Eiweißversorgung mit Shakes

Wenn es mal schnell gehen muss, bieten **Shakes** eine gute Eiweißquelle. Geeignete Zutaten sind Beeren, Früchte, Kuh-, Soja- oder Mandelmilch, Haferflocken, geschrotete Leinsamen, Mandelmus und Bananen als natürliche Süßungsmittel. Besonders Molke enthält einen hohen Eiweißgehalt.

Hülsenfrüchte gehören zu den Top-Eiweißlieferanten und sollten etwa zwei- bis dreimal wöchentlich auf dem Speiseplan stehen. Erbsen, Linsen, Sojabohnen, Luzerne, Kichererbsen, Erdnüsse und Bohnen lassen sich vielseitig einsetzen – ob in Suppen, Aufläufen, Aufstrichen, Salaten, Bratlingen oder Bowls. So bietet z. B. ein Linsensalat gemischt mit Kohlrabi, Fenchel, Karotten, Minze, Petersilie und Tofu eine geballte Ladung an Vitalstoffen. Aus gekochten Erbsen lässt sich mit etwas Zitronensaft, Hartkäse und Sonnenblumenkernen (20 % Eiweiß!) ein vollmundiges Pesto herstellen.

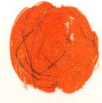

TIPP

Hülsenfrüchte in größeren Portionen vorzukochen, spart Zeit und Energie. Im Kühlschrank aufbewahrt, lassen sie sich vielseitig verwenden. Das Einweichen verkürzt die Garzeit, und Blähungen können vermieden werden, indem das Einweichwasser vor dem Kochen durch frisches Wasser ersetzt wird.

KNEIPP DICH FIT!

Startklar in den Tag

Eine Ganzkörper-Kaltwaschung ist die sanftere, aber nicht minder wirksame Alternative zur Wechseldusche. Besonders hilfreich ist sie für „Eulenfrauen", die nachts lange aktiv sind, und für schlanke Menschen mit häufig niedrigem Blutdruck, die morgens einen Antrieb brauchen. Auch chronisch kranke oder bettlägerige Personen empfinden diesen belebenden Impuls als wohltuend, da er das allgemeine Wohlbefinden fördert und Frische verleiht. Regelmäßige Waschungen wirken zusätzlich stärkend, entgiftend und regulierend.

Welche weiteren Vorteile bringt die Ganzkörperwaschung?

Sie unterstützt körperliche Abläufe bei Nervosität, Anspannung, Kreislaufproblemen, kalten Händen und Füßen, Schlafstörungen, unzureichender Hautdurchblutung, rheumatischen Beschwerden, vegetativer Unausgeglichenheit, fiebrigen Erkältungen, Frühjahrsmüdigkeit und Wetterfühligkeit.

Am Morgen angewandt, sorgt die Kaltwaschung für frische Energie und einen optimalen Start in den Tag. Empfehlenswert ist, die Waschung direkt nach dem Aufstehen zügig durchzuführen. Da der Kältereiz individuell wahrgenommen wird, ist es wichtig, die eigenen Empfindungen zu beachten und den Körper nicht zu überfordern. Ein spürbarer Unterschied zwischen der Körperwärme und dem kühlen Waschlappen genügt – übermäßiger Kältereiz ist kontraproduktiv. Durch regelmäßige Anwendung kann die Intensität wie bei anderen Kneipp-Anwendungen auch nach und nach gesteigert werden. In Zeiten großer Schwäche ist es empfehlenswert, temperiertes Wasser zwischen 18 und 22 °C zu verwenden.

Hinweise zur kalten Ganzkörperwaschung

Für eine kalte Waschung ist eine warme Grundstimmung die wichtigste Voraussetzung. Empfindliche Personen sollten sich nur so weit entkleiden, wie nötig. Die Waschung selbst dauert 1–2 Minuten. Dabei ist auf eine angenehme Raumtemperatur zu achten und Zugluft zu vermeiden.

So geht's

◆ Einen Waschlappen im kühlen Wasser eintauchen und leicht auswringen.

◆ Am rechten Handrücken beginnend, in Richtung Schulter fahren, mittig am Arm hinunter zur Hand zurück und innen hinauf bis zur Achselhöhle. Am linken Arm wiederholen.

◆ Sobald der Waschlappen zu warm wird, erneut befeuchten und auswringen.

◆ Weiter von der rechten Schulter über den Hals zur linken Schulter und zurück.

Anschließend in langen Zügen über die Brust und den Bauch streichen und auch den Rücken abfahren.

◆ Die Beine wie die Arme behandeln, wobei auch die Waden und schließlich die Fußsohlen einbezogen werden.

Trocknen lassen und nachwärmen: nicht abtrocknen! Die Erwärmung erfolgt durch Bewegung oder eine kurze Ruhepause unter der Bettdecke.

Meine persönliche Erfahrung

Wird der vorbereitete Waschlappen mit einem Schuss Apfelessig befeuchtet, verstärkt das nicht nur den Frischekick, sondern stabilisiert auch den Säureschutzmantel der Haut.

Für Waschungen eignen sich aber auch **Kräuteressigauszüge,** die sparsam dosiert auf den feuchten Waschlappen gegeben werden. So hilft Melissenessig bei Nervosität, während Rosmarinessig dank seiner durchblutungsfördernden und kreislaufanregenden Eigenschaften besonders belebt.

„Die beste Waschung ist die, die gleichmäßig und kurz durchgeführt wird."
Sebastian Kneipp

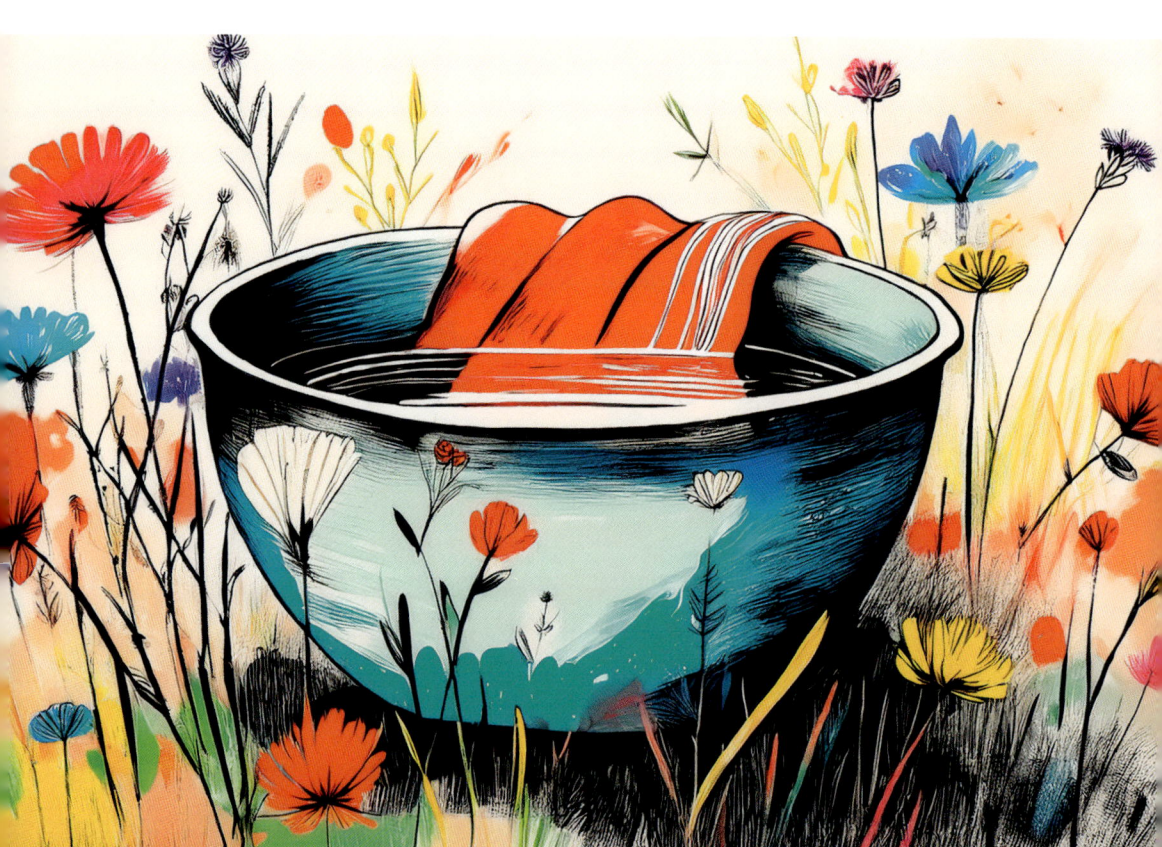

Und jedem Anfang wohnt ein Zauber inne

MENSTRUATIONSPROBLEME

Leidvolle Tage vor den Tagen

Viele junge Frauen erleben die belastenden Symptome des Prämenstruellen Syndroms (PMS). Sie können bereits kurz nach dem Eisprung einsetzen und verschwinden meist ein bis zwei Tage nach Beginn der Blutung. PMS äußert sich häufig durch Stimmungsschwankungen, Müdigkeit, Übelkeit, Heißhungerattacken, Verdauungsprobleme, Hautunreinheiten, Kopfschmerzen, Brust- und Unterleibsbeschwerden usw.

Stärkere Symptome sollten ärztlich abgeklärt werden. Bei milderen Beschwerden lohnt es sich, natürliche Alternativen auszuprobieren. Oft kann schon eine basenreiche Ernährung, kombiniert mit regelmäßiger Bewegung oder Entspannungsübungen, zur Linderung beitragen. Ein Magnesiummangel (siehe S. 35) wirkt sich ebenfalls ungünstig auf das Schmerzgeschehen aus. In diesem Fall sind spezielle Magnesiumpräparate oder Schüßler-Salze aus dem Fachhandel hilfreich.

Wärmebehandlungen wie warme Sitz- und Fußbäder, Dinkelspelz- oder Kirschkernkissen, beruhigende Kräuterkissen (gefüllt mit Lavendel, Melisse, Hopfen oder Kamille) bringen Erleichterung, da Wärme die Muskulatur entspannt. Noch effektiver wirkt feuchte Wärme, wie bei der Anwendung der „heißen Rolle" (siehe S. 37).

Wirkungsvolle und bewährte Pflanzen der Naturheilkunde

Die Naturheilkunde bietet eine Reihe hormonell ausgleichender und krampflösender Kräuter, die als Tinkturen oder in Teemischungen zur Anwendung kommen können:

◆ **Frauenmantel** *(Alchemilla vulgaris aggr.):* unterstützt bei Gelbkörperschwäche die Progesteronproduktion, hilft, die Gebärmutterschleimhaut aufzubauen, fördert die Fruchtbarkeit, lindert starke Blutungen und gleicht Zyklusstörungen aus.

◆ **Gänsefingerkraut** *(Potentilla anserina L.),* auch „Krampfkraut" genannt: kann als Tee oder heiße Milch eingenommen werden; praktischer ist jedoch eine Tinktur (20 Tropfen pro Glas Wasser, 3-mal täglich). Herstellung: Pflanzenteile zerkleinern, mit

45%igem Alkohol übergießen und 3 Wochen ziehen lassen.

◆ **Kamille** *(Matricaria chamomilla L.):* Ihre entkrampfenden, entzündungshemmenden und beruhigenden Eigenschaften sind besonders wertvoll. Der Name *Matricaria* steht sinnbildlich für „Gebärmutter". Eine lindernde Wirkung wird durch Tee, Tinktur oder eine feucht-heiße Kompresse mit Kamillentee erzielt.

◆ **Melisse** *(Melissa officinalis L.):* wirkt ausgleichend, krampflösend, antiviral und beruhigend und ist eine wertvolle Ergänzung in jeder Teemischung.

◆ **Schafgarbe** *(Achillea millefolium L.)* Ihre ausgleichende und krampflösende Wirkung unterstützt die Muskulatur des Darms und der Gebärmutter.

◆ **Mönchspfeffer** *(Vitex agnus-castus L.):* reguliert den Hormonhaushalt und hilft besonders bei Stimmungsschwankungen, Brustspannen und Kopfschmerzen. Empfohlen wird eine dreimonatige Kur mit standardisierten Präparaten aus der Apotheke.

Krampflösende Kräutermischung

◆ 50 g Gänsefingerkraut
◆ 25 g Melisse
◆ 25 g Kamillenblüte
◆ 25 g Frauenmantel

Mit heißem Wasser übergießen und 10 Minuten ziehen lassen. 3 Tassen täglich trinken, beginnend in der zweiten Zyklushälfte.

Bei starken Schmerzen kann folgende **Teemischung** helfen, die man sich auch im Fachhandel zusammenstellen lassen kann:

◆ 60 g Mädesüßblüten
(Filipendula ulmaria [L.] Maxim.);
◆ 25 g Erdrauchkraut
(Fumaria officinalis L.);
◆ 25 g Gänsefingerkraut
(Potentilla anserina L.);
◆ 15 g Frauenmantelkraut
(Alchemilla vulgaris aggr.);
◆ 10 g Heidekrautblüten
(Calluna vulgaris [L.] Hull.);
◆ 15 g Lavendelblüten
(Lavandula angustifolia Mill.).

1 TL der Mischung in ein Teesieb geben und mit 300 ml heißem (nicht kochendem!) Wasser übergießen. Den Tee 10 Minuten ziehen lassen. 3–5 Tage vor der Periode mit der Kur beginnen und täglich 3–4 Tassen trinken, idealerweise kurz vor oder während der Mahlzeiten. **Hinweis:** Nicht bei Magenproblemen anwenden!

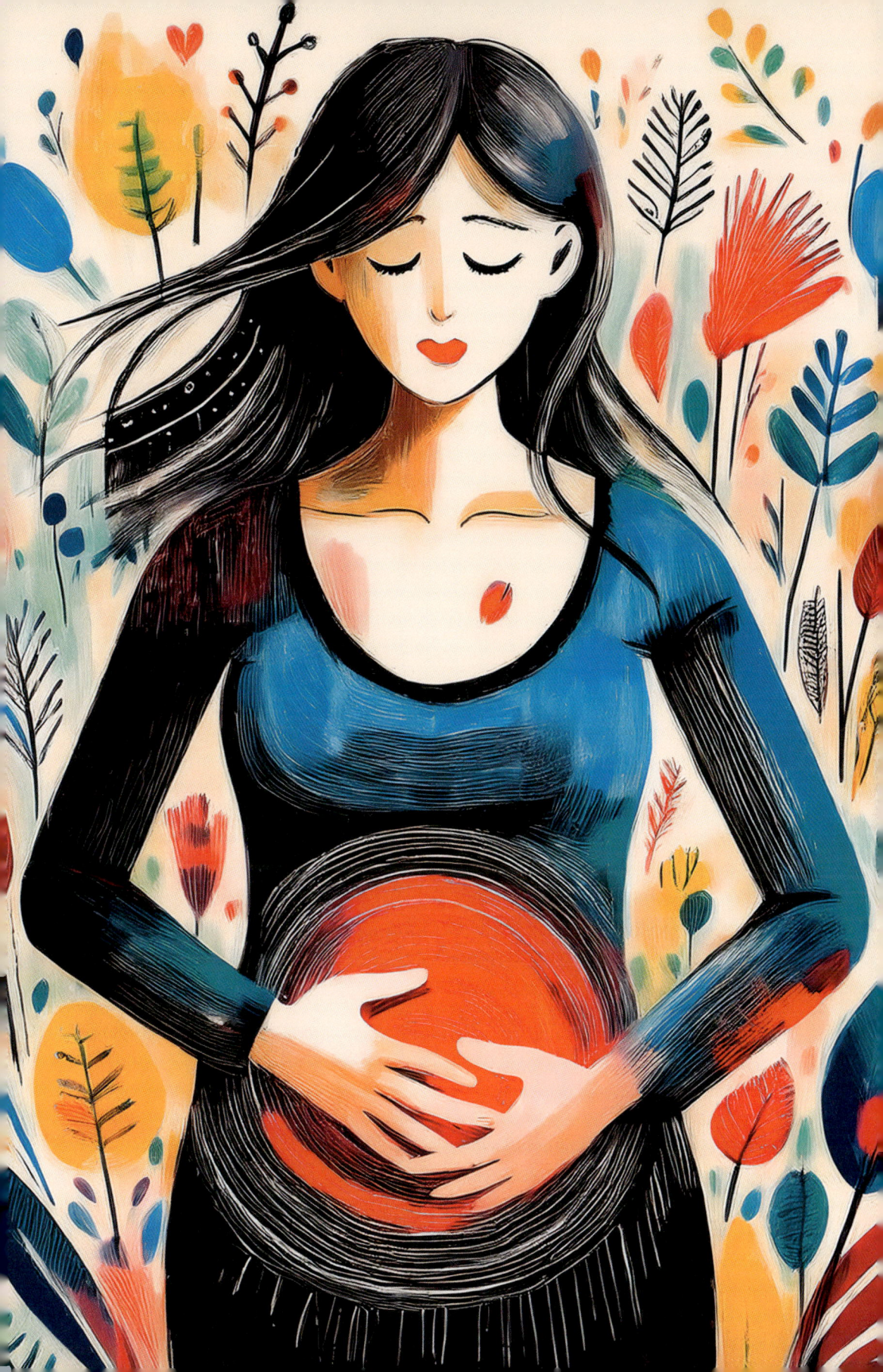

BLUTUNGEN AUSSER KONTROLLE

Drunter und drüber

Viele Teenager, die zu jungen Frauen heranwachsen, haben oft das Gefühl, dem Vergleich mit anderen Mädchen nicht standhalten zu können. Das betrifft nicht nur das Äußere, sondern auch die körperlichen Vorgänge. Kein Wunder also, dass im Zusammenhang mit der Geschlechtsreife und der Menstruation immer wieder die Frage auftaucht: Ist das alles normal?

Es besteht jedoch kein Grund zur Panik, wenn anfangs nicht alles reibungslos verläuft. Manchmal braucht der Körper einfach Zeit, um sich richtig einzupendeln. Bei Unsicherheiten oder auffälligen Veränderungen ist eine ärztliche Abklärung ratsam, um Schilddrüsenprobleme, Fehlbildungen der Geschlechtsorgane oder hormonelle Störungen auszuschließen.

Das hormonelle Durcheinander bei jungen Mädchen kann häufig durch ein belastetes seelisches Gleichgewicht verstärkt werden – in diesem Alter ist das nichts Ungewöhnliches. Überforderung, Verlustängste, nagende Selbstzweifel und ein beeinträchtigtes Selbstwertgefühl können ihre Spuren hinterlassen.

Bei jungen Frauen mit Essstörungen oder solchen, die sich in verschiedenen Bereichen stark unter Druck setzen, sind Zyklusstörungen oder das Ausbleiben der Menstruation nicht selten. Auch ein einfacher Klima- oder Ortswechsel kann kurzfristig Einfluss auf den Zyklus haben.

Aus dem Rahmen gefallen

Frauen, die sich wegen einer schwachen Monatsblutung sorgen, können zunächst beruhigt sein – oft ist das einfach ihr persönlicher Rhythmus.

Bewegungsarten wie Laufen, Wandern, Radfahren, Tanzen, Yoga, Bauchtanz eignen sich hervorragend, um Blockaden zu lösen und das innere Feuer zu wecken. Auch ein wärmeansteigendes **Fußbad** (siehe S. 125) ist hilfreich, um die Durchblutung im Beckenbereich anzuregen.

Kräuter wie die ausgleichende Melisse, Schafgarbe, der menstruationsfördernde Beifuß, die Engelwurz sowie die klassischen „Hormonregulierer" wie Frauenmantel, Mönchspfeffer bieten ebenfalls eine sanfte Stimulation bei schwacher Blutung. **Durchblutungsfördernde Gewürze** wie Zimt, Basilikum, Ingwer, Wacholder, Rosmarin wirken als Teekur oder Tinktur anregend.

Teemischung für eine zu schwache Blutung

◆ 25 g Beifußkraut
(fördert die Durchblutung im kleinen Becken)
◆ 25 g Frauenmantelkraut
(hormonregulierend)
◆ 15 g Schafgarbe
(krampflösend, ausgleichend)
◆ 15 g Melisse
(beruhigend, ausgleichend)
◆ 10 g Rosmarin
(wärmend, blutungsfördernd)
◆ 5 g Engelwurzwurzel
(durchblutungsfördernd, ausgleichend)

3 TL/200 ml Wasser, täglich 2–3 Tassen für maximal 2 Monate

Stärkere Blutungen stellen meist ein größeres Problem dar, da sie die Bewegungsfreiheit einschränken und das Risiko für Eisenmangel erhöhen. Eine ärztliche Abklärung ist hier unbedingt ratsam!
In Bezug auf Selbsthilfe ist auf eine **eisen- und vitaminreiche Ernährung** zu achten (siehe S. 36). Auch der eisenreiche **Brennnesseltee** ist gut geeignet, dem Eisenverlust entgegenzuwirken. **Kalte Kompressen** auf dem Unterbauch dämpfen den übermäßigen Blutfluss. **Frauenmanteltee** wirkt regulierend und zusammenziehend. **Schafgarbentee** und **Hirtentäschelkraut** (Blutkraut) haben ebenfalls blutstillende Eigenschaften.

Auch die Gerbstoffe im **Himbeerblättertee** oder **Himbeersaft** können Unterstützung bieten.

Teemischung für eine zu starke Blutung

◆ 50 g Frauenmantel
(schleimhautregulierend, adstringierend)
◆ 50 g Schafgarbe
(verengt die Blutgefäße, wirkt entzündungshemmend)
◆ 25 g Hirtentäschel
(stark blutstillend, reguliert die Kontraktionen)
◆ 25 g Brennnessel
(leicht zusammenziehend, ausgleichend bei hohem Blutverlust)
◆ 10 g Himbeerblätter
(stärken die Gebärmuttermuskulatur und wirken leicht blutstillend)

2 TL/200 ml Wasser, täglich 2–3 Tassen von der Periode bis zum Nachlassen der Blutung

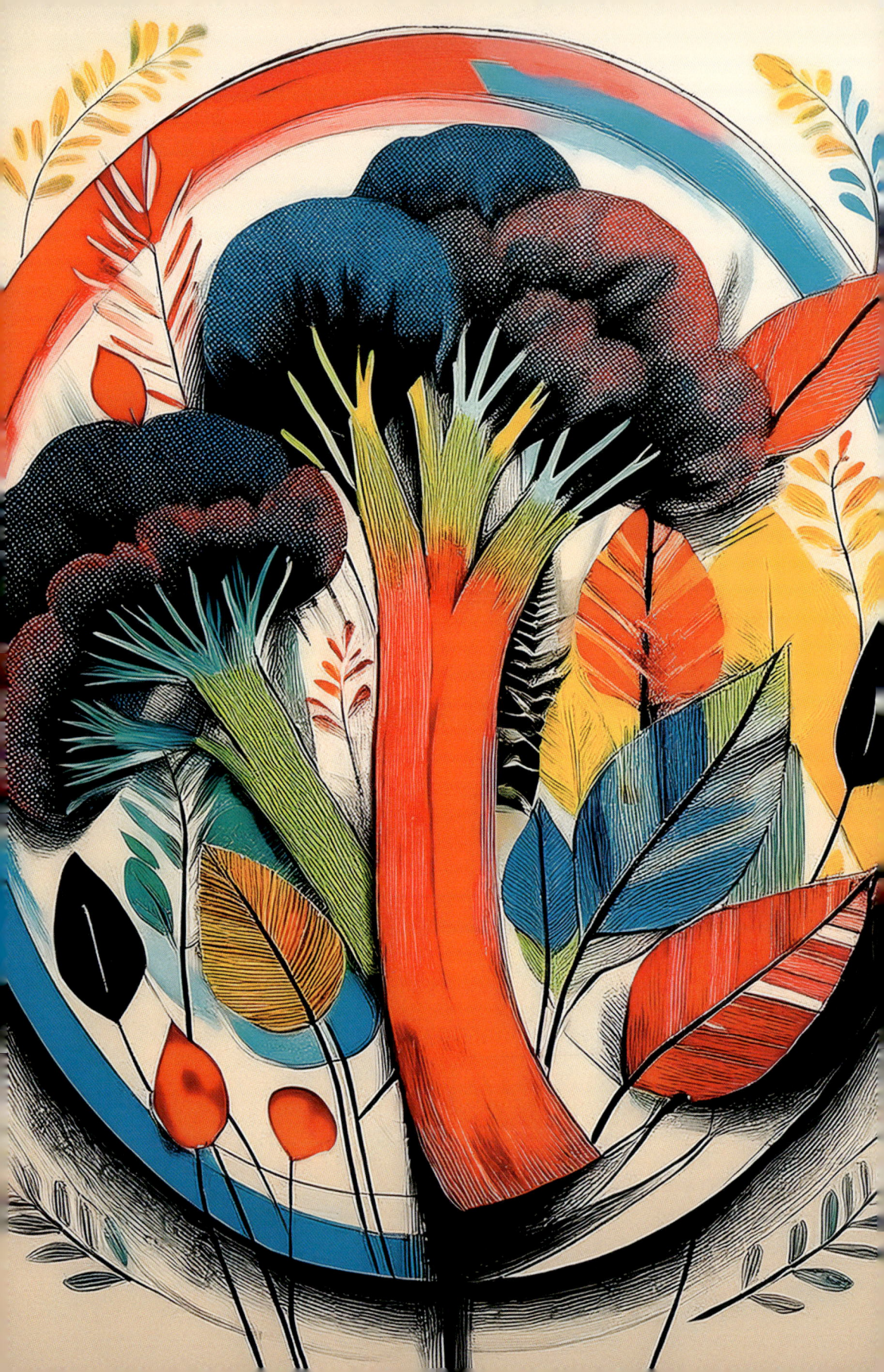

EISENMANGEL

Rosig angehaucht

Obwohl in manchen Kulturen ein blasser Teint als Zeichen von Noblesse gilt, kann er auch auf einen Eisenmangel hindeuten. Die Ursachen dafür sind vielfältig und umfassen unter anderem falsche Ernährung, spezielle Erkrankungen, versteckte Blutungen, den Missbrauch von Suchtmitteln sowie starke Wachstumsschübe bei Kindern und Jugendlichen oder einen erhöhten Bedarf bei schwangeren und stillenden Müttern.

Bei jungen Mädchen können der Blutverlust während der Menstruation, eine unausgewogene Ernährung, Leistungsdruck oder andere seelische Belastungen zu einem Eisenmangel führen. Wer unter permanenter Müdigkeit, Antriebsschwäche, Schlafstörungen, Brüchigkeit der Haut und Haare, Schwindel, Kopfschmerzen oder eingerissenen Mundwinkeln leidet, sollte nicht zu lange mit einer fachlichen Abklärung warten.

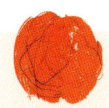

Unser Körper kann Eisen nicht selbst produzieren, ist jedoch in der Lage, einen Mangel kurzfristig zu kompensieren. Sinkt die Anzahl der roten Blutkörperchen jedoch kontinuierlich, verschlechtert sich die Sauerstoffversorgung der Zellen, und der vorhandene Eisenmangel kann zu einer schweren Form der Blutarmut, der sogenannten Anämie, führen.

Eiserne Reserven

Vegetarierinnen und Veganerinnen laufen Gefahr, die erforderliche Tagesdosis nicht zu erreichen, da der Körper Eisen aus Fleisch leichter aufnehmen kann als aus pflanzlichen Quellen.

Gerbstoffhaltige Getränke (z. B. Kaffee, Rotwein), kalziumreiche Lebensmittel (z. B. Milchprodukte) sowie Nahrungsmittel mit hohem Gehalt an Oxalsäure (z. B. Spinat, Rhabarber) und Phytinsäure (z. B. Weizenkleie) können die Eisenaufnahme zusätzlich hemmen. Daher sollten sie nicht zeitgleich konsumiert werden.

Vitamin C hingegen fördert die Eisenaufnahme. Ein Glas Orangensaft zum Essen, Hagebuttentee, Sanddorn, Rettich, Sauerkraut, Kartoffeln, Paprika und Brokkoli sind ausgezeichnete Vitamin-C-Lieferanten.

Laut Empfehlung der Weltgesundheitsorganisation benötigen gebärfähige Frauen täglich 15 mg Eisen, Schwangere 30 mg, stillende Mütter 20 mg und Frauen nach der Menopause 10 mg.

Von einer Eigenmedikation mit Eisenpräparaten ist dringend abzuraten, da diese zu ernsthaften Schäden führen kann. Eine eisenreiche Ernährung birgt hingegen keine Gefahr der Überdosierung.

◆ An oberster Stelle in Bezug auf den Eisenanteil stehen Pfifferlinge, Schwarzwurzeln und Pistazien.

◆ Als Getränke eignen sich Rooibostee, Karottensaft, Apfelsaft oder Smoothies mit Brennnesseln, Löwenzahn, Vogelmiere und Kresse besonders gut.

◆ Ein Geheimtipp für eine eisenreiche Ernährung ist Matcha-Pulver, das in Getränke eingerührt oder in kleinen Mengen zu Gerichten hinzugefügt werden kann.

◆ Gewürze wie Thymian, Schnittlauch, Kresse, Sellerieblätter, Liebstöckel, Petersilie enthalten ebenfalls bemerkenswerte Mengen an Eisen. Sie können zusammen mit einem Gemüsesud aus Karotten, Kartoffeln, Lauch und Wurzelgemüse als Basis für Suppen oder Reis verwendet werden.

◆ Hanföl und Hanfsaat liefern wertvolles Eisen, ebenso wie Rote Beete, Grünkohl, Kürbiskerne, Haferflocken, Sesam, weiße Bohnen, Tofu.

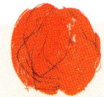

MATCHA

Für einen Tee wird 1 TL Matcha-Pulver mit vorzugsweise 80 °C heißem Wasser aufgebrüht und solange verrührt, bis alle Klümpchen aufgelöst sind. Für einen cremigen „Matcha-Latte" kann das Pulver auch mit Milch zubereitet werden.

KNEIPP DICH FIT!

So ein Krampf

Wenn ein mechanischer und ein thermischer Reiz zusammentreffen, kann das zur ersehnten Entspannung bei Krämpfen führen. **Wärme** signalisiert dem Körper, auf Entspannung umzustellen, bewirkt gleichzeitig eine gute Durchblutung und sorgt damit für die vermehrte Sauerstoff- und Blutversorgung der gewünschten Areale. Der Stoffwechsel wird aktiviert, und die Entgiftung setzt auf natürliche Weise ein.

Insofern ist eine **heiße Rolle** mit ihrem feucht-warmen Dampf ideal, um Muskelverspannungen, rheumatische Schmerzen, Blähungen und Krämpfe aller Art in den Griff zu bekommen. Bei einer Erkältung profitiert man zusätzlich von ihrer schleimlösenden Wirkung, wenn sie im Bereich der Bronchien angewendet wird.

Entspannung ins „Rollen" bringen

Die **heiße Rolle** kann im Brust-, Bauch- und Blasenbereich eigenständig eingesetzt werden. Für Nacken oder Schultern ist die Hilfe einer weiteren Person erforderlich. Die sanften Auf- und Abwärtsbewegungen haben einen massageähnlichen Charakter und wirken in Verbindung mit dem thermischen Reiz lösend und lockernd.

So geht's

◆ Ein kleines Handtuch der Länge nach zusammenfalten und von der Schmalseite her straff aufrollen, sodass sich auf einer Seite eine Art Trichter bildet.

◆ Gegen Ende hin mit einem zweiten Handtuch gleicher Größe überlappend weiterrollen, sodass die Rolle nun aus zwei Handtüchern besteht.

◆ Jetzt vorsichtig so lange kochend heißes Wasser in den Trichter gießen, bis sich die Rolle bis zur Mitte hin feucht und heiß anfühlt.

◆ Diese nun mit einem größeren Handtuch bonbonartig einwickeln, damit auf jeder Seite eine Halterung entsteht.

◆ Die heiße Rolle im Liegen langsam über den Unterbauch auf und ab bewegen.

◆ Wenn die Wärme nachlässt, das äußere Handtuch abwickeln und die Wärme des inneren Tuches weiterhin nutzen.

Wenn nur ein Handtuch zum Einsatz kommt, sollte der Wärmereiz auf dem Außenarm vorgetestet werden.

Vorsicht: Bei akuten Entzündungen, Hauterkrankungen, Herzproblemen, Kreislaufschwäche, Krebserkrankungen, offenen Verletzungen und Zerrungen sollte die heiße Rolle nicht angewendet werden, da die Wärme den Zustand verschlimmern könnte!

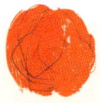

Wer nur kleine Areale behandeln möchte, benötigt hierfür keine große Rolle. In diesem Fall genügt es, ein Handtuch von der Breitseite her bis zur Mitte zu falten, die andere Breitseite darüberzulegen und das so entstandene Band an der Schmalseite beginnend wiederum straff aufzurollen. Diese Wickeltechnik eignet sich z. B. für die Behandlung eines Tennisarms.

Meine persönliche Erfahrung

Die wohltuende Wärme auf Wasserbasis leistet besonders bei einer Blasenentzündung gute Dienste. Der feuchtwarme Dampf erweitert die Blutgefäße, regt die Durchblutung an, entkrampft die Muskulatur und lindert Schmerzen. Ein paar Tropfen Eukalyptusöl oder Lavendelöl auf die äußere Schicht des Handtuchs geträufelt verstärken die Wirkung.

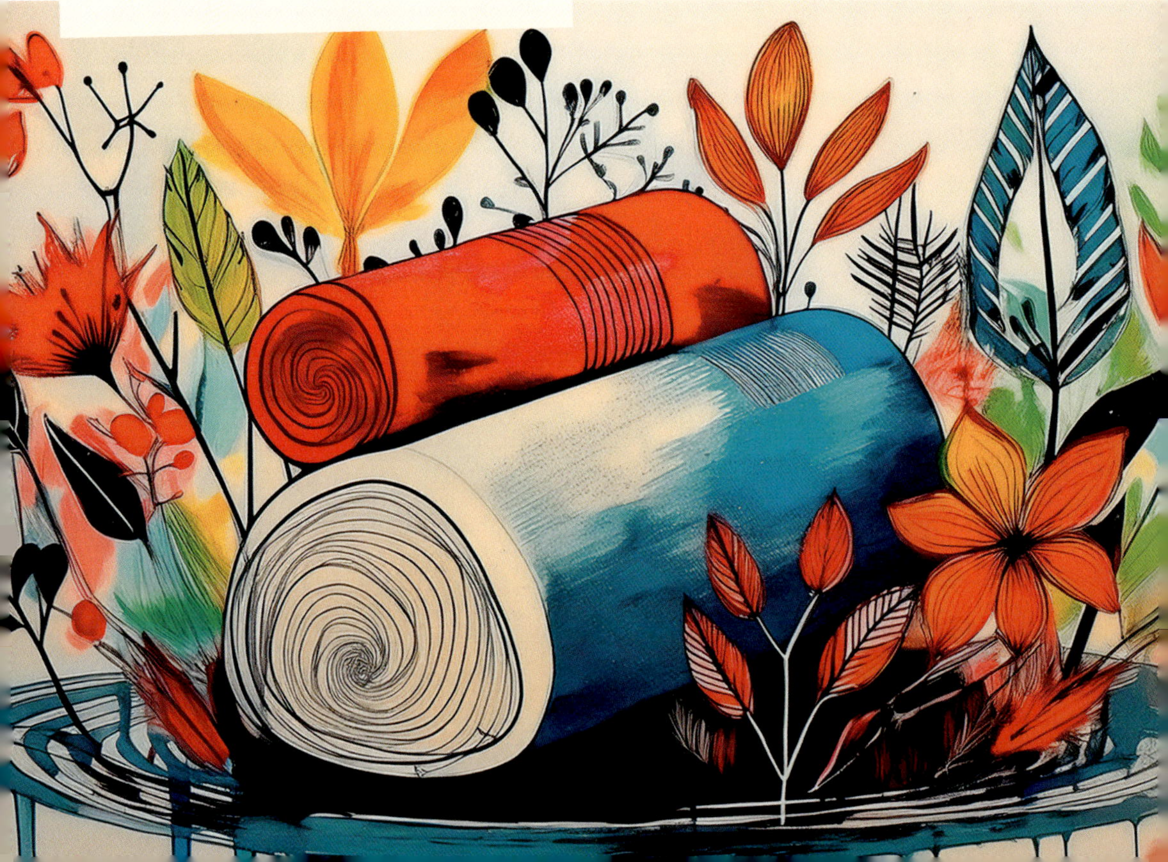

Süßsauer, so ist das Leben

STIMMUNGSSCHWANKUNGEN

Himmelhochjauchzend und zu Tode betrübt

Gefühlsverwirrungen und Stimmungsschwankungen sind Teil des Lebens, insbesondere auf dem Weg zum Erwachsenwerden. In einer Zeit, in der sich ständig alles bewegt, verändert, Neues entsteht und Altes aussortiert wird, ist das nicht verwunderlich. Kraft, Mut und Durchhaltevermögen sind gefragt, um sich aus dem Dschungel der Orientierungslosigkeit und Verunsicherung zu befreien.

Alle, die diese Phase bereits durchlebt haben, wissen, dass körperliche und seelische Veränderungen den Alltag stark belasten können. Wenn in dieser Zeit der Loslösung und des Sichselbstfindens noch zusätzlich Druck von außen aufgebaut wird und ein gesundes Maß an Verständnis, Vertrauen und Geduld fehlt, kann es für alle Beteiligten schwierig werden.

Was also tun, wenn die Hormone verrücktspielen und das Wirrwarr der Emotionen an die Grenzen stößt? Abgesehen davon, in verfahrenen Situationen auch auf professionelle Hilfe zu vertrauen, gibt es zusätzlich gute Möglichkeiten zur Selbsthilfe – und diese betreffen keineswegs nur die Jugendlichen! Auf dem Weg zum eigenen ICH spielt die Sinnfrage eine wichtige Rolle. Nur wenn man weiß, wofür man etwas tut, warum es sich lohnt, für etwas einzustehen, wie wertvoll gute Freundschaften sind, wie viel Kraft im Miteinander liegt, kann sich die Lust am Leben ungehindert entfalten und gleichzeitig mit ihr das gute Gefühl, etwas bewirken zu können. Dann haben es Gleichgültigkeit, Frust, Langeweile und eine falsche Selbsteinschätzung schwer, auf Dauer Fuß zu fassen.

Das Leben ist schön

Auch wenn es manchmal turbulent zugeht, dürfen wir frohen Mutes sein. Das Leben ist spannend und schön zugleich. Es hält Prüfungen, aber gleichzeitig auch viele Chancen für uns bereit. Oftmals bedarf es nur kleiner Veränderungen, um zur eigenen Mitte zu finden!

Wie kann es gelingen?

◆ Halte deine Gefühle und Erlebnisse in einem **Tagebuch** fest! Was belastend ist, kannst du damit abgeben und musst es nicht mehr allein tragen.

◆ Schau dich nach sinnerfüllenden **Hobbys** um und engagiere dich für das, was dir wichtig ist.

◆ Halte eingespielte **Schlafrhythmen** ein – am besten zwei Stunden vor Mitternacht! Dein Körper und dein Geist brauchen diese Regenerationszeit.

◆ Pflege den Umgang mit anderen Menschen und investiere in deine Freundschaften! **Soziale Kontakte** sind überaus wichtig und bereichernd. Gemeinsam lassen sich Ziele besser umsetzen, und Freud und Leid können miteinander geteilt werden. Der Umgang mit anderen Menschen ist die beste Lebensschule überhaupt, weil du dich immer wieder aufs Neue in Geduld, Gelassenheit, Verständnis, Verzeihen, Wertschätzung und Anteilnahme üben musst. Die guten und weniger guten Erfahrungen, die du sammelst, sind unentbehrlich für deine persönliche Entwicklung.

◆ Dabei kann es manchmal auch nötig sein, sich von belastenden Beziehungen zu verabschieden.

◆ **Bewege dich geistig und körperlich!** Nur wenn du aktiv wirst, eröffnen sich neue Perspektiven. Das macht dich beweglicher, flexibler und zufriedener. So kann die Reise nach draußen gleichzeitig eine Reise nach innen zu dir selbst werden. Im Stillstand gibt es keinen Perspektivenwechsel, denn die Sichtweise bleibt unverändert.

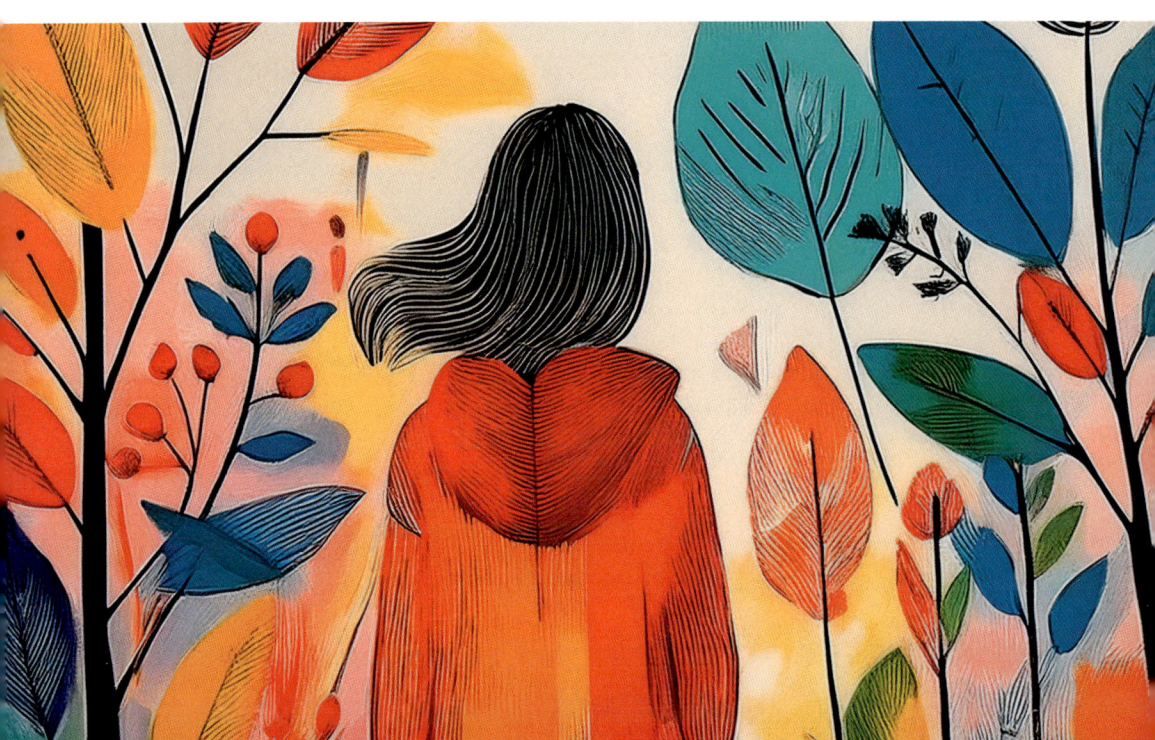

SODBRENNEN

Wenn es uns sauer aufstößt

Dass uns etwas „sauer aufstößt", erleben wir alle ab und zu. Die Ursache liegt jedoch nicht nur im Essen – auch negative Gefühle können „Verdauungsstörungen" auslösen. Je länger wir an belastenden Gedanken festhalten, desto schwerer fällt es uns, sie zu „schlucken".

Besonders in jungen Jahren, wenn Selbstzweifel und Selbstüberschätzung oft Hand in Hand gehen, wird der Alltag zur Herausforderung. Dann braucht es Geduld und Selbstvertrauen, um den täglichen Hürden mit innerer Ruhe zu begegnen.

Körperliche Anzeichen von übermäßiger Säurebildung

Sollte ein „saures Aufstoßen" häufiger mit Schmerzen hinter dem Brustbein, einem Kloß im Hals, Husten, Räusperzwang oder gar mit Übelkeit und Oberbauchschmerzen einhergehen, könnte ein gestörter Verschlussmechanismus der Speiseröhre oder eine Magen-Darm-Störung vorliegen. In diesen Fällen ist es ratsam, ärztlichen Rat einzuholen, insbesondere, wenn das Problem von allein nicht in den Griff zu bekommen ist oder sich verschlimmert.

Basenbetonte Ernährung zur Linderung

Eine basenbetonte Ernährung kann die Verdauung auf sanfte Weise unterstützen und oft eine natürliche Alternative zu chemischen Säureblockern bieten.

Beruhigende Kümmel-Leinsamen-Kartoffel-Suppe

◆ 2 TL Kümmelkörner
◆ 2 mittelgroße Kartoffeln, in Stücke geschnitten
◆ 2 TL Leinsamen

Die Zutaten mit 2 l Wasser etwa 20 Minuten köcheln lassen und abseihen. Den Sud in eine Thermoskanne füllen und innerhalb von zwei Tagen in stündlichen Abständen, beginnend eine halbe Stunde vor dem Frühstück, warm trinken. Die kurmäßige Anwendung erfolgt über einen Zeitraum von mindestens einen Monat.

Kräutertee zum „Entsäuern"

Für **1 l Basentee** werden je 2 TL Kamillenblüten und Fenchelsamen sowie je 1 TL Anissamen, Kümmelsamen, Schafgarbenblüten und Spitzwegerichblätter verwendet.
Die Kräuter mit heißem Wasser übergießen, 10 Minuten ziehen lassen und täglich für 3–4 Wochen bis zu 3 Tassen davon trinken.

Tipps für eine Entsäuerungskur

Die nachfolgenden Richtlinien sollten ebenfalls für eine längere Zeit von mindestens 6 Wochen eingehalten werden:

◆ Mehrere kleine, nicht zu heiße oder kalte Mahlzeiten und die letzte Mahlzeit mehrere Stunden vor dem Schlafengehen einnehmen

◆ Das Kopfkissen höher positionieren.

◆ Stressfrei und ohne Ablenkungen essen, gründlich kauen.

◆ Früchtetees, Pfefferminztee, kohlensäurehaltiges Wasser, Softdrinks, Kakao, Alkohol und Kaffee (im Übermaß) wirken säurebildend.

◆ Ideal sind Gewürztees aus Kümmel, Fenchel und Anis sowie Kräutertees aus Ingwer, Eibisch und Schafgarbe.

◆ Milchprodukte wie Milch, Joghurt, Quark in Maßen genießen oder bei Unverträglichkeit weglassen.

◆ Kartoffelwasser und Heilerde (siehe S. 182) wirken als Säurepuffer.

◆ Kaugummikauen (ungezuckert) regt den Speichelfluss an und kann bei akutem Sodbrennen helfen.

◆ Scharfe, stark gewürzte oder frittierte Speisen vermeiden und lieber gedünstetes Obst und Gemüse wählen.

◆ Knabbergebäck, Süßigkeiten und Zucker einschränken.

◆ Säurehaltiges Obst (z.B. Ananas, Kiwi, Zitrusfrüchte) durch säurearme Sorten wie Äpfel, Bananen, ungeschwefeltes Trockenobst ersetzen.

◆ Schwer verdauliches Gemüse wie Kohlgemüse, Paprika, Pilze und Tomaten durch Karotten, Fenchel, Zucchini und Kürbis ersetzen.

◆ Mandeln und Haferflocken gründlich kauen.

◆ Fleischkonsum einschränken und wenn schon Fleisch, dann helle, magere Sorten auswählen.

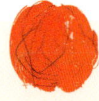

PFLANZENSCHLEIM ZUR MAGENBERUHIGUNG

Pflanzenschleim aus Leinsamen, Malve oder Eibisch beruhigt die Schleimhäute und den Magen. Zur Zubereitung mit kaltem Wasser ansetzen und mehrere Stunden ziehen lassen (1 EL auf 150 ml Wasser). Vor dem Trinken leicht erwärmen und abseihen.

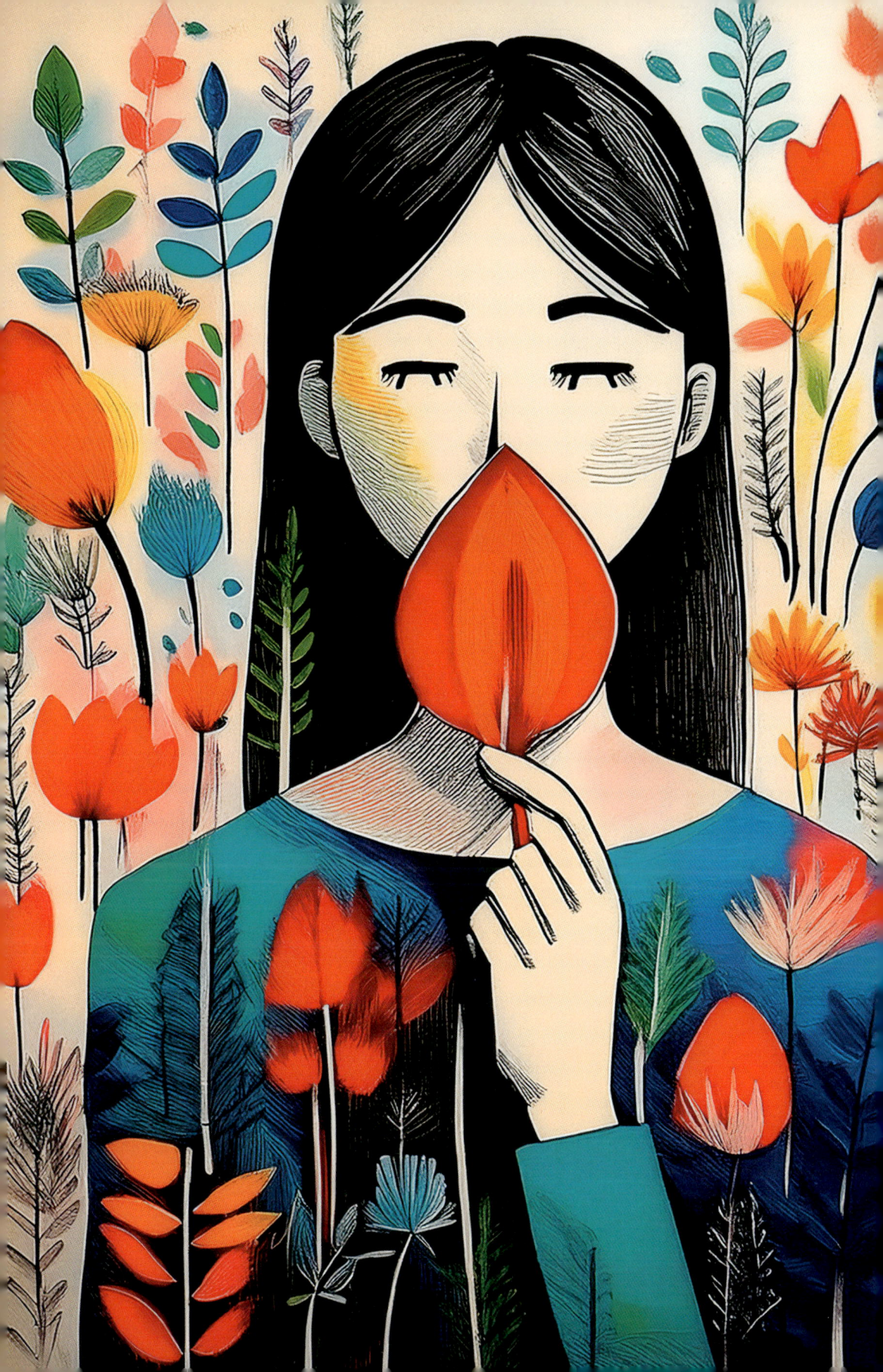

STARKE KNOCHEN

Knochenarbeit für eine gute Zukunft

Hier geht es nicht um schweißtreibende Arbeit, sondern um vorausschauendes Handeln. Einfach abzuwarten und Tee zu trinken – das mag manchmal passen, ist jedoch für unsere Knochen keine gute Empfehlung. Zeit, die wir jetzt in unsere „Knochenarbeit" investieren, zahlt sich aus: Sie stärkt Knochen, Muskeln, Knorpel und Gelenke für die Zukunft.

Nur wer schon in jungen Jahren seinen Stützapparat gut „füttert", profitiert im Alter von diesem Bonus. Die ersten zwanzig bis dreißig Lebensjahre sind nämlich entscheidend für den Aufbau der Knochendichte, die später nicht mehr kompensiert werden kann.

Knochenstark, ein Leben lang

◆ Schon Kinder und Jugendliche sind angehalten, sich viel zu bewegen und Sport zu treiben. Eine mäßige Belastung regt das Knochenwachstum an.

◆ Regelmäßige Flüssigkeitszufuhr in Form von Wasser, Kräutertee oder verdünnten Obstsäften

◆ Knochen und Sonne bilden ein gutes Team!

◆ Sonnenstrahlen in vernünftigem Maß, 20–30 Minuten täglich auf nackter Haut genossen, bilden Vitamin D für die Mineralisierung der Knochen und für starke Abwehrkräfte. In kleinen Mengen kann das „Sonnenvitamin" auch über eine vernünftige Ernährung abgedeckt werden. Ideal sind fettreicher Fisch (z. B. Hering, Thunfisch, Sardellen, Rindsleber, Milchprodukte, getrocknete Pilze (Champignons, Pfifferlinge, Steinpilze, Butterpilze), Käse (Gouda, Bergkäse), Eier (Eigelb), Avocados.

◆ Eine gute Kalzium- und Eiweißzufuhr (es geht auch ohne Fleisch) ist passendes Futter für starke Knochen. Wichtige Kalziumquellen finden sich in Parmesankäse, Tofu, Johannisbeeren, Brokkoli, Grünkohl, Mangold, Fenchel sowie in Basilikum, Thymian, Petersilie, Vollkornprodukten und kalziumhaltigem Mineralwasser (mind. 150 mg/l auf der Etikette).

◆ Wer seinen Knochen besonders schmeicheln möchte, beginnt den Tag clever mit einer Auswahl an Milch, Joghurt, Quark, Haferflocken, Mandeln, Bierhefe, Honig und Obst/Beeren.

◆ Ohne Rauch und Alkohol geht's auch! Der Qualm schädigt das Lungengewebe und lässt die Knochenmasse schrumpfen. Übermäßiger Alkoholkonsum nicht minder, da er die Knochenaufbauzellen (Osteoblasten) einbremst und die Kalziumausscheidung aktiviert.

◆ Übergewicht oder Untergewicht? Keines davon ist ideal für die Knochen. Auch in diesem Zusammenhang ist es wichtig, ein Normalgewicht anzustreben. Wer gerne selbst kocht, hat schon mal die Nase vorn. Das Vorbild der Erwachsenen (Eltern) fällt dabei auch „ins Gewicht"!

Ein **Kräuter-Sauerhonig** kann zu einem Knochenschmeichler werden. Hierfür benötigt man Honig und naturtrüben Apfelessig im Verhältnis 2 : 1.
Passende Kräuter sind vor allem solche, die mit einem hohen Kalzium- oder Kieselsäuregehalt punkten. Aber auch vitamin- und magnesiumreiche Kräuter gelten indirekt als Knochenstärker. Zur Auswahl stehen: junge Fichtentriebe, Brennnesseln, Löwenzahn, Vogelmiere, Vogelknöterich, Himbeerblätter, Bambusblätter, Haferkraut, Ackerschachtelhalm, Spitzwegerich, Thymian, Dost.

Meine persönliche Erfahrung

Am hartnäckigen **Franzosenkraut** *(Galinsoga parviflora Cav.)* hat sich schon so mancher Gärtner die „Zähne ausgebissen". Soviel man daran auch zieht – es ist kaum zu bändigen. Dabei halten wir hier einen regelrechten Schatz in den Händen, der uns mit bestem Kalzium versorgt. Ab jetzt heißt es also, täglich einige Blättchen am besten roh genießen.

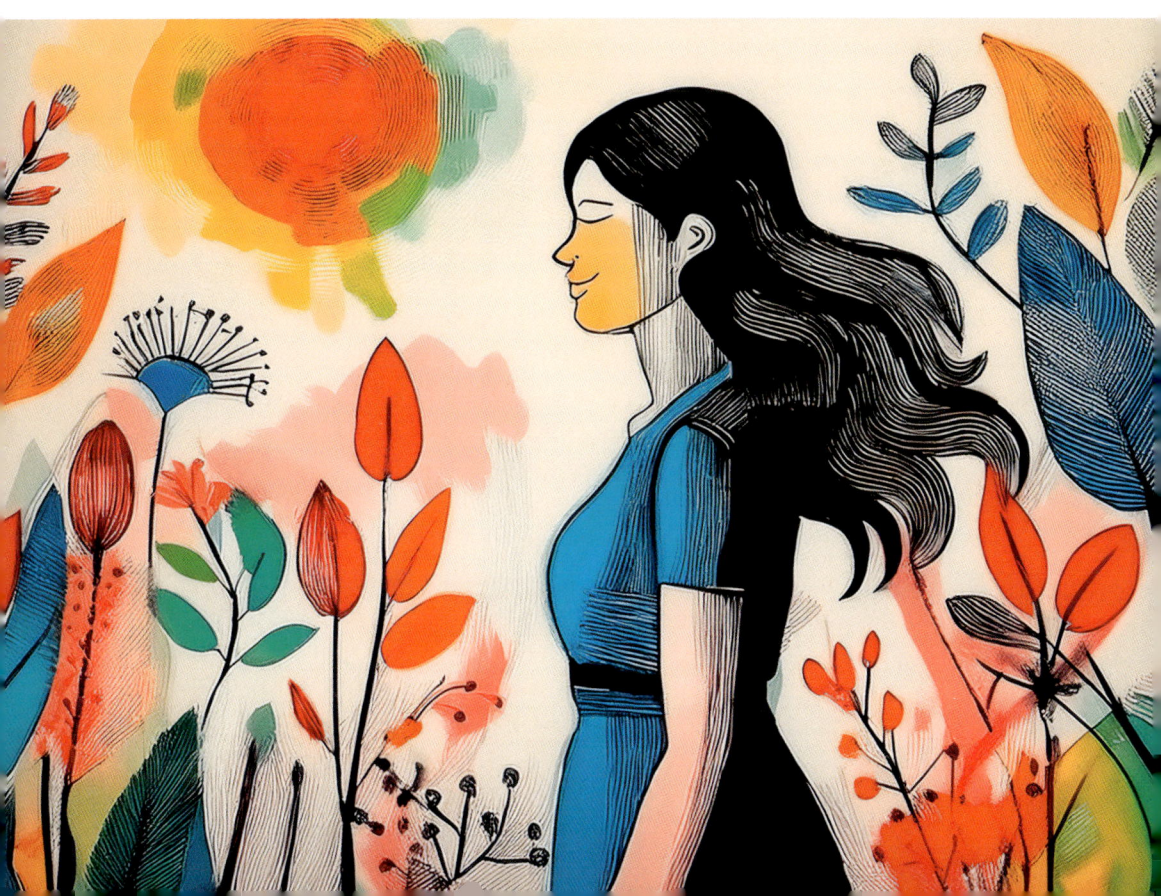

KNEIPP DICH FIT!

Barfußlaufen für eine gute Stabilität

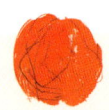

„Die Kinder tun dieses ganz instinktiv, einem gewissen Naturtrieb folgend, den wir Alten auch verspüren würden, wenn die (...) alles Natürliche wegdrechselnde Bildung uns nicht vielfach alle gesunden Sinne genommen hätte.“

Sebastian Kneipp

Wie vorausschauend die Worte des Wasserdoktors doch klingen! Erstaunlich, dass ihm das beengende Schuhwerk der Städter anscheinend schon zu Lebzeiten ein Dorn im Auge war. Die Kinder auf dem Land hingegen zwang damals wohl die Armut zum Barfußlaufen.

Was passiert beim Barfußgehen?

◆ Fußknochen, Muskulatur, Bänder, Sehnen und Venen werden gefestigt.

◆ Die Fußgelenke werden insgesamt stabiler und die Verletzungsgefahr nimmt ab.

◆ Die Durchblutung wird angeregt.

◆ Kopfschmerzen und Kopfdruck können gelindert werden.

◆ Der Fußschweiß wird reduziert und Pilzen auf natürliche Weise vorgebeugt.

Das scheint Pilzen eigen zu sein: Sie lieben feuchtes Klima! So finden sie in den von Jugendlichen vorzugsweise getragenen Turnschuhen beste Bedingungen vor. Wer trotz aller Vorsicht nicht davon verschont bleibt, kann dem Pilz äußerlich mit einer Eichenrindentinktur zu Leibe rücken. Diese zeigt auch bei Hämorrhoiden, Afterjucken, Durchfall, Sonnenbrand, Insektenstichen und Zahnfleischbluten gute Wirkung. Sie ist leicht herzustellen, indem man im Frühjahr die Rinde eines fingerdicken Zweigstückes abschält, mit reichlich 70%igem Alkohol bedeckt und für 3–4 Wochen ruhen lässt.

Die Tinktur kann nicht nur zum Einreiben, sondern tröpfchenweise mit Wasser verdünnt auch zum Gurgeln oder Spülen (Zahnfleischentzündungen, Mundbläschen, Halsschmerzen) und kurzzeitig (maximal 1 Woche) mit Wasser stark verdünnt zum Einnehmen bei Durchfall verwendet werden.

◆ Abwehrkräfte werden auf- und Stress abgebaut.

◆ Fuß- und Wadenpumpe werden aktiviert und Fehlstellungen verhindert.

◆ Die Organe des Unterleibes werden aufgrund der Akupunkturmassage reflektorisch gestärkt.

◆ Die vegetative Stabilisierung wird vorangetrieben, der Schlaf-Wach-Rhythmus ausgeglichen.

Gut bei Fuß durch Taulaufen (Tautreten)

Dahinter versteckt sich ein barfüßiges achtsames Gehen durch knöcheltiefes, leicht feuchtes Gras.

So geht's

◆ Die Füße gut abrollen und auf den Boden drücken

◆ Die Dauer richtet sich nach den jahreszeitlichen Bedingungen, jedenfalls muss das

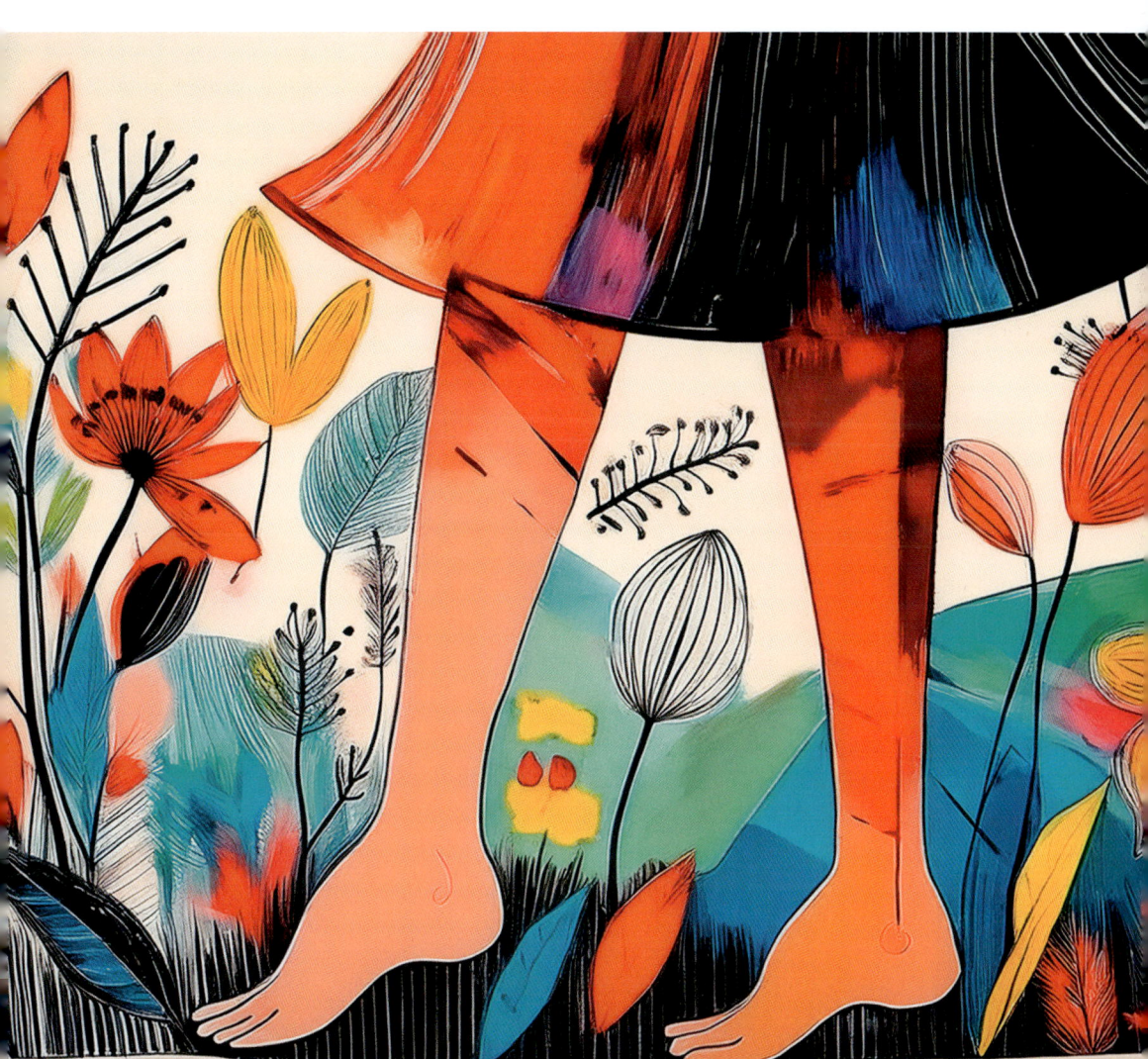

Taulaufen beendet werden, noch bevor es sich unangenehm anfühlt.

◆ Danach werden die feuchten Füße mit den Händen gereinigt und abgestreift.

◆ Für die Wiedererwärmung kurz zurück ins Bett gehen oder sich kräftig bewegen

Für etwas geübtere Kneippianerinnen ist eine Steigerungsstufe in Form von Schneetreten möglich. Es macht Spaß, durch frisch gefallenen oder weichen, knöcheltiefen Schnee zu laufen. Bei verharschtem Schnee ist die Verletzungsgefahr hingegen zu groß. Auch dürfen die Kälterezeptoren an den Füßen nicht überreizt werden. Deshalb niemals stehen bleiben und die Übung nach maximal 3 Minuten beenden. Anschließend die Füße trocken frottieren und bei einem größeren Kältereiz mithilfe von Wollsocken wiedererwärmen.

Meine persönliche Erfahrung

Barfußlaufen schafft Verbindung und Verbindung schafft Stabilität! Nackte Füße sind bestens geeignet, Reize intensiver wahrzunehmen und auf das eigene Standbein zu vertrauen. Der Naturraum, in dem wir uns bewegen, ist für Achtsamkeitsübungen wie geschaffen und ermöglicht ein Inkontakttreten nach innen und außen. Mittlerweile gilt sogar die Annahme, dass sich das Barfußlaufen auf weichem Untergrund besonders befreiend auf die Psyche auswirkt, weil es die Stimmung hebt und das Selbstwertgefühl positiv beeinflusst.

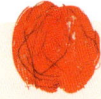

Die empfohlene Anwendung ist bei kalten Füßen, bei einer Blasen- oder Nierenbeckenentzündung, bei sonstigen Infekten, bei arteriellen Durchblutungsstörungen, Kreuzschmerzen oder während der Menstruation tabu.

Weil ich es mir wert bin

INTIMITÄTEN

Der liebevolle Umgang mit dem sensiblen Bereich

Das Sauberhalten des Intimbereiches ist in jedem Lebensalter wichtig und gehört wie das Zähneputzen zur regelmäßigen Pflege dazu. Besonders junge Mädchen, die in die Geschlechtsreife überwechseln, sind durch Menstruation, Geschlechtsverkehr oder sportliche Betätigung der Gefahr ausgesetzt, sich in diesem sensiblen Milieu mit Keimen zu infizieren.

Bei Pilzbefall, Entzündungen oder Weißfluss gehören Schweregrad und Leidensdruck selbstverständlich definiert und gegebenenfalls medizinisch behandelt. Eine sanfte und angemessene Pflege der Intimzone hilft der Vorsorge, sodass es erst gar nicht zu Problemen kommen muss. Sollte es trotz allem mal „brennen", können bei leichteren Beschwerden die passenden Hausmittel für Linderung und Heilung sorgen.

Eine sinnvolle Prävention fängt bereits mit der Wahl der richtigen Unterwäsche an. Modisch darf sie allemal sein, keine Frage! Synthetische oder nicht atmungsaktive Materialien sollten aber besser die Ausnahme bleiben. Wer seine Slips und die dar-über angezogenen Hosen zu knapp bemisst, läuft Gefahr, durch das Scheuern die sensiblen Schleimhäute auszutrocknen bzw. durch Mikrorisse zu verletzen.

Beim Waschen des Intimbereichs mit herkömmlichen Duschgels und Seifen wird die natürliche Bakterienflora gestört. Die wesentlich bessere Option ist eine Reinigung mit lauwarmem Wasser unter Zuhilfenahme der Hand oder eines Waschlappens.

Heilendes aus der Natur

◆ Ein hautfreundlicher **Heiltee** vermag, den Hautstoffwechsel bei Akne, Ekzemen, Couperose, Juckreiz usw. zu unterstützen und die Schleimhäute besonders gut zu pflegen. Er wird innerlich (2 Tassen täglich für 6 Wochen) oder äußerlich als Waschung angewendet.

◆ Rezept: 30 g Erdrauchkraut (Apotheke oder Wildwuchs), 40 g Frauenmantelkraut, 20 g Gänseblümchenblüten, 50 g Stiefmütterchenblüten, 20 g Taubnesselblüten, 20 g Ringelblumenblüten

◆ Bei bereits vorhandenen Pilzinfekten wird die gezielte Einnahme von **Probiotika**

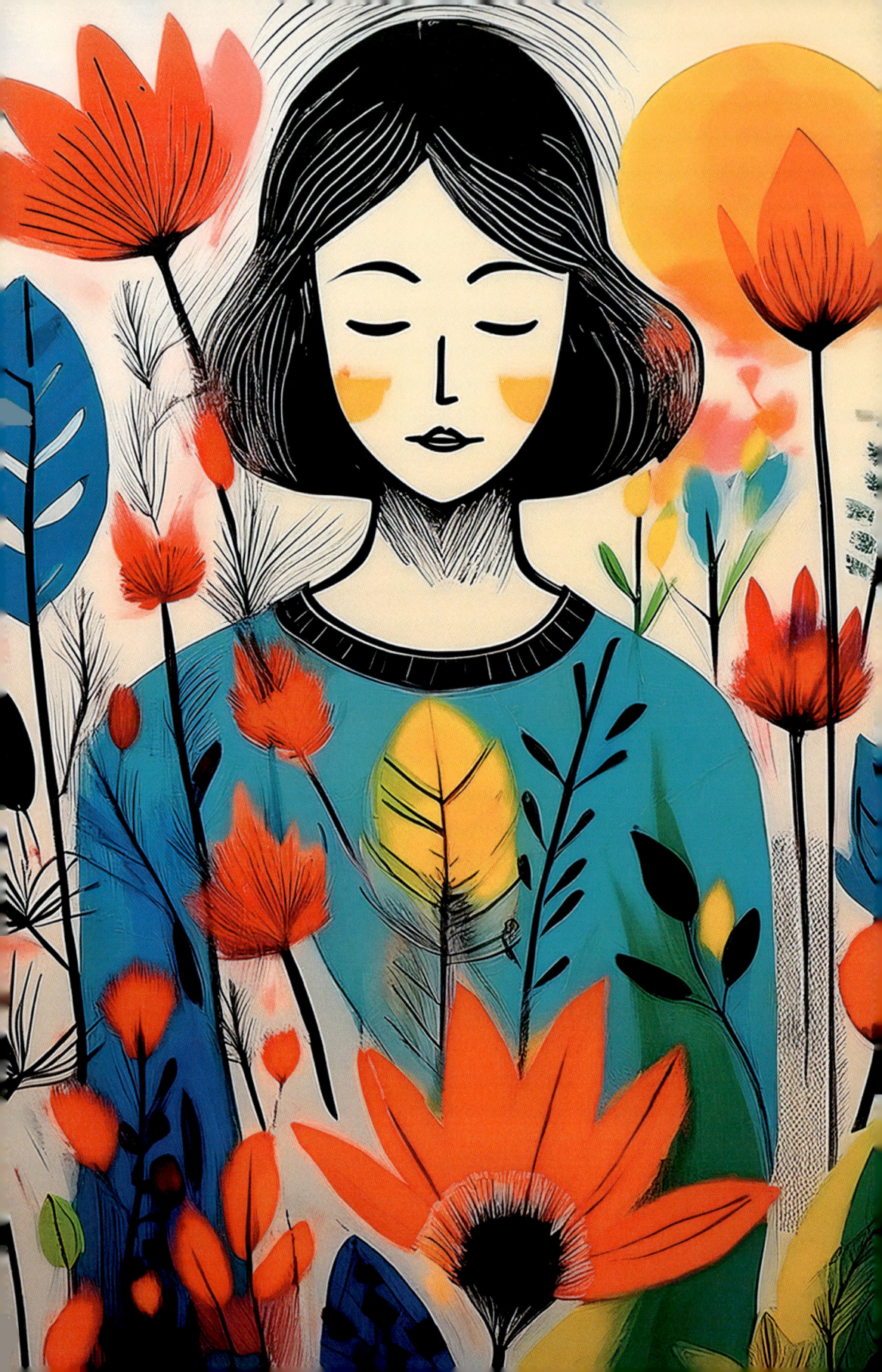

aus dem Fachhandel und aus der Nahrung (Buttermilch, Sauerkraut, Kefir, Miso u. a.) zur Wiederherstellung eines gesunden Mikroklimas empfohlen.

◆ Ungesüßtes **Bionaturjoghurt** bietet sich zum Auftragen auf den äußeren Intimbereich an, wo es für etwa 20 Minuten einwirken muss.

◆ Die sparsame Anwendung von **Kokosöl** oder **Olivenöl** gilt als natürlicher Feuchtigkeitsspender.

◆ Bei einer bakteriellen Scheideninfektion ist eine Mischung aus **Frauenmantel, Schafgarbe** und **Ringelblume** zu gleichen Teilen zu empfehlen. Diese kann in einem Sitzbad zur Anwendung kommen. Hierfür wird ein kräftiger Teeaufguss mit einer etwas längeren Ziehzeit (20–30 Minuten) zubereitet. Nach dem Abseihen dem warmen Wannenbad (Bidet) zufügen. Das Wasser sollte nur knapp den Po bedecken, die Badedauer 20 Minuten nicht überschreiten. Das behandelte Areal lufttrocknen lassen! In akuten Situationen zweimal täglich durchführen.

◆ Eine **Vaginaldusche** (Apotheke) ist ideal, um eine innere Spülung mit besagten Kräutern vorzunehmen.

◆ Die antibakterielle und pilzhemmende Wirkung von **Majoran** und anderen verschiedenen Kräutern steht in Form eines Vaginalgels (Apotheke) zur Verfügung.

◆ **Ackerschachtelhalmtee** (Sitzbad oder Waschung) und **Kapuzinerkresse-Urtinktur**

aus der Apotheke (innere Einnahme) zeigen bei Pilzinfektionen gute heilende Eigenschaften und helfen mit, den Juckreiz zu besänftigen.

◆ Auch ätherische Öle können hilfreich sein. Jene von **Lavendel, Teebaum** und **Rosengeranie** besitzen antibakterielle, pilztötende und wundheilende Eigenschaften. Für eine Waschung reicht optional 1 Tropfen auf dem nassen Waschlappen verteilt.

◆ Bei Weißfluss sind die Blüten der **Taubnessel** das Mittel der Wahl. Diese können innerlich jeweils für etwa 1 Monat in Form einer Tinktur (3-mal täglich 6 Tropfen) und in Verbindung mit Frauenmantel im Verhältnis 1:2 als Teekur oder als Spülung verwendet werden.

O, DU ARME HAUT!

Unser größtes Organ besitzt nun leider mal keinen Reißverschluss, der uns erlauben würde, in eine andere Haut zu schlüpfen. So gesehen bleibt uns also nur die Wahl, sich um ihr Wohlergehen zu bemühen und das in körperlicher, geistiger und seelischer Hinsicht.

Die Hautpflege von Mädchen, aber generell Jugendlichen und jungen Erwachsenen ist ganz speziell. Denn schließlich sind Pickel, fettige Haare oder gar Akne eine Visitenkarte, die auf den ersten Blick klarmacht, dass es im Körper rund geht und die Hormonproduktion in vollem Gang ist. Aber gar zu „dick" muss es nicht kommen, wenn gute Präventionsmaßnahmen getroffen werden.

Dazu gehören in erster Linie keine überteuerten Kosmetikartikel, sondern eine **vernünftige Lebensweise:**

◆ **Regelmäßig Frischluft tanken:** Sie stärkt die Lungen und fördert die gesunde Erneuerung der Hautzellen.

◆ **Maßvoller Umgang mit der Sonne:** Die jugendlichen Sünden in Form von Hautschädigungen machen sich oftmals erst viele Jahre danach bemerkbar. Bei längerem Aufenthalt in der Sonne einen UV-Schutz verwenden, denn der Preis für das Schönheitsideal von brauner Haut ist unangemessen hoch!

◆ **Nicht an Pickeln herumdrücken** – sonst entzünden sie sich und es entstehen unschöne Narben.

◆ **Genügend trinken:** Das ist wichtig für die Durchblutung, die Entgiftung, für die Aufrechterhaltung des Feuchtigkeitsanteils und für die Widerstandskraft der Haut.

◆ **Vollwertige Ernährung:** Diese zieht sich wie ein roter Faden durch unsere Gesundheit und manifestiert sich auch nach außen. Dabei beugen die klassischen Hautvitamine A, C, E der vorzeitigen Hautalterung und diversen Hautproblemen wie Schuppenbildung, Rötungen, Entzündungen vor.

◆ **Sport** gewährleistet eine gute Durchblutung und Sauerstoffversorgung. Außerdem macht körperliche Fitness zufrieden, was sich wiederum auf dem Gesicht niederschlägt. Schließlich ist die Haut der Spiegel unserer Seele.

◆ **Ruhen und schlafen** – zwei kostengünstige Kosmetiktipps, die für einen makellosen Teint sorgen

◆ **Keine Suchtgifte:** Nikotin, Alkohol, andere Drogen usw. haben großes zerstörerisches Potenzial, das nicht nur dem Aussehen, sondern der ganzen Persönlichkeit schadet.

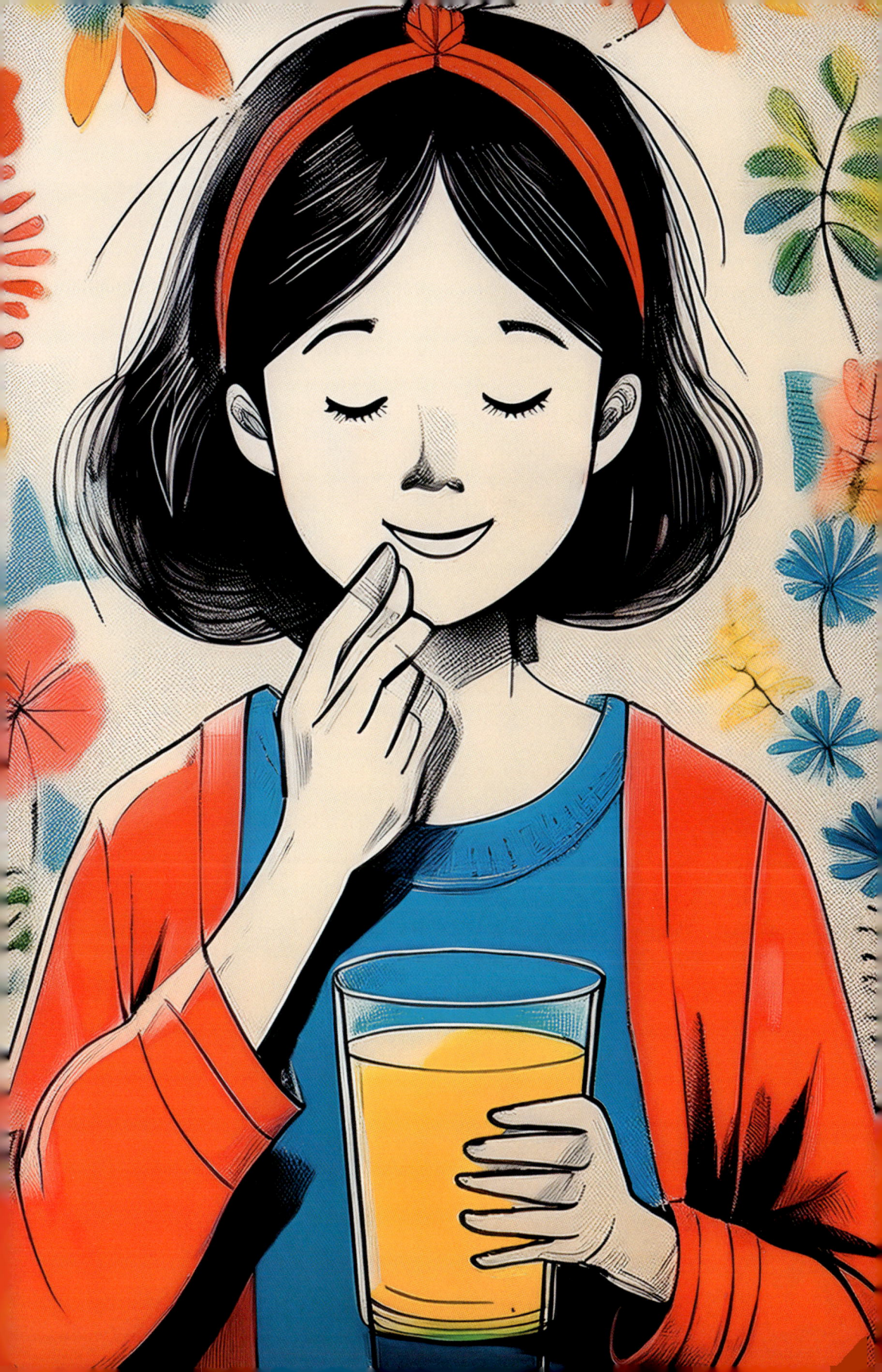

Pflegetipps

Ein **Toner,** der nach der Gesichtsreinigung aufgetragen wird, kann helfen, die Poren zu verfeinern, einen natürlichen pH-Wert herzustellen und fettige Haut zu beruhigen.

Rezeptvorschlag
◆ 25 ml Hamamelishydrolat
◆ 25 ml Rosengeranienhydrolat
(entzündungshemmend, adstringierend, feuchtigkeitsspendend)
◆ 1 TL Apfelessig (nur bei fettiger und zu Unreinheiten neigender Haut)
◆ 2 Tropfen ätherisches Teebaumöl (antibakteriell und hilfreich bei der Behandlung von Pickeln)
◆ 3 Tropfen ätherisches Lavendelöl (entspannend und beruhigend)

Die Zutaten gut mischen und nach der Reinigung in das Gesicht einmassieren. Im Kühlschrank aufbewahren.

Ein **Fruchtsäure-Peeling** entfernt abgestorbene Hautzellen und kann sich günstig auf aknebedingte Vernarbungen auswirken. Rezeptvorschlag: 3 EL Haferflocken (Schmelzflocken) fein mahlen und mit 2 EL Joghurt, 1 EL Zitronensaft, ¼ TL Honig vermischen und kreisförmig auf das Gesicht auftragen. Einwirkzeit: 15–20 Minuten. Mit lauwarmem Wasser abwaschen.

Heilerde ist reich an Mineralien und Spurenelementen. Ihre Bindungskraft wirkt unterstützend im Kampf gegen Akne und Hautunreinheiten und hilft punktuell oder in Form einer Maske (siehe S. 182), überschüssigen Talg und Bakteriengifte zu lösen. Hierfür kann sie mit Wasser oder Aloe-vera-Gel angerührt werden.

Vorsicht: Wo Hautprobleme nicht unter Kontrolle gebracht werden, ist fachkundliche Hilfe unumgänglich!

ES LÄUFT WIE GESCHMIERT

Mit dem Gänseblümchen zu natürlicher Strahlkraft

Ob Mutter, Kind, junge oder reife Frau: Das Gänseblümchen ist aus der weiblichen Kräuterheilkunde einfach nicht wegzudenken. Allein schon seine Wesensart, sich nicht so schnell unterkriegen zu lassen, ist äußerst imponierend. Wie sonst wäre es möglich, dass es sich den scharfen Messern des Rasenmähers widersetzt und gleich wieder aufrichtet, wenn man darüber hinwegtrampelt?

Dank der großen Wirkstoffpalette ist der Einsatz des Gänseblümchens vielfältig. Eine vierwöchige **Kur** mit einer Mischung aus Brennnesseln und Löwenzahn zu gleichen Teilen vermag als kraftvoller **Detoxtee** den Stoffwechsel anzuregen und die Frühjahrsmüdigkeit zu vertreiben. Die kleine Schwester der Arnika kann auch bei Insektenstichen und blauen Flecken als Tinktur zum Einsatz kommen.

Neben seinen entgiftenden, entzündungshemmenden und auswurffördernden Eigenschaften bei Husten schätzt man das Gänseblümchen auch als Schönheitsmittel, um unreine Haut zu klären, Ausschläge zu lindern und hartnäckige Wunden zu heilen – mithilfe einer **Salbe,** einer **Creme** oder eines **Gesichtswassers.**

Aller positiven Eigenschaften zuletzt wird das Blümchen seit Urzeiten als Orakelpflanze verwendet. Seine vorausschauende Kraft muss allerdings durch das Zupfen der Blüten mit der Zauberformel „Er liebt mich – er liebt mich nicht" begleitet werden!

Verarbeitungstipps des Wunderblümchens

Gänseblümchensalbe

Die Salbe ist auch für Anfängerinnen ohne größeren Aufwand herzustellen.

Hierfür werden 30 ml Gänseblümchen-Öl-Auszug und 20 ml Jojobaöl mit 7 g Bienenwachs (Imker, Apotheke) gemischt und dann im Wasserbad bei etwas über 60 °C zum Schmelzen gebracht. Handwarm abkühlen lassen und bevor das Öl einzudicken beginnt, 1 EL Sheabutter darin auflösen. Abschließend die gewünschten ätherischen Öle untermischen. In einem Gläschen (Tiegel) abfüllen.

Für einen Ölauszug verwendet man 50 ml Mandelöl oder Olivenöl und 2 EL zerkleinerte Gänseblümchen-Blütenköpfchen. Die Zugabe von 3–5 Tropfen eines ätherischen Öls unterstützt den pflegenden bzw. heilenden Effekt. So richtet sich Immortellenöl gegen Hämatome, Eukalyptusöl wirkt antibakteriell, Teebaumöl antiviral, Lavendelöl beruhigend und Grapefruit- oder Bergamottöl stimmungsaufhellend.

Wer unter Neurodermitis oder anderen Hautunreinheiten leidet, kann den Ansatz auch mit Stiefmütterchenblüten oder mit

Borretsch- bzw. Nachtkerzenöl anreichern, deren hoher Gehalt an Gamma-Linolsäure entzündungshemmend und antibakteriell wirkt.

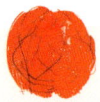

Sheabutter ist ein pflanzliches Fett, das aus den Sheanüssen des Karitébaums gewonnen wird und sehr viel Feuchtigkeit bindet. Unraffinierte Sheabutter wird zwar schneller ranzig, aber ihre Vitamine, Fettsäuren, der natürliche Duft und auch die typisch leicht beige Farbe bleiben weitestgehend enthalten. Darum, wenn möglich, klein portioniert kaufen.

Zerstäuberfläschchens aufgetragen werden. Für die trockene Haut ist z. B. Orangenblütenhydrolat, für die fettige Haut Rosmarinhydrolat zu empfehlen. Lavendel- und Rosengeranienhydrolat eignen sich für jeden Hauttyp. Für die praktische Anwendung ist die Aufbewahrung des Gesichtswassers in einem Glasfläschchen mit Sprühkopf ideal.

Gänseblümchen-Gesichtswasser

Der wässrige Auszug unterstützt bei Hautproblemen wie Akne oder reinigt bei der Make-up-Entfernung. Um den abgekühlten Teeaufguss für längere Zeit haltbar zu machen, empfiehlt sich die Mischung mit einer Gänseblümchentinktur 1:1. Für sensible und trockene Haut lässt sich alternativ dazu ein Gänseblümchen-Apfelessigauszug herstellen. Dieser kann eventuell mit einem Hydrolat 1:1 vermischt und mithilfe eines

TRAUMREISE ZUR LINDE

Die Linde mit ihrer hohen Lebenserwartung hat eine besondere Verbindung zur Jugend. Denn Linden sind magische Wesen der Natur, die mit ihren herzförmigen Blättern und der majestätisch aufstrebenden Krone alle Herzen im wahrsten Sinne des Wortes berühren. Fast könnte man meinen, dass das „linde" Lüftchen, das unter dem schattenspendenden Dach weht, scheinbar vergessene Erinnerungen wieder lebendig werden lässt: Bilder von Jugendlichen, die hier einst tanzten und lachten, von Liebenden, die sich ewige Treue schworen.

Früher wurden Linden als Ort für Zusammenkünfte genutzt. Die herzförmigen Blätter und der betörende Blütenduft zogen besonders junge Menschen an, die sich im Schatten seiner mächtigen Krone zum Plaudern, Singen und Feiern einfanden.

Auf fast liebevolle Weise besänftigt der rötlich gefärbte und aromatische **Lindenblütentee** emotionale Belastungen. Gleichzeitig wirkt er entgiftend und regt den Stoffwechsel an. Darüber hinaus fördert Lindenblütentee die Durchblutung und hat eine beruhigende Wirkung auf das Nervensystem, was ihn besonders hilfreich bei Stress und Schlafstörungen macht.

Seine ätherischen Öle, Flavonoide und Schleimstoffe zeigen auch bei grippalen Infekten positive Effekte und unterstützen dank ihrer schweißtreibenden Eigenschaften den Kampf gegen krank machende Bakterien. Eine Kombination mit Holunderblüten zu gleichen Teilen und der Hälfte Thymian kann die Wirkung intensivieren (2 TL / 250 ml Wasser, Ziehzeit: 7–10 Minuten).

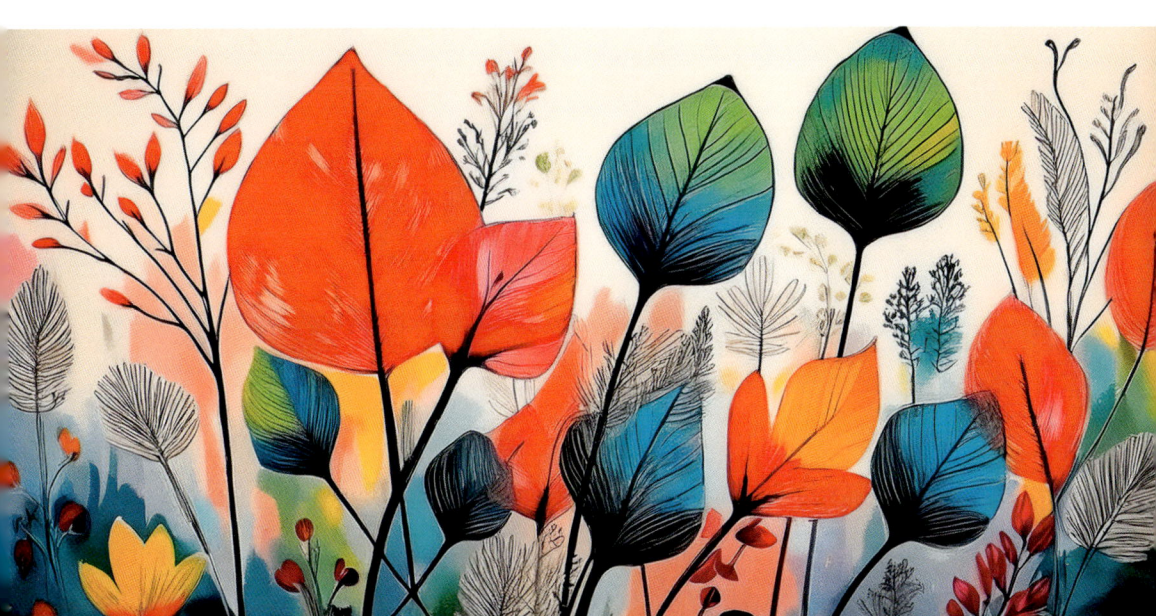

VON GUTEN MÄCHTEN WUNDERBAR GEBORGEN

Heute ist der Tag gekommen, an dem du der alten Linde einen besonderen Besuch abstattest. Es ist die Zeit der länger werdenden Tage, und die Vorfreude auf die Sommersonnenwende erfüllt die Luft. Gemeinsam mit anderen Naturgeschöpfen wartest du sehnsuchtsvoll auf jenen magischen Moment, in dem die Sonne sanft zur Erde herabsteigt und sie mit ihrer goldenen Wärme umhüllt.

Gedankenverloren schreitest du über die weite Wiese auf deinen Baum zu, der dort an der Weggabelung seit Generationen steht. Viele Seelen vor dir haben sich hier bereits versammelt und im schützenden Schatten der Linde ihre Wünsche und Hoffnungen geteilt. Der süßliche Duft der Lindenblüten steigt dir in die Nase und umhüllt dich wie ein zarter Schleier.

Mit jedem Atemzug spürst du, wie die innere Ruhe in dir erblüht und sanft Wurzeln schlägt. Du schaust nach oben und wirst von den herzförmigen Blättern magisch angezogen. Erinnerungen an deine unbeschwerten Kindertage und die liebevolle Fürsorge deiner Mutter, die dir mit rötlich schimmerndem Lindenblütentee Trost und Gesundheit brachte, strömen in dein Inneres.

Du lehnst dich an den warmen Stamm und spürst, wie sich ein wohltuendes Gefühl der Geborgenheit in dir ausbreitet. Während du die Augen schließt, ist es, als würde dich der Geist der Linde mit seinen schützenden Armen umfangen, dir leise Antworten auf all deine Fragen zuflüstern und dir das Gefühl von unendlicher Sicherheit schenken. Mit jeder Faser deines Seins nimmst du die Kraft wahr, die von diesem Baumgeschöpf ausgeht. Wärme und Geborgenheit durchfluten dich, und du weißt, dass du niemals allein bist.

Du nimmst dieses kostbare Gefühl von Zufriedenheit und Vertrauen in dein Inneres auf und lässt es fortan dort verweilen. Das Licht der sinkenden Sonne umhüllt dich, während du dich auf den Weg in deine strahlende Zukunft machst, die nun voller Hoffnung und Zuversicht vor dir liegt – eine Zukunft, in der die Weisheit der Linde stets an deiner Seite bleibt.

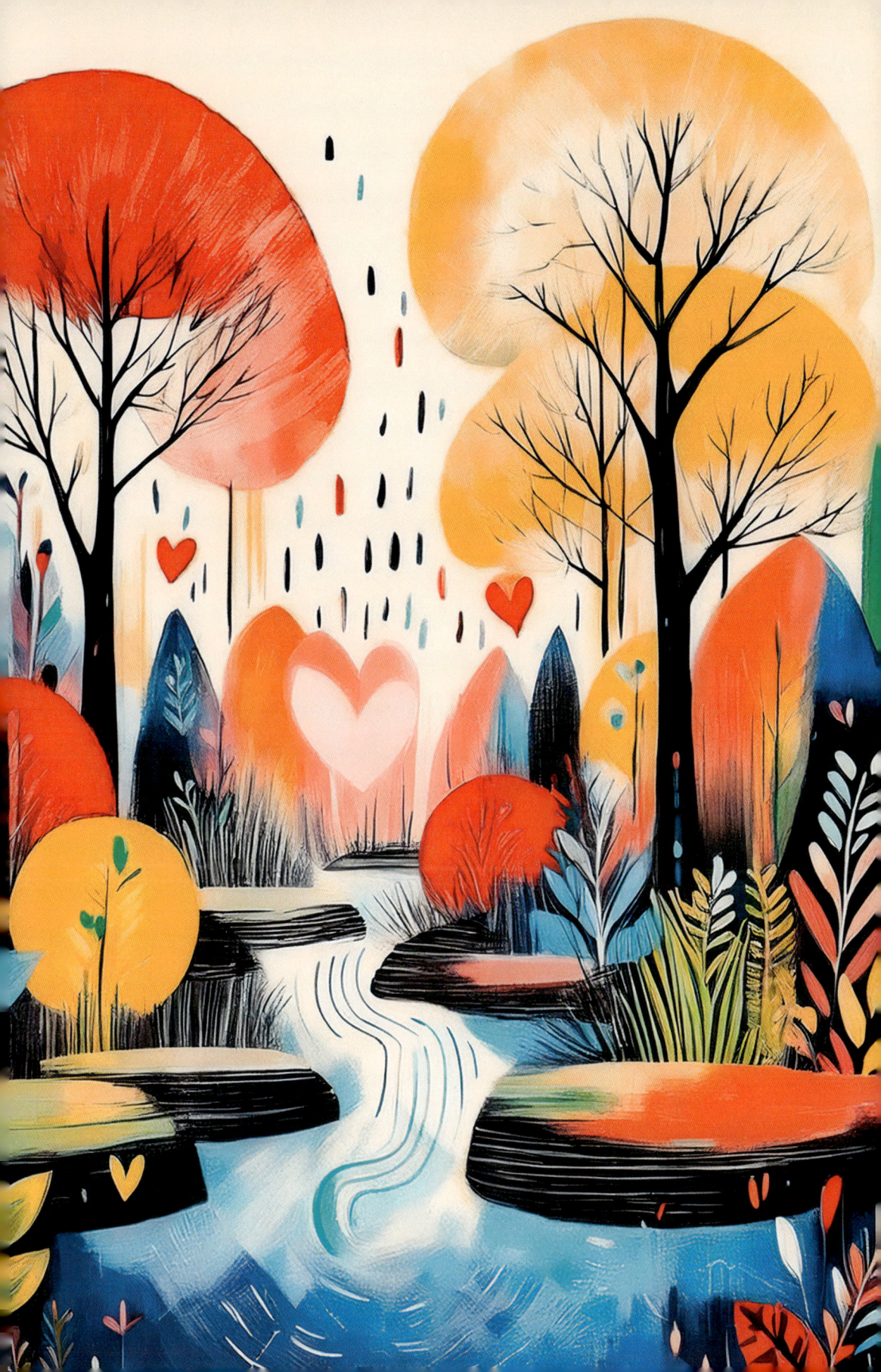

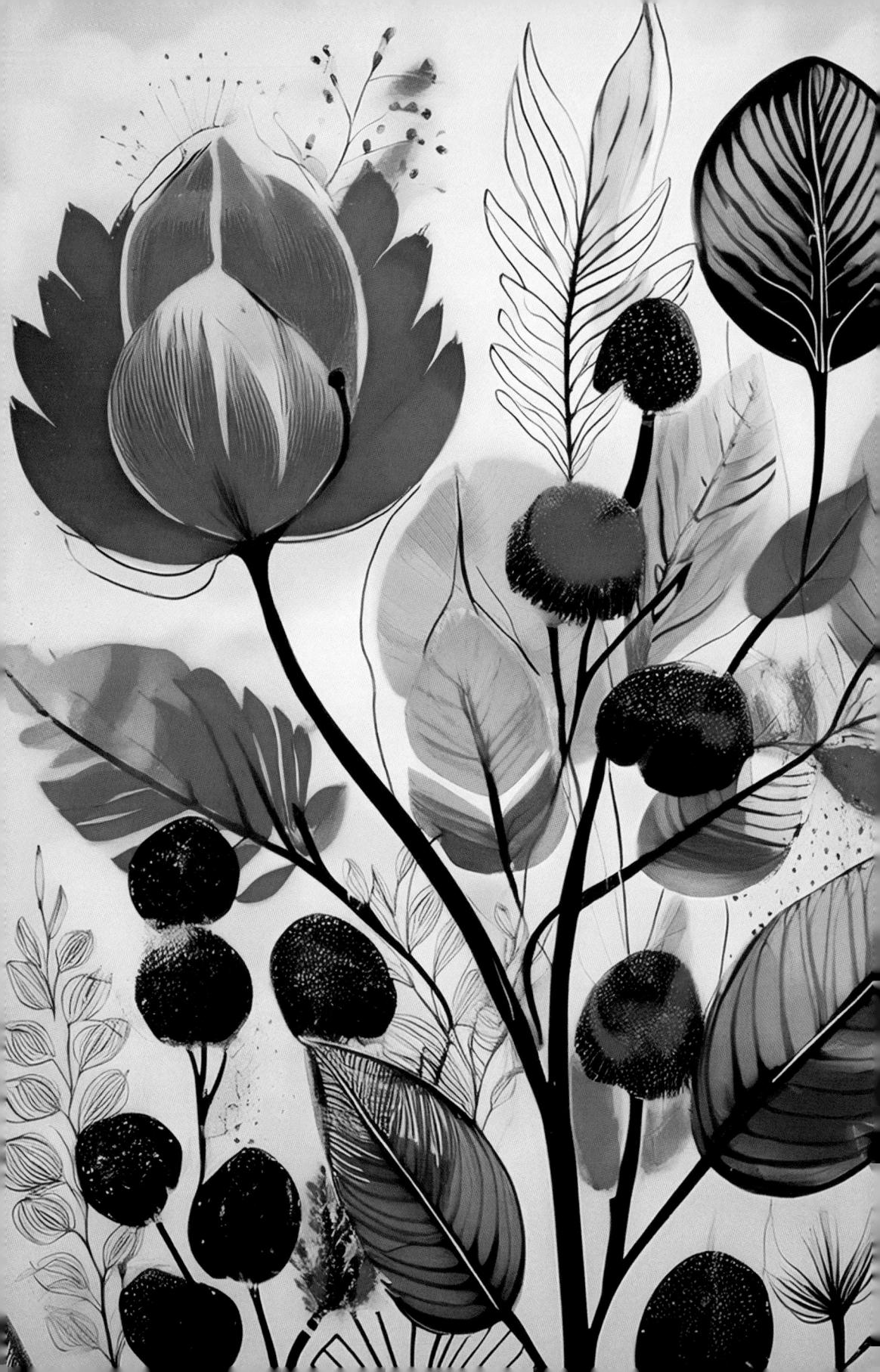

SOMMER

Kurz nachgedacht ...

Die Leichtigkeit des Seins! Keine andere Jahreszeit vermag es besser, dieses beschwingte Gefühl zu transportieren. Ein Blühen und Wachsen, Lebenslust und Lebensfreude – all das gehört zum Sommer und bereitet die Saat allmählich auf ihre Reife vor. Das menschliche Leben unterscheidet sich dabei kaum von den Abläufen in der Natur. Der Sommer des Lebens ist eine dynamische, von Vitalität geprägte Phase. Es ist eine Zeit voller Möglichkeiten, in der die Frau allmählich den Höhepunkt ihrer Blüte erreicht. Persönliches Wachstum und Chancen zur Selbstverwirklichung bieten großes Potenzial für bereichernde Erfahrungen, bergen aber auch die Gefahr der Überforderung. Denn das Jonglieren mit unterschiedlichen Rollen – als Berufstätige, Partnerin, Mutter, Freundin – erfordert ein feines Gespür für die richtige Balance. Zusätzlich lastet der gesellschaftliche Druck: Karriere, Familienplanung, Kindererziehung, Aussehen – all das kann Stress erzeugen. In einem gesunden Maß jedoch dient dieser Druck auch als Schule des Lebens auf der Suche nach der eigenen Identität.

Neues wagen und ankommen

„BEERIGE" ZEITEN

Die Vielfalt der Sommerbeeren lässt uns aus dem Vollen schöpfen und der Profit für unsere Gesundheit ist enorm. Beeren liefern jede Menge an Vitaminen, Mineralstoffen, Spurenelementen und sekundären Pflanzenstoffen. Sie alle ergänzen sich optimal, wenn es darum geht, unserer Haut zu schmeicheln, das Herz-Kreislauf-System in Schuss zu halten, die Verdauung zu unterstützen, uns vor krank machenden Keimen zu bewahren.

Schon eine kleine Handvoll der kleinen runden Vitaminbomben vermag den Heißhunger nach Süßem zu unterdrücken. Ob rot, gelb oder grün, hochwertig sind sie alle. Die blaufarbigen unter ihnen zeigen sich jedoch als absolute Spitzenreiter.

Schwarzbeeren

Ein gutes Beispiel ist die **Heidelbeere (Schwarzbeere),** die durch ihre Ballaststoffe für eine problemlose Verdauung sorgt und als Knochenstärkerin und Eisenlieferantin ganze Arbeit leistet. Das antioxidative Potenzial der Polyphenole sowie größere Mengen an Vitamin C und E bewirken mit ihren zellerneuernden, immunstärkenden, entzündungshemmenden, entwässernden und blutdrucksenkenden Eigenschaften eine regelrechte Verjüngungskur.

Die Gerbstoffe in der Heidelbeere und in vielen weiteren Wildfrüchten (Schlehe, Kornelkirsche, Vogelbeere, Preiselbeere) helfen durch ihre zusammenziehende Eigenschaft, die bei übermäßigem Schwitzen, starken Blutungen, Schleimhautentzündungen, Verdauungsproblemen auch als Kompott oder Marmelade zum Tragen kommen. Getrocknete Schwarzbeeren gelten als probates Mittel gegen Durchfall, frische unterstützen die Verdauung.

Vorsicht: In größeren Mengen genossen, können rohe Früchte abführend und blutverdünnend wirken, was bei der Einnahme von entsprechenden Medikamenten zu berücksichtigen ist!

Meine persönliche Erfahrung

Heidelbeer-Topfpflanzen lassen sich ohne Weiteres in saurer Erde halten. Leider kriegen diese nur einen Bruchteil von den Superkräften ihrer wilden Waldschwestern ab. Zum Einfrieren sind sie allerdings bestens geeignet und können kontinuierlich in Kombination mit etwas Trockenobst (Datteln,

Feigen, Aprikosen) zu zuckerarmen Frucht-
aufstrichen gemixt werden.

Schwarze Johannisbeeren

Diese leckeren Beeren spielen im Reigen
der „Blaublütigen" eine ganz zentrale Rolle.
Sie enthalten dreimal so viel Vitamin C wie
Zitrusfrüchte und sind reich an nahezu allen
Vitaminen der B-Gruppe. Ihr Gehalt an Poly-
phenolen, Carotinoiden (Provitamin A) und
Vitamin E ist beeindruckend.

Erwähnenswert ist auch ihr hoher Pektin-
gehalt, der sie beim Verkochen zu einem
natürlichen Geliermittel macht. Darüber hinaus können diese unverdaulichen Ballaststoffe die Darmperistaltik anregen, den
Cholesterinspiegel senken und den Blutzuckerspiegel regulieren. Der Kaliumgehalt
der Beeren unterstützt Muskelarbeit und
Herzfunktion und sorgt für die Regulierung
des Blutdrucks.

Ein **Aufguss** aus den Blättern kann als
pflanzliches Diuretikum rheumatische
Beschwerden und Blasenprobleme lindern.
Johannisbeersamenöl, erhältlich im Fachhandel, ist reich an Gamma-Linolensäure
und wirkt entzündungshemmend. Bereits
wenige Tropfen, in ein Trägeröl (Mandelöl,
Jojobaöl, Olivenöl) eingerührt, können Hautirritationen beruhigen.

Aufgrund seines breiten Wirkungsspektrums
wird dem **Gemmopräparat** *Ribes nigrum L.*
eine Kortisonähnliche Wirkung zugeschrieben. Es findet Anwendung bei Entzündungen
der Muskulatur, Atemwege, Epithelschich-
ten (oberste Schicht von Haut und Schleim-
häuten), des Verdauungssystems und der
Harnwege. Die Einnahme des Knospenma-
zerats, erhältlich in Apotheken oder selbst
hergestellt, erfolgt 2- bis 3-mal täglich mit
50 Tropfen in etwas Wasser, wobei ein Min-
destabstand von 10 Minuten vor dem Essen
eingehalten werden sollte. In akuten Fällen
können stündliche Sprühstöße in den Mund
verabreicht werden.

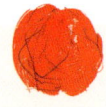

Bei einer Chemo- oder Strahlen-
therapie wird das Immunsystem
stark geschwächt, was zu schmerzhaften Entzündungen der Mund- und
Rachenschleimhäute führen kann.
Der Einsatz des Gemmopräparates
hilft, diese Beschwerden zu lindern.

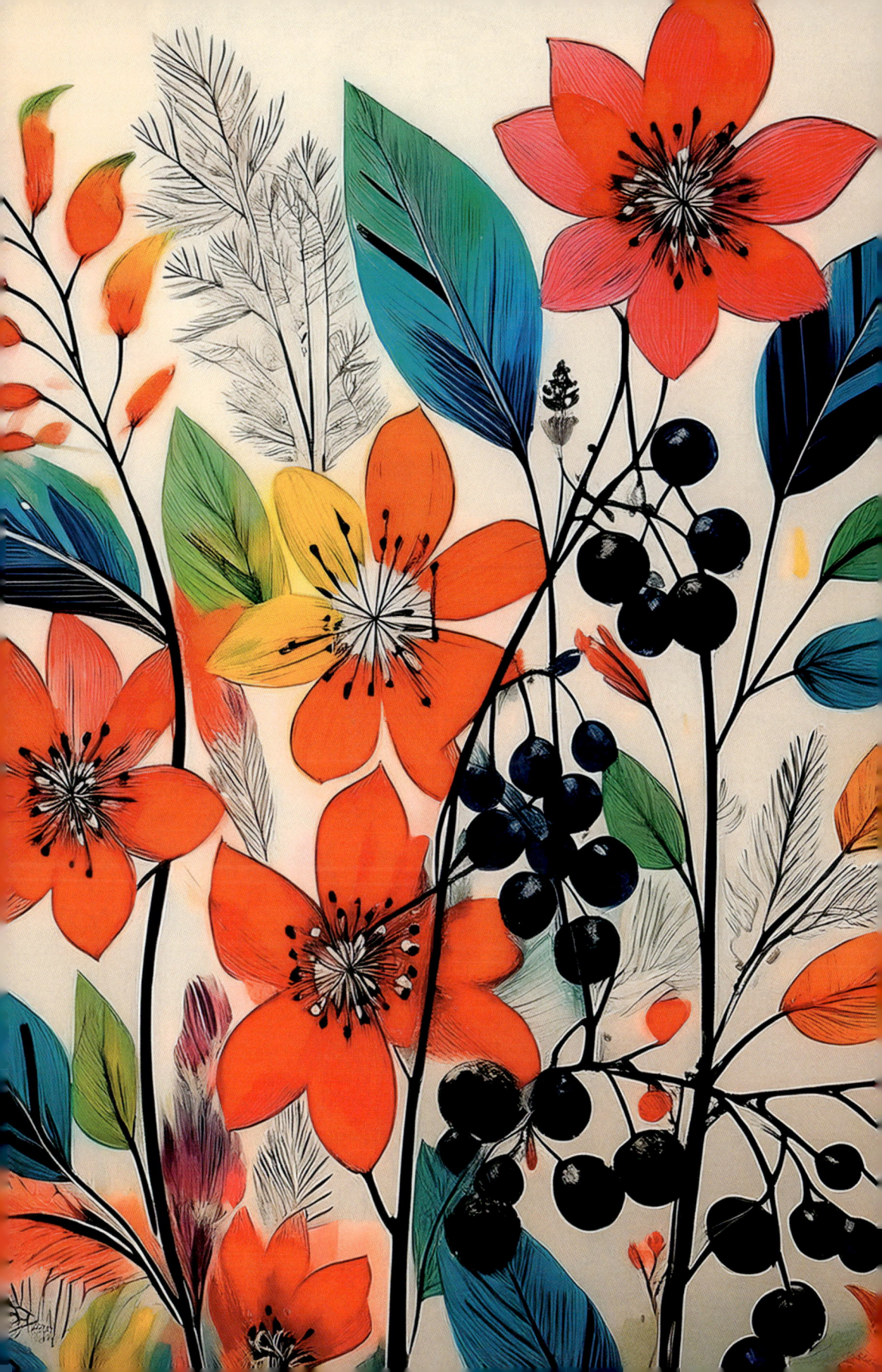

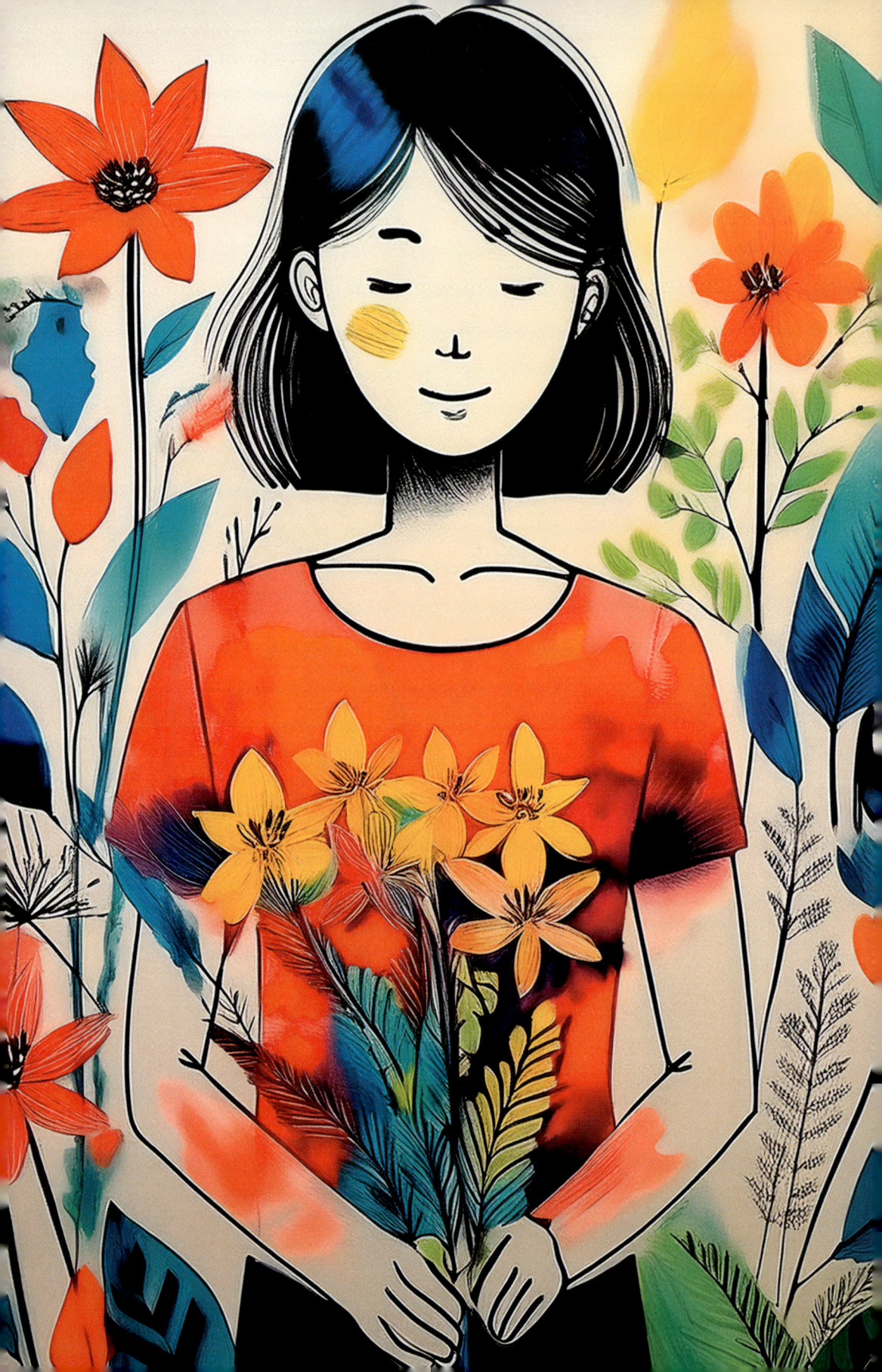

PFLANZENPORTRÄT:
DIE RUHESTIFTERINNEN

Johanniskraut, gespeicherte Sonnenkraft

Nervliche Anspannung, Gereiztheit und Schlafstörungen, Entzündungen, Hautirritationen, neuralgische Schmerzen, die Entgegenwirkung all dieser Probleme profitiert vom beruhigenden Charakter des Johanniskrautes *(Hypericum perforatum L.)*.

Wer das Psychopharmakon der Natur erntet, sollte dies, seiner Wesensart entsprechend, bei sonnigem Wetter und rund um die Sommersonnenwende tun. Dann hat die Pflanze am meisten Sonnenenergie abgekriegt und damit die beste Voraussetzung, den maximalen Gehalt an antiviral wirksamem Hypericin, an entzündungshemmendem, beruhigendem, nervenstärkendem und antibakteriell wirksamem Hyperforin sowie an ätherischen Ölen, Gerbstoffen, Harzen und Flavonoiden zu speichern.

Gesammelt werden die oberen Triebspitzen samt Blüten, Knospen, Blättern und Stängeln.

Johanniskrauttee gilt als echter Stresskiller, der auch bei Magen-Darm-Beschwerden helfen kann. Wer bei seelischen Verstimmungen darauf zurückgreift, sollte für die Kur 2–3 Tassen am Tag einplanen und diese für einen län-

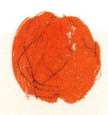

Schwerwiegende nervliche Probleme gehören in die Hand erprobter Fachleute. Standarisierte Präparate sind hoch dosiert, was die Sonnenempfindlichkeit erhöht und die Wirkung zusätzlich eingenommener Medikamente verzögern oder aufheben kann.

geren Zeitraum von mindestens 4–6 Wochen durchführen.

Das **Rotöl** sollte wegen seiner zuverlässigen Wirksamkeit in keiner Hausapotheke fehlen. Die Hauptindikationen umfassen neuralgische Schmerzen, Muskelverspannungen, Verbrennungen bzw. Hautirritationen und die Narbenpflege.

Meine persönliche Erfahrung

Wenn das Pflanzengut im Glas bereits im Vorfeld mit einer Gabel leicht angedrückt wird, gehen die Wirkstoffe schneller in den Ansatz über. Dabei ist das regelmäßige Umrühren empfehlenswert. Sobald sich das Öl in seiner rubinroten Farbe präsentiert, erfolgt das Abseihen. Es sollte nicht länger als zwei Jahre gelagert werden! Der Ölauszug ist in Verbindung mit Bienenwachs (10:1) zur Herstellung einer Salbe gut geeignet.

Zitronenmelisse – beruhigendes Herzblatt

Der ansprechende Duft ist Grund genug, die Melisse *(Melissa officinalis L.)*, als „Honigsüße" zu bezeichnen. Bereits Hildegard von Bingen vertraute auf ihre wärmenden, milz- und herzstärkenden Eigenschaften und empfahl den bienenfreundlichen Lippenblütler gegen melancholische Gedanken.

Als harmonisierendes Frauenkraut eilt der Melisse ein besonders guter Ruf voraus. Ihr positiver Einfluss auf Menstruationsstörungen, das Geschehen rund um die Geburt oder Wechseljahresbeschwerden ist unumstritten.

Wenn sich aufgrund überreizter Nerven Angst und Beklemmung einstellen, kann der Einsatz von „Herztrost" in Form eines **Melissen-Herzweines** Sinn machen. Hierfür 3 EL zerkleinerte Blätter von Zitronenmelisse und je 1 EL Weißdornblätter und -blüten, blühendes Herzgespannkraut, Duftrosenblätter und Zitronenverbene, 3 Gewürznelken, 1 kleine Zimtstange, 2 EL Trockenobst mit 1 l Rotwein und 100 ml Weinbrand aufgießen. Der Ansatz sollte nun eine Mondphase lang im lichtgeschützten Ambiente ruhen. Zwischendurch immer wieder schütteln, dann abseihen und an einem dunklen Ort kühl lagern. In belastenden Zeiten täglich 1–2 Likörgläschen davon genießen.

Eine **Honig-Melissen-Milch** empfiehlt sich gegen Einschlafstörungen bei Kindern und Erwachsenen. Das müde machende Tryptophan in der Milch und die beruhigenden Eigenschaften von Honig und Melisse stehen dadurch im Dreierpack zur Verfügung. Hierfür 1 Tasse Milch erhitzen, über 1 EL zerkleinerte Melisse gießen und bei geschlossenem Deckel 10–15 Minuten ziehen lassen. Sobald die Milch trinkwarm ist, 2 TL Honig einrühren.

Küche und Gesundheit profitieren gleichermaßen von einem stimmungsaufhellenden und verdauungsfördernden **Kräuteressig.** Hierfür je 4 Triebe Zitronenmelisse und Zitronenverbene, einen Stängel Zitronengras und 3 Zitronenscheiben in 1 l Apfelessig ansetzen und für 14 Tage lichtgeschützt ausziehen lassen.

STRESS, LASS NACH!

Kühl bleiben, wenn es heiß wird!

Wenn der Schweiß aus allen Poren läuft, ist nicht immer nur die Sommerhitze schuld. Oft sind es auch die zahlreichen Herausforderungen, die uns zum Schwitzen bringen. In solchen Momenten ist es vielleicht an der Zeit, sich eine kurze Auszeit zu gönnen und einen selbst gemachten Melissengeist zu genießen!

Melissengeist

◆ 5 g Engelwurzwurzeln
(aus dem Fachhandel)
◆ 3 g Gewürznelken
◆ 3 g Koriandersamen
◆ 1 Zimtstange
◆ 3 g Pomeranzenschale
(aus dem Fachhandel)
◆ 15 g frische Biozitronenschale
◆ 1 kräftige Prise Muskatnuss
◆ 1 l geruchsneutraler Wodka

Zuerst die Gewürznelken, Koriandersamen und die Zimtstange im Mörser leicht anstoßen. Anschließend die Pomeranzenschale und die Zitronenschale hacken und die Muskatnuss frisch reiben. Alle Zutaten in den Wodka geben und 3 Wochen lang lichtgeschützt bei Raumtemperatur ziehen lassen. Gelegentlich durchschütteln. Nach der Reifung die Mischung filtrieren und dunkel lagern.

Bei Nervosität täglich 15–25 Tropfen in Wasser auflösen und trinken (maximal 4 Wochen lang). Bei Kopfschmerzen kann die Tinktur auch auf die Schläfen aufgetragen und sanft einmassiert werden.

Wenn die nervliche Belastung jedoch zu groß wird, sind zusätzliche Lösungsansätze nötig. Hier stellt sich vor allem die Frage: Welche Muster und Erwartungen setzen mich unter Druck? Wo fühle ich mich überfordert?

Raus aus dem Hamsterrad, rein ins Leben

Der „Sommer des Lebens" ist für viele Frauen eine Zeit der größten Verantwortung – das Gefühl, alles allein schultern zu müssen, ist weit verbreitet. Kommt dann noch der Anspruch an Perfektion hinzu, ist der Stress vorprogrammiert. Um Veränderungen anstoßen zu können, müssen wir alte Verhaltensmuster loslassen und uns erlauben, Dinge anders zu machen.

Funktioniere ich noch oder lebe ich schon?

Die Antwort liegt in der Frage selbst!

◆ **Wie leicht fällt mir das Lockerlassen?** Prioritäten setzen und Aufgaben gezielt abarbeiten schützt davor, ständig mit schlechtem Gewissen hinter der Arbeit herzulaufen. Nicht jede Aufgabe ist so wichtig, dass man sie nicht mal von der To-do-Liste auf die „Was soll's"-Liste setzen kann!

◆ **Wie setze ich Prioritäten?** Zeitmanagement ist erlernbar, z. B. mit dem Eisenhower-Prinzip:

> **A-Aufgaben:** dringend und zeitkritisch
> (z. B. Vorstellungsgespräch);
> **B-Aufgaben:** wichtig, aber flexibel
> (z. B. Zahnarzttermin);
> **C-Aufgaben:** zeitaufwändig,
> aber planbar (z. B. vorkochen).

◆ **Wie gut gelingt mir das „Nein"-Sagen?** Ein klares „Nein" ohne Ausflüchte spart Zeit und Energie. Deutliche Aussagen werden besser verstanden und akzeptiert.

◆ **Wie trainiere ich eine positive Grundhaltung?** Positives Denken macht den Unterschied: „Irgendwie schaffe ich das" klingt viel motivierender als „Ich kann das nicht". Solange eine Herausforderung nicht bedrohlich wirkt, hat negativer Stress keine Chance!

◆ **Wie leicht fällt es mir, um Hilfe zu bitten?** Hilfe anzunehmen, ist ein Zeichen von Mut und Klugheit. Es drückt Vertrauen und Wertschätzung gegenüber anderen aus und stärkt gleichzeitig die sozialen Netzwerke. Je vielfältiger diese sind, desto leichter findet sich Unterstützung, wenn Not an der Frau ist. Freundschaften leben vom Geben und Nehmen.

◆ **Wie schätze ich mich selbst wert?** Kleine Ausstiege aus dem Trott des Alltags brauchen keine Entschuldigung, sondern sollten dem Motto „Weil ich es mir wert bin" folgen. Solche Pausen sind wie kleine Urlaube und gleichzeitig wichtige Quellen zum Krafttanken. Ein achtsamer Umgang mit sich selbst steigert das Wohlbefinden und die Resilienz, um den Alltag gelassener zu meistern.

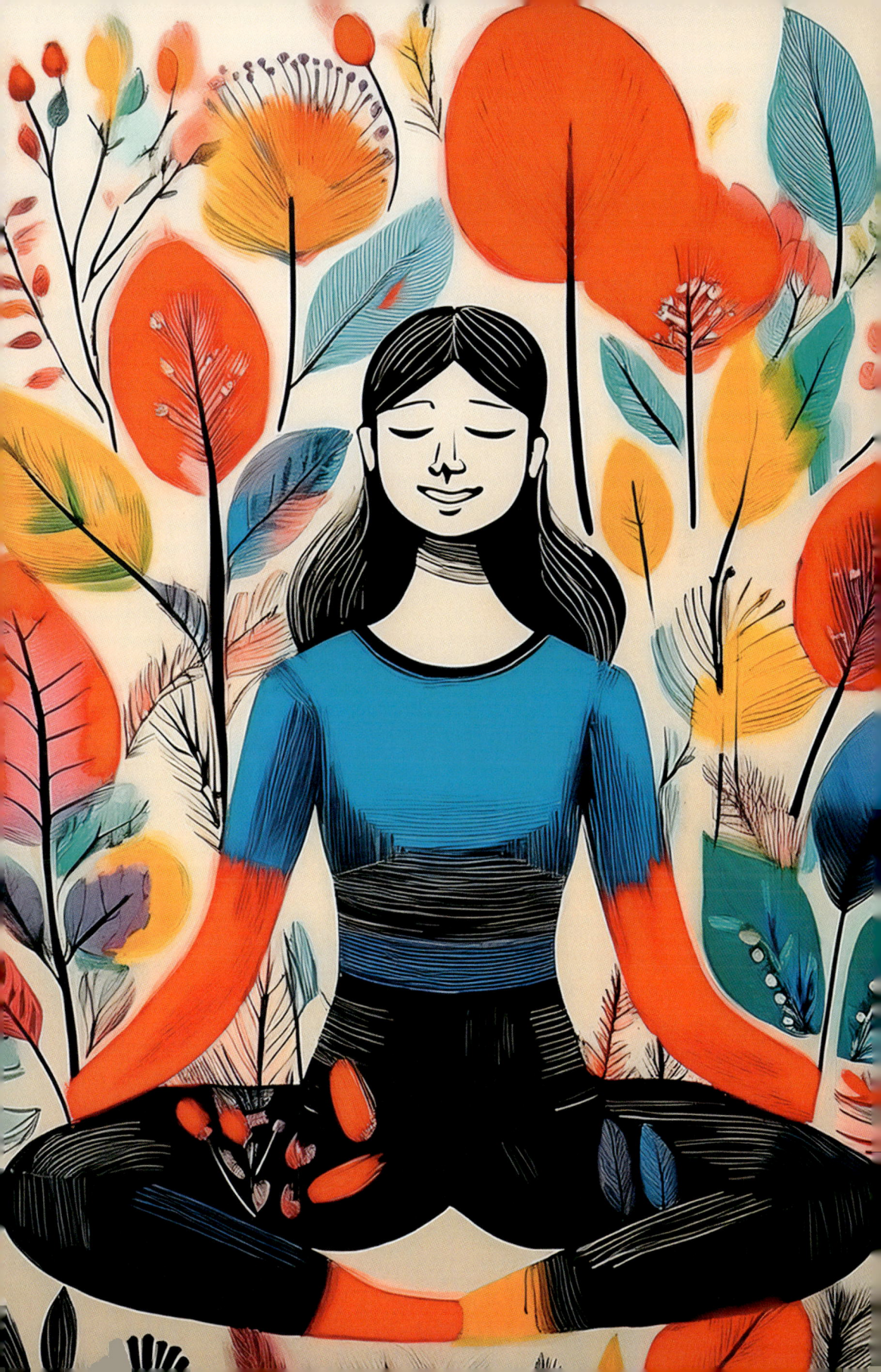

KNEIPP DICH FIT!

Einladung zur Kaffeepause

Trinkst du keinen Kaffee, brauchst aber trotzdem einen Muntermacher? Dann ist der „Kneipp-Kaffee" in Form eines erfrischenden Armbades die perfekte Alternative. Diese schnelle und einfache Maßnahme gibt es ganz umsonst. Sie benötigt lediglich 30 Sekunden Zeit. Perfekt für zwischendurch – auch im Büro.

Ein Waschbecken reicht völlig aus. Beginnend an der rechten Hand, wird diese langsam vorgeschoben. Dabei sollte der sanfte Wasserstrahl aus dem Hahn die Haut über die Armoberseite bis hinauf zur Schulter ummanteln. Dann wird der Arm gedreht und langsam zurückgezogen, sodass das Wasser über die Innenseite bis zur Hand zurücklaufen kann. Das Ganze mit dem linken Arm wiederholen. Zum Schluss das Wasser mit kräftigen Handstrichen abstreifen und ein paar lockere Armschwünge machen – fertig ist deine kleine Entspannungspause, auch im Vorraum zur Toilette.

Dieses **Kneipp-Armbad** regt die Blutzirkulation an, fördert die Konzentration und ist ideal für alle, die geistige Arbeit zu leisten haben. Es hilft auch bei Schmerzen im Ellenbogen- und Oberarmbereich und kann das Immunsystem stärken, vor allem in Bezug auf die oberen Atemwege. Besonders an heißen Tagen wirkt der Kneipp-Kaffee wahre Wunder gegen die Nachmittagsmüdigkeit und schenkt neue Energie. Auch während einer Bergwanderung kannst du dich erfrischen – ein einfacher Wassertrog, wie man ihn oft auf den Almen findet, reicht dabei vollkommen aus, um den Weg erfrischt und gestärkt fortzusetzen.

Anleitung zum Armbad

Wenn das Armbad zu Hause durchgeführt wird, sollte zunächst ein Waschbecken oder eine kleinere Wanne mit kaltem Wasser (12–18 °C) gefüllt werden. Ein Gartenbrunnen ist hierfür natürlich die beste Wahl!

So geht's

◆ Beginne mit dem rechten Arm, den du mit der Hand voraus bis zur Mitte des Oberarms ins Wasser schiebst, gefolgt vom linken Arm. Halte die Arme etwa 30 Sekunden im Wasser, bis ein angenehmer Kältereiz spürbar wird. Tritt dieser Reiz früher ein, beende die Anwendung. Um das Kältegefühl weiter zu verstärken, kannst du mit deinen Armen kurbelnde Bewegungen ausführen.

◆ Achte darauf, während des Armbades weiterzuatmen. Ein Lächeln auf den Lippen fördert Entspannung und Lockerheit, während lautes Mitzählen für eine gute Sauerstoffversorgung sorgt.

◆ Nach der Anwendung das Wasser von den Armen abstreifen und einige Schwungübungen machen, um die Wiedererwärmung zu unterstützen.

◆ Ob am Morgen, am Abend oder zur Überwindung des Leistungstiefs am frühen Nachmittag – das Armbad ist jederzeit anwendbar und für die meisten Menschen gut umsetzbar. Es wirkt anregend, ohne aufgeregt zu machen, und kann gleichzeitig beruhigen. Besonders das psycho-vegetative Nervensystem, das oft für gesundheitliche Störungen verantwortlich ist, reagiert positiv auf diese Anwendung.

Vorsicht: Bei akuten Infekten, chronischen Durchblutungsstörungen und Herzkrankheiten, insbesondere bei *Angina pectoris,* sollte auf das Kneipp'sche Kälteritual verzichtet werden! Dasselbe gilt für Personen, die vor der Anwendung frösteln oder unter kalten Extremitäten leiden.

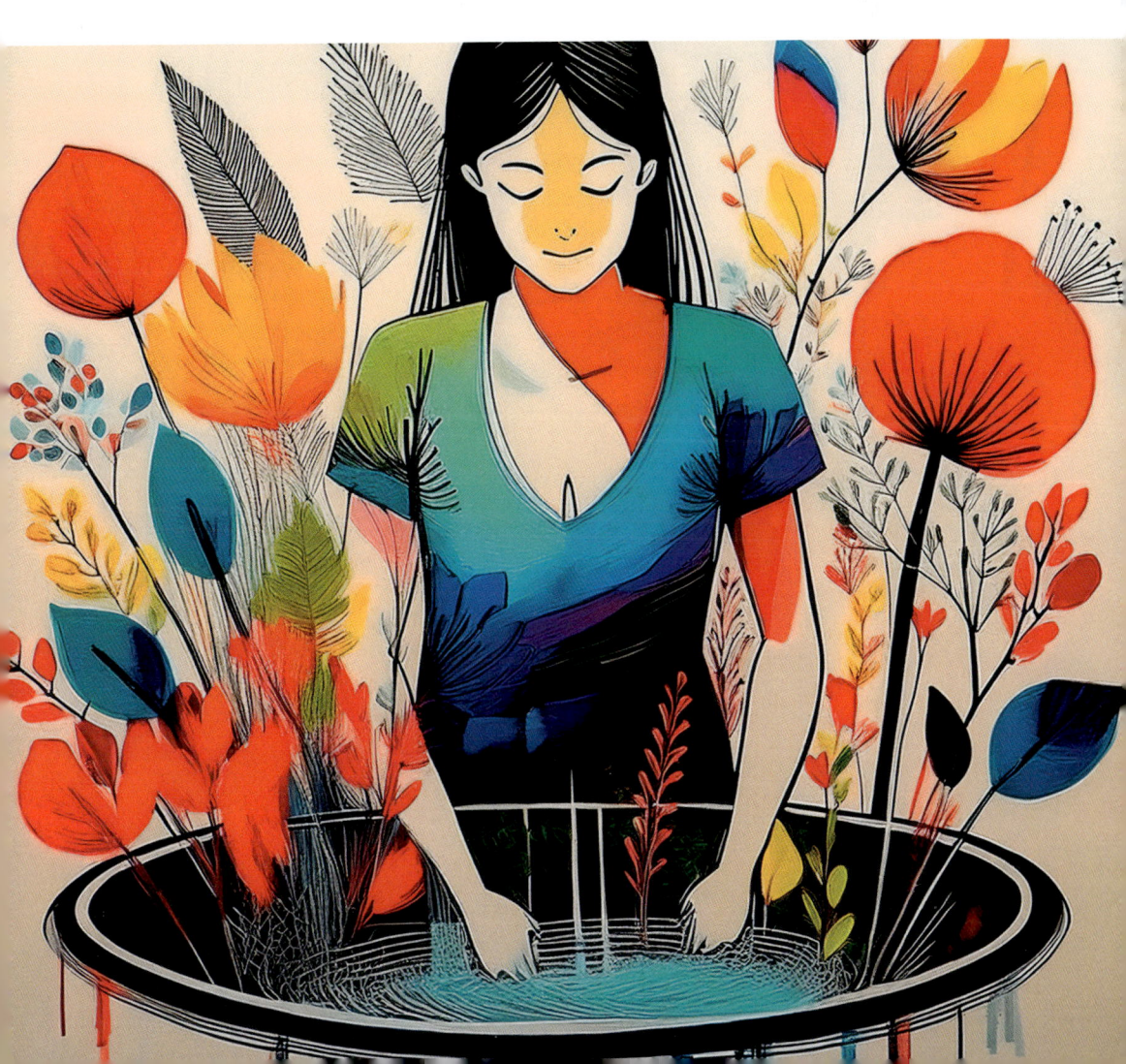

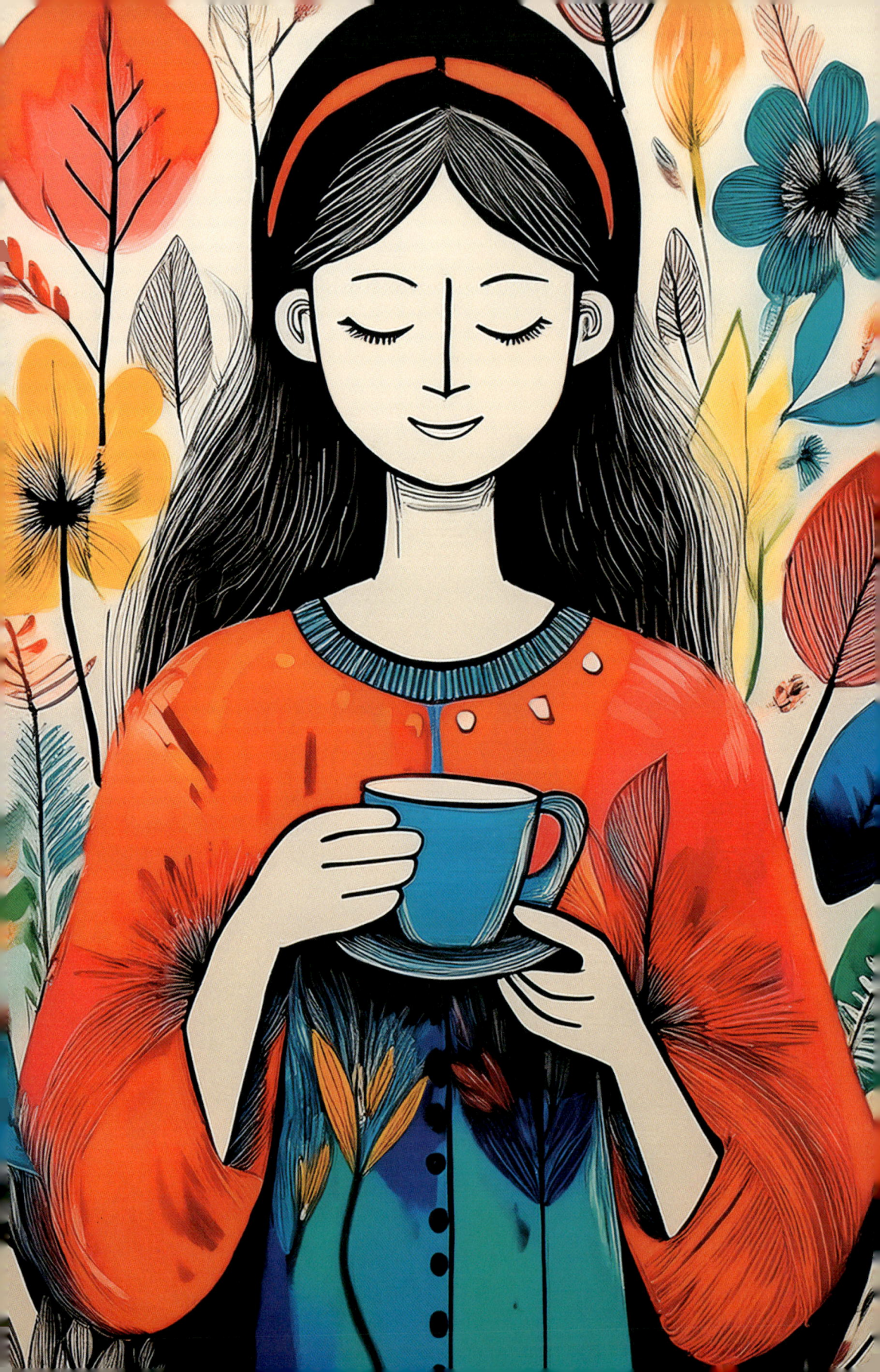

Pläne schmieden und aufblühen

KINDERWUNSCH

Wenn der Storch Pause macht

Obwohl sich der Kinderwunsch aus beruflichen und privaten Gründen immer öfter nach hinten verschiebt, kommt für viele Frauen irgendwann der Moment, in dem er konkreter wird.

Zu lange damit warten sollte man allerdings nicht, denn es ist Fakt, dass die Fruchtbarkeit ab dem 35. Lebensjahr kontinuierlich abnimmt. Zudem gibt es auch medizinische Gründe, die einem Kinderwunsch im Wege stehen können. Eine rechtzeitige Abklärung kann unbegründete Ängste aus dem Weg räumen oder gegebenenfalls geeignete Maßnahmen festlegen.

So oder so: Wer Nachwuchs möchte, tut immer gut daran, das „Nest" bestmöglich für eine Empfängnis vorzubereiten:

◆ Alkohol, Nikotin, übermäßiger Kaffeekonsum und andere Genussgifte sollten weitestgehend vermieden werden – das gilt übrigens auch für die zukünftigen Väter!

◆ Manchmal kann bereits eine Supplementation bestimmter Nährstoffe für beide Partner ausreichen, sofern organisch alles rund läuft.

◆ Wer sein Gewicht im Griff hat, unterstützt einen **gesunden Zyklus** und kann durch das Messen der Basaltemperatur eine mögliche Befruchtung begünstigen.

◆ Regelmäßige Bewegung, meditative Übungen wie Yoga und ausreichend Schlaf fördern nicht nur die körperliche Gesundheit, sondern helfen auch, den seelischen Druck zu verringern.

◆ Eine ausgewogene Ernährung, die reich an **Folsäure** (z.B. in Salat, Spinat, Brokkoli, Fenchel, Kohl, Weizenkleie, Nüssen, Sonnenblumenkernen, Hülsenfrüchten, Vollkornprodukten) und **Jod** (vor allem in Seefisch, Eiern, Milchprodukten) ist, ist von großer Bedeutung. Diese beiden essenziellen Nährstoffe, die für eine Schwangerschaft besonders wichtig sind, kann der Körper nicht selbst herstellen.

Vorsicht: Folsäure wird durch langes und intensives Erhitzen zerstört!

Unterstützung durch Kräuter

◆ **Mönchspfeffer** *(Vitex agnus-castus L.):* reguliert den Hormonhaushalt und fördert einen regelmäßigen Zyklus. **Einnahme:** in Form von Tabletten, Kapseln oder als Tinktur.

◆ **Roter Klee** *(Trifolium pratense L.):* wirkt über seine Phytohormone. **Einnahme:** als Tee, in Kapseln oder in Form von Extrakten. Der Tee kann mehrere Male täglich getrunken werden.

◆ **Himbeerblätter** *(Rubus idaeus L.):* gelten als Tonikum für die Gebärmutter und unterstützen den Menstruationszyklus. **Einnahme:** als Tee, der mehrmals täglich konsumiert werden kann.

◆ **Schafgarbe** *(Achillea millefolium L.):* wirkt entkrampfend. **Einnahme:** als Tee oder Tinktur. Der Tee kann regelmäßig während der Menstruation getrunken werden.

◆ **Zimt** *(Cinnamomum verum):* reguliert den Blutzuckerspiegel und fördert die Fruchtbarkeit. **Einnahme:** in Form von Pulver, als Gewürz in Speisen oder Getränken oder als Tee.

◆ **Stinkender Storchschnabel** *(Geranium robertianum L.):* gilt als klassischer „Nestbereiter". **Einnahme:** in Form von Tee oder Tinktur. Der Tee kann regelmäßig getrunken werden.

◆ **Frauenmantel** *(Alchemilla mollis [Buser] Rothm.)* ebenfalls ein klassischer „Nestbereiter." **Einnahme:** als Tee oder Tinktur, idealerweise täglich während des Zyklus.

Ein weiterer Ansatz bezieht sich auf die monatlichen **Hormonzyklen,** die durch spezielle Kräuter Unterstützung finden. In der ersten Zyklushälfte reinigt sich der Körper durch die Menstruation. Darauf folgt ein Wiederaufbau der Gebärmutterschleimhaut. In dieser Phase können **Salbeiblätter, Hopfenzapfen, Beifuß, Leinsamen, Rotkleeblüten, Engelwurzsamen, Rosmarin, Himbeerblätter, Basilikum, Granatapfelsamen, Fenchelsamen** oder die **Wurzel der Silbertraubenkerze** den ansteigenden Östrogenspiegel begünstigen.

In der zweiten Zyklushälfte übernimmt das Progesteron die Aufgabe, das befruchtete Ei in die Gebärmutterschleimhaut einzunisten und zu erhalten. **Schafgarbe, Mönchspfeffer, Frauenmantelkraut** und **Brennnessel** eignen sich besonders gut, um diesen Prozess zu unterstützen.

Für eine individuell abgestimmte Teemischung oder eine andere Form der Einnahme, ist es von Vorteil, sich fachkundig beraten zu lassen.

VORFREUDE

Wie immer auch die Reaktion auf den positiven Schwangerschaftstest ausfallen mag, bei den allermeisten Frauen ist diese wohl mit einem großen Gefühl der Dankbarkeit, der Freude und des Glücks verbunden. Dieses sprichwörtliche „Aufblühen" lässt sich ganz oft vom Gesicht der werdenden Mutter ablesen.

Einmal Mutter, immer Mutter! Die Aufgaben und Pflichten, die damit zusammenhängen, können anfangs nur vage erahnt werden. Wie gut, dass uns die Natur die Gnade gewährt, Schritt für Schritt in die neue Rolle hineinzuwachsen. Letztendlich bleibt es ein lebenslanger Reifungsprozess, weit über die neun Monate hinaus!

Für Erstgebärende bringt das Jasagen zu diesem neuen Leben eine nochmals größere Veränderung ihrer bisherigen Lebensgewohnheiten mit sich.

Die Vorfreude auf ein Kind ist eine überaus spannende und aufregende Zeit im Leben der schwangeren Frau. Kein Wunder, schließlich ist sie ja in „guter Hoffnung"! Gleichzeitig ist es jedoch eine Zeit, die für die körperliche und mentale Umstellung bestmöglich genutzt werden sollte.

Wohlfühlprogramm für die werdende Mama

Gut geerdet?

Eine vom Partner als Liebesbeweis durchgeführte Fußmassage ab dem 3. Schwangerschaftsmonat ist ideal, um Entspannung und verbindende Nähe zu fördern. Dabei ist allerdings auf eine äußerst behutsame Behandlung zu achten, um keine unerwünschten Reaktionen auszulösen. Ein selbst gemachter **Pflegebalsam** intensiviert das Wohlbefinden: 50 ml Kokosöl mit 5 Tropfen ätherischem Mandarinenöl vermischen. Kokosöl spendet Feuchtigkeit, kühlt und wirkt antibakteriell – ideal für belastete Füße. Der Duft der Mandarine erinnert an unbeschwerte Kindheitstage, löst Verspannungen und Blockaden.

Lust auf Süßes?

Essen für zwei? Es stimmt, dass in der Schwangerschaft oft kuriose Gelüste auftreten. Das Bäuchlein wächst sowieso – doch sich dem Zuckerrausch uneingeschränkt hinzugeben, ist wenig ratsam. Wenn schon etwas Süßes, dann lieber etwas Gesundes! **Energiekugeln,** angereichert mit Vitamin C, Ballaststoffen und Folsäure, sind eine leckere Alternative. Sie bestehen aus: 3 EL gemahlenen Mandeln, 2 EL Mandelmus, 100 g pürierten Datteln, 2 EL Haferflocken, 2 TL ungesüßtem Kakaopulver und einer

Handvoll frischer oder getrockneter Beeren nach Wahl. Alle Zutaten in einer Schüssel vermengen, bis eine formbare Masse entsteht. Kleine Kugeln drehen, sofort genießen und den Rest im Kühlschrank aufbewahren.

Zeit für eine Pause?

Gerade jetzt ist es wichtig, sich immer wieder kurze Ruhepausen zu gönnen. Eine kuschelige Decke, die mit ein paar Tropfen Lavendelöl beduftet wird, leise Musik und eine aromatische Tasse Tee – mehr braucht es nicht, um kurz durchzuatmen und die Seele baumeln zu lassen. Aber Vorsicht: Nicht jedes Kraut ist für die Schwangerschaft geeignet! Ich empfehle eine beruhigende und harmonisierende **Teemischung,** die geschmacklich überzeugt. Für eine große Tasse (etwa 250 ml Wasser) nimm: 2 Rosengeranienblätter, 2 Lavendelblüten sowie je 2 Triebspitzen von Melisse und Zitronenverbene. Hinweis: Rosengeranien sind mehrjährige, nach Rosen duftende Topfpflanzen, die du in fast jeder Gärtnerei findest (Winterschutz nicht vergessen!).

Bist du zu Hause?

Eine **Bola-Kugel** ist ein Schmuckstück, das durch die kleinen Kügelchen im Inneren feine Töne erzeugt. Der zarte Klang stellt eine Schwingung her, die eine Brücke zum Ungeborenen schlägt. Die Schnur der Kugel sollte den Bauch berühren.

Meine persönliche Erfahrung

Die Bola-Kugel ist ein besonderes Geschenk zur Schwangerschaft, das viel Freude bereiten kann. Ich habe sie damals von meiner Mutter erhalten und später an meine Tochter weitergeschenkt. Man sagt, die Bola-Kugel fördere die Musikalität des Babys – und tatsächlich hat sich das bei meinen Kindern bestätigt!

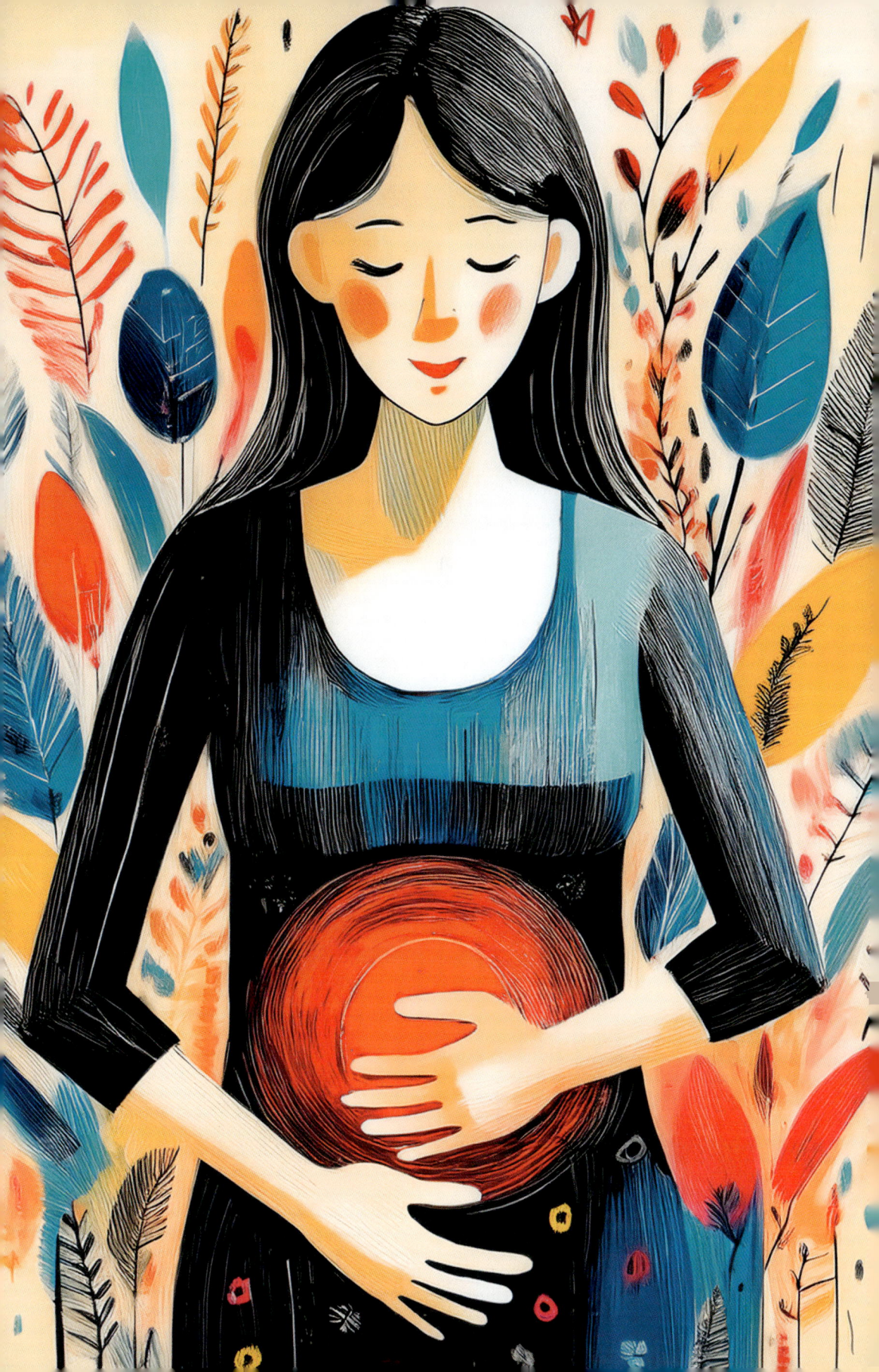

SCHWANGERSCHAFTSBESCHWERDEN

Eine Schwangerschaft verläuft nicht immer problemlos. Es versteht sich von selbst, dass ernst zu nehmende Beschwerden von den dafür ausgebildeten Fachleuten behandelt werden müssen. Kleinere Beschwerden jedoch, unter denen viele Schwangere zu leiden haben, sprechen oft sehr gut auf Hausmittel an. Trotzdem ist Vorsicht geboten!

Naturmedizin zum Lindern und Heilen

In dieser Phase der freudigen Erwartung sollte man besonders darauf achten, was gegessen, getrunken oder an Kräutermedizin verwendet wird. Die Dosis macht das Gift! So ist gegen ein wenig Petersilie im Knödel sicherlich nichts einzuwenden, während ein kräftiges Petersilienpesto unter Umständen schon zu viel sein könnte. Das erscheint logisch, wenn man bedenkt, dass manche unserer Ahnfrauen Petersilie und Liebstöckel zur Abtreibung nutzten.

Auch bei Kräutern und Gewürzen wie Wermut, Wacholder, Beifuß, Rosmarin, Basilikum, Knoblauch darf keinesfalls übertrieben werden. Ihre nierenreizenden, blutungsanregenden oder wehenfördernden Eigenschaften können vor allem zu Beginn einer Schwangerschaft problematisch sein.

Mild wirkende Kräuter wie **Zitronenmelisse** *(Melissa officinalis L.)* sind da schon die bessere Wahl. Ihre harmonisierende Wirkung bringt Ruhe in den Alltag und fördert einen erholsamen Schlaf. Fin Tee, der zu gleichen Teilen mit Blättern der erfrischenden **Zitronenverbene** *(Aloysia citriodora)* gemischt ist, kann bei Morgenübelkeit helfen. Eine Kombination aus Melisse und **Kamillenblüten** *(Matricaria chamomilla L.)* beruhigt den Magen. Auch anderen Kräutern wie **Minze, Fenchel, Anis, Ingwer** (in Maßen verwenden!) wird eine brechreizlindernde Wirkung zugeschrieben.

Die Hildegard-Medizin empfiehlt, 2- bis 3-mal täglich ½ Teelöffel **Bibernellmischpulver** einzunehmen. Diese als Bockwurz bekannte Wiesenpflanze wird im Herbst geerntet, getrocknet und zu Pulver verarbeitet.

Ein häufiges Problem während der Schwangerschaft ist **Sodbrennen,** das sich gegen Ende oft verstärkt. Als Erste-Hilfe-Maßnahme hat sich das Kauen von Mandeln bewährt. Auch schleimbildende Heilpflanzen wie Eibischwurzel, Spitzwegerich und Malvenblüten wirken als Säurepuffer. Diese werden kalt angesetzt, mehrere Stunden gezogen und anschließend abgeseiht; vor dem Trinken leicht erwärmen.

Ein weiteres leidiges Thema ist die **Verstopfung.** Die beste Vorbeugung ist eine ballaststoffreiche Ernährung und mindestens 2 l Flüssigkeit pro Tag (Wasser, Kräutertee, stark verdünnte Fruchtsäfte) sowie regelmäßige Bewegung. Abführmittel wie

Rizinusöl, Faulbaumrinde oder Sennesblätter sollten gemieden werden. Bitterstoffe in Schafgarben- und Ringelblumentee, Löwenzahnwurzelpulver oder bitteren Salaten können bei Verdauungsproblemen helfen. Quellmittel wie Leinsamen, Flohsamen und Haferkleie (maximal 3 TL täglich mit je 200 ml Wasser) weichen den Stuhl auf und erhöhen dessen Volumen. Feigen, Pflaumen, Kiwis und Tamarinde aus der Apotheke regen den Darm an.

Schwangerschaftsdiabetes tritt häufig bei übergewichtigen Frauen auf und sollte behandelt werden, da sie schwere Spätfolgen für Mutter und Kind haben kann. Eine ausgewogene, ballaststoffreiche und zuckerarme Ernährung ist hilfreich. Unterstützend wirken Artischockendragees, Heidelbeeren, Bohnen oder Schwarzkümmelpräparate.

Viele Schwangere leiden auch unter Ödemen in den Beinen. Gegen Wasseransammlungen helfen regelmäßige Bewegung, das Hochlagern der Beine, eine salzreduzierte Ernährung, ausreichende Flüssigkeitszufuhr, Vermeidung von langen Sitz- oder Stehzeiten, Wechselfußbäder (warm / kalt) und auf ärztlichen Rat hin das Tragen von Kompressionsstrümpfen.

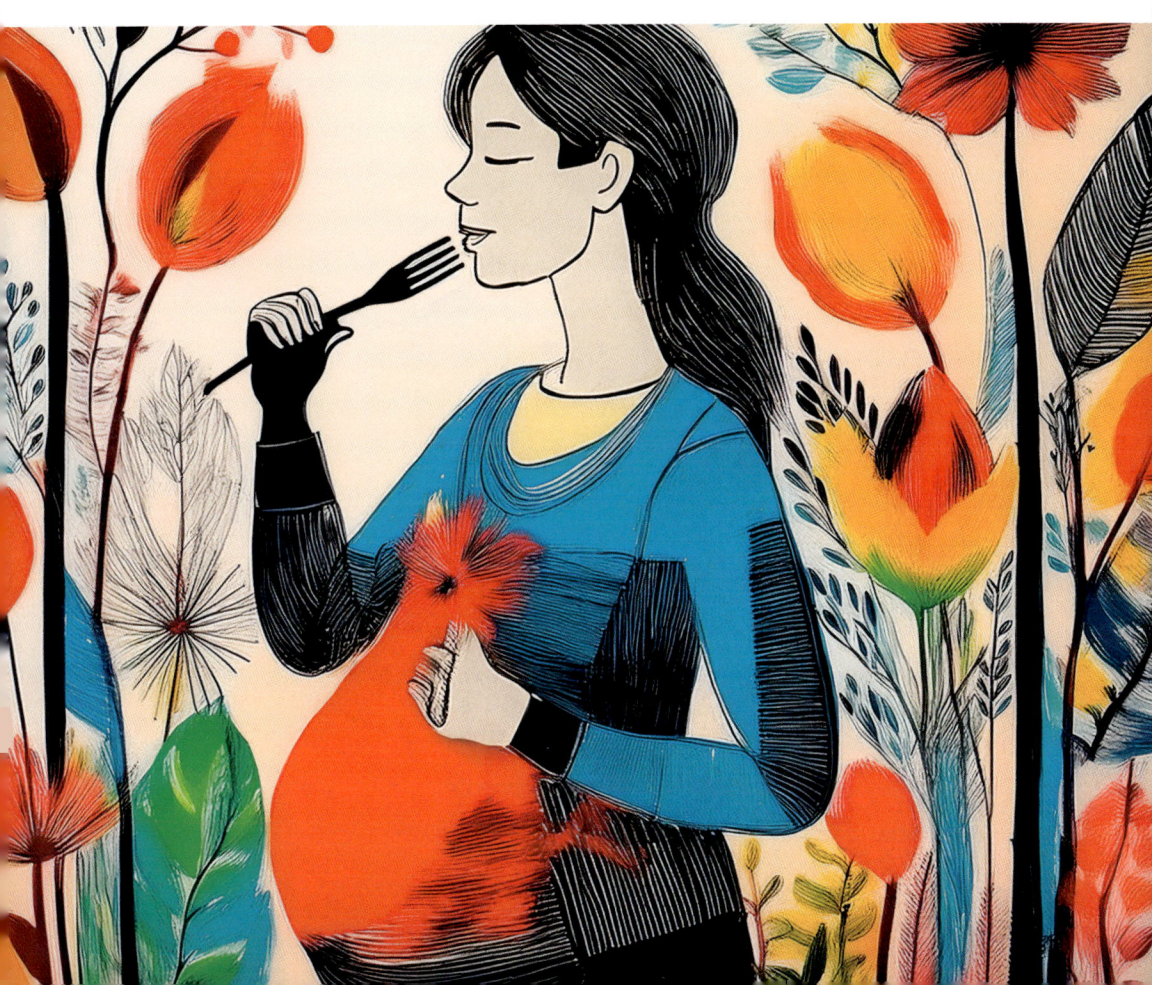

KNEIPP DICH FIT!

Hoch das Bein

Ein kalter **Knieguss** birgt viele gesundheitliche Vorteile, die auch während der Schwangerschaft zum Tragen kommen. So vermag er die Haut- und Muskeldurchblutung zu aktivieren, chronisch kalte Füße und Kopfschmerzen zu lindern, die Abwehrkräfte, den Nasen-Rachen-Raum und die Beckenorgane zu stärken, den Blutdruck zu senken, die Venentätigkeit zu trainieren.

Zur Durchführung eignet sich vorzugsweise ein an Dusche oder Badewanne montiertes handelsübliches Gießrohr, weil sein weicher Wasserdruck eine optimale Ummantelung der Haut bewirkt. Die ideale Wassertemperatur beträgt 10–14 °C.

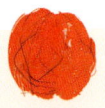

Wer kein „Guss-Experte" ist, profitiert von den leicht verständlichen Youtube-Aufzeichnungen des deutschen Kneipp-Bundes.

So geht's

◆ Beginnend an der kleinen Zehe des rechten Beins, den Strahl von der Beinaußenseite bis eine Handbreit über die Kniekehle führen. Dort waagrecht ein paarmal hin und herfahren und über die Beininnenseite zur Ferse zurückleiten.

◆ Dasselbe auf der Vorderseite des Beins wiederholen! Dazu wieder seitlich hinauf bis eine Handbreit über das Knie fahren, hin- und herbewegen und auf der Beininnenseite zur Ferse zurückkehren.

◆ Am linken Bein dieselbe Prozedur gegengleich wiederholen. Darauf achten, dass die gesamten Areale mit Wasser ummantelt werden.

◆ Abschließend die rechte, dann die linke Fußsohle abgießen.

Vorsicht: Bei Nieren- und Blasenentzündung, Kreuzschmerzen, Ischias, Hexenschuss, Menstruation oder bei kalten Füßen ist von derlei Güssen abzuraten!

Meine persönliche Erfahrung

Im Sommer ist es eine erfrischende Wohltat, den beschriebenen Knieguss mit dem Gartenschlauch durchzuführen.

Für „Profis" ist als nächster Schritt ein Schenkelguss zu empfehlen, der hinauf zur Hüfte und über die Leiste auf der Beininnenseite zum Fuß zurückführt. Dabei wird die Brause einfach abmontiert und die Druckstärke dahingehend reguliert, dass der Wasserstrahl die Beine sanft ummantelt. Für die nötige Wiedererwärmung sorgt eine

Runde „Gartenlauf". Barfuß natürlich, das versteht sich!

Beinpflege im Allgemeinen

Beine hochlegen

Werdende Mütter sollten jede Gelegenheit nutzen, um sich auszuruhen und ihren Stützapparat zu entlasten. Je nach Veranlagung ist es in dieser Zeit des zunehmenden Umfangs und der stärkeren Durchblutung wichtig, die Gefäße zu trainieren und damit Krampfadern vorzubeugen. Durch Fußwippen, Fußkreisen, Zehenkrallen und -strecken, wird die Venenpumpe aktiviert. Auch andere Bewegungsarten wie Spazierengehen, Radfahren, Schwimmen sind als Vorbeugung zu empfehlen.

Schüttel-Emulsion für eine gesteigerte Beindurchblutung

◆ 30 ml Hamamelishydrolat: vitalisierend und schmerzlindernd bei schweren Beinen

◆ 15 ml Rosskastanientinktur: den venösen Rückfluss stärkend, abdichtend

◆ 60 ml Aprikosenkernöl: elastizitätsfördernd, leicht kühlend, gewebestraffend

◆ 5 Tropfen ätherisches Wacholderöl: lymphaktivierend, durchblutungsanregend

◆ 5 Tropfen ätherisches Lavendelöl: ausgleichend, desodorierend

◆ 2 Tropfen ätherisches Zitronenöl: durchblutungsfördernd, kühlend

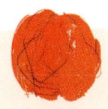

Eine Rosskastanientinktur ist schnell zubereitet, wenn man frische Rosskastanien mit oder ohne Schale klein hackt, mit Doppelkorn oder Wodka großzügig übergießt und sie dann 4–6 Wochen lang lichtgeschützt ausziehen lässt, bevor man sie abseiht.

Alle Zutaten in ein Glas mit Sprühkopf füllen und vor dem Gebrauch kräftig aufschütteln. Die Emulsion im Kühlschrank aufbewaren, damit sie beim Auftragen angenehm kühl ist. Die Beinmassage erfolgt zuerst mit sanftem, dann mit etwas stärkerem Druck von unten nach oben in Richtung Herz.

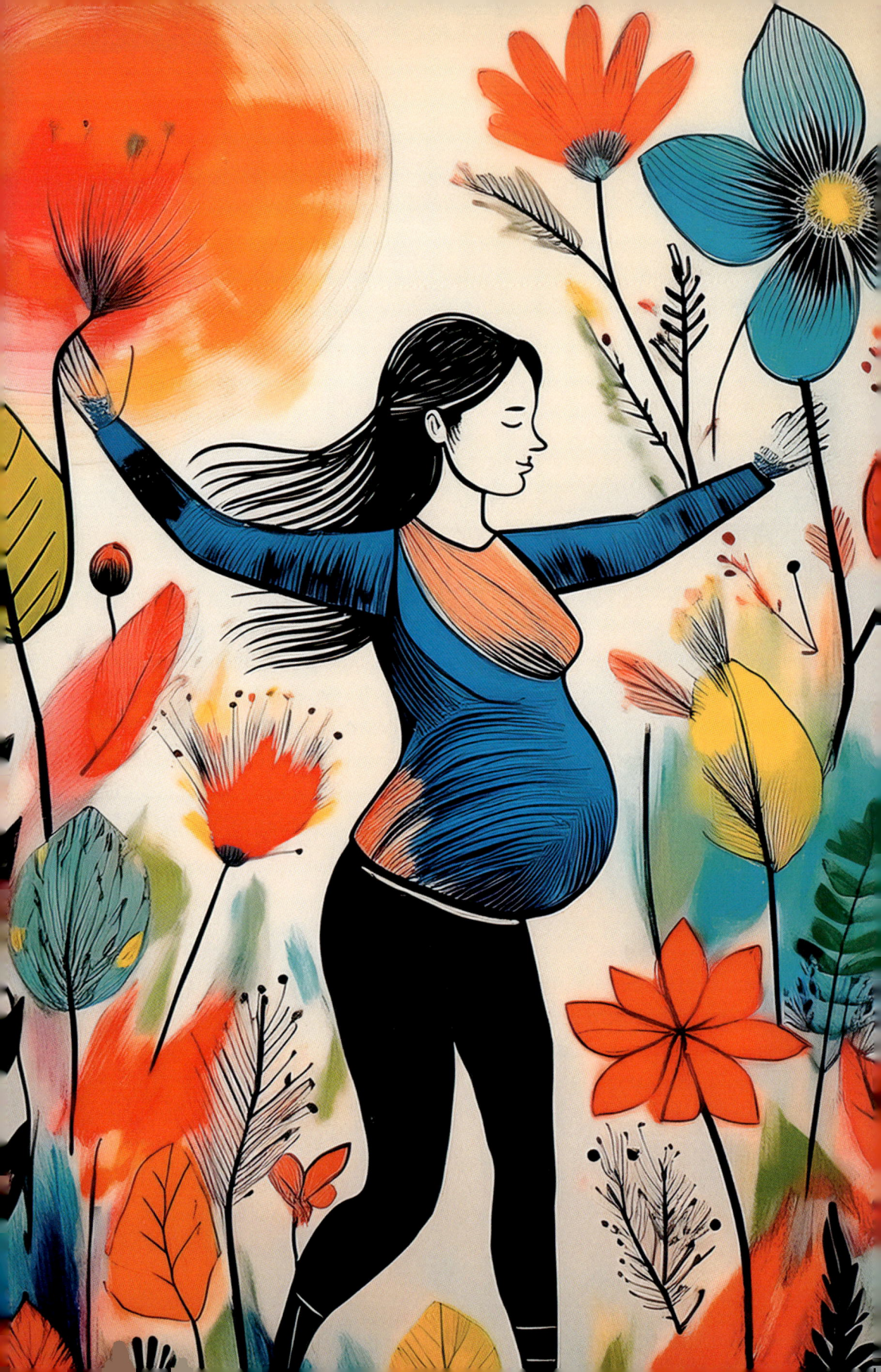

Jetzt geht's los

DIE GEBURT STEHT AN

Viel Gutes zum „Geburts-Tag"

Die Zeit rund um die Geburt eines Kindes ist ein wahres Mysterium. Bei all der Vorfreude tauchen zwischendurch verständlicherweise immer wieder sorgenvolle Gedanken auf. Trotz medizinischen Fortschrittes gibt es sie eben doch, jene nicht voraussehbaren Ereignisse, die schnelle Entscheidungen verlangen und die Gebärenden vor große Herausforderungen stellen.

Eine positive Denkweise ist der beste Ratgeber, um dem bevorstehenden Ereignis mit Gelassenheit zu begegnen. Gespräche mit der Hebamme oder den begleitenden Ärzten sind dabei unerlässlich, denn Wissen beruhigt und hilft, die Situation besser einzuschätzen.

Neben einer gesunden mentalen Einstellung ist die körperliche Vorbereitung ebenso wichtig. Idealerweise sollte diese frühzeitig beginnen, denn eine abgestimmte **Schwangerschaftsgymnastik** und angeleitete Atemtechniken können die Chance auf eine leichte Geburt erhöhen.

Selbst durchgeführte **Dammmassagen** (siehe „Liebevolle Streicheleinheiten", S. 95) sind eine gute Vorsorge, um die Dehnfähigkeit des Gewebes zwischen Scheideneingang und After zu verbessern und dadurch größere Verletzungen beim Austritt des Kindes zu vermeiden.

Wenn der Geburtstermin bereits überschritten ist, kann die Wehentätigkeit mit natürlichen Stimulanzien angeregt werden. Gleichzeitig ist es aber auch wichtig, die empfohlenen Untersuchungen wahrzunehmen und auf die Ratschläge der Geburtshelfer zu vertrauen.

Tipps, um „etwas" zu bewegen

Teemischung

◆ 1 Zimtstange (wärmt und regt an)
◆ 1 Stück frischer Ingwer
(fördert die Durchblutung)
◆ 10 Gewürznelken
(stimuliert sanft die Gebärmutter)
◆ 2 EL Himbeerblätter
(stärken die Gebärmuttermuskulatur)
◆ 1 EL Eisenkraut
(stimmungsaufhellend und anregend)

Die Zutaten in einer Tasse mit 1 l heißem Wasser übergießen und 7–10 Minuten ziehen lassen. Den Tee abseihen und in eine Thermoskanne füllen; über den Tag verteilt trinken. Er kann vor der Geburt auch an mehreren Tagen getrunken werden.

◆ Warme **Voll-** oder **Fußbäder** unter Zugabe von **Rosmarintee** oder **Heublumen** fördern die Durchblutung im „Unterhaus".

◆ Eine sanfte und warme Ölmassage oberhalb des Bauchnabels regt die Gebärmutter zur Kontraktion an. Als Zusatz stehen je nach Vorliebe die ätherischen Öle von Nelke, Zimt, Eukalyptus oder Ingwer zur Auswahl.

◆ **Himbeerblättertee** und **Heublumen-Sitzbäder** werden seit jeher von Hebammen empfohlen, um die Geburt einzuleiten (ab 38. Schwangerschaftswoche).

◆ **Gut ist, was guttut!** Spaziergänge sind bis zum Schluss sinnvoll. Bewegungseinheiten sorgen für die innere Balance, halten Muskeln und Sehnen fit, regulieren den Cholesterin- und Blutzuckerspiegel, fördern einen gesunden Schlaf und verhindern Wasseransammlungen in den Beinen.

◆ **Wassergymnastik** wird für die ganze Zeit der Schwangerschaft empfohlen. Es ist ein befreiendes Gefühl, sich durch den Auftrieb endlich wieder leicht wie eine Feder zu fühlen und Stützapparat und Gelenke auf natürliche Weise zu entlasten.

◆ **Ruhe pflegen!** Sie ist notwendig, um Kräfte zu bündeln, sich mental, körperlich und seelisch auf die bevorstehende Zeit einzustellen und um mit dem Baby ins „Gespräch" zu kommen.

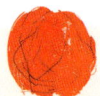

Wer weiß schon, dass die wehenfördernden Hormone vermehrt in Ruhephasen ausgeschüttet werden? So lässt sich erklären, dass bei vielen Frauen die ersten Wehen abends oder nachts beginnen.

ES LÄUFT RUND

Stillprobleme

Kaum ist der Nachwuchs geboren, schon geht es ans Stillen. Nicht alle jungen Mütter fühlen sich dieser Aufgabe von Anfang an gewachsen. Aber kein Grund zur Panik, wenn es nicht gleich klappen will!

Schließlich müssen sich erst beide Beteiligten in ihre neue Rolle hineinfinden. Bei auftretenden Fragen sind Hebammen oder Stillberaterinnen gute Ansprechpartnerinnen. Die Aufklärung betrifft neben der Saugtechnik auch das richtige Anlegen des Kindes, eventuell unter Zuhilfenahme eines Stillkissens.

Je öfter das Kind gestillt wird, desto mehr Milch kann fließen. Die Zufuhr von reichlich Flüssigkeit, das Essen von Haferflocken und Mandeln oder eine Milchpumpe können die Milchproduktion unterstützen. Ein ruhiges Ambiente trägt zur eigenen Gelassenheit bei. Ein **Milchbildungstee** aus Anisfrüchten und Dost (Wilder Majoran) zu gleichen Teilen sowie aus der doppelten Menge an Fenchelfrüchten kann sich zudem noch auf die Verdauung des Babys krampflösend und blähungswidrig auswirken.

Je mehr gestillt wird, desto weniger Probleme gibt es auch mit wunden Brustwarzen, mit einem Milchstau oder schlimmstenfalls mit einer Brustentzündung *(Mastitis)*. Diese muss auf alle Fälle medizinisch abgeklärt werden.

Bei einem **Milchstau** werden häufig kühlende Kompressen mit Topfen empfohlen. Allerdings kann auch ein in kaltes Wasser getauchtes und ausgewrungenes Tuch verwendet werden. Dieses auf die zu behandelnde Bruststelle legen und 15–20 Minuten einwirken lassen. Nach der Behandlung die Brust sanft massieren und versuchen, das Baby anzulegen.

Eine zu **prall gefüllte Brust** verhindert, dass der Säugling die ganze Brustwarze gut erfasst. Da hilft das Ausstreichen oder Abpumpen der Brust. Auch das Anlegen eines feuchtwarmen Waschlappens bringt die Milch zum Fließen.

Zur Behandlung **wunder Brustwarzen** wird das Einreiben und Lufttrocknen mit der eigenen Muttermilch empfohlen. Das Auflegen von gekühlten Schwarztee- oder Kamillenbeuteln kann ebenso erfolgreich sein.

Wer stillt, sollte unbedingt einen gut sitzenden und atmungsaktiven **Still-BH** tragen. Stilleinlagen machen genauso Sinn, damit überschüssige Milch aufgefangen werden kann.

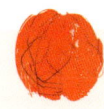

Salbei, Kohlblätter, Pfefferminze und Walnussblätter stellen den Milchfluss ein!

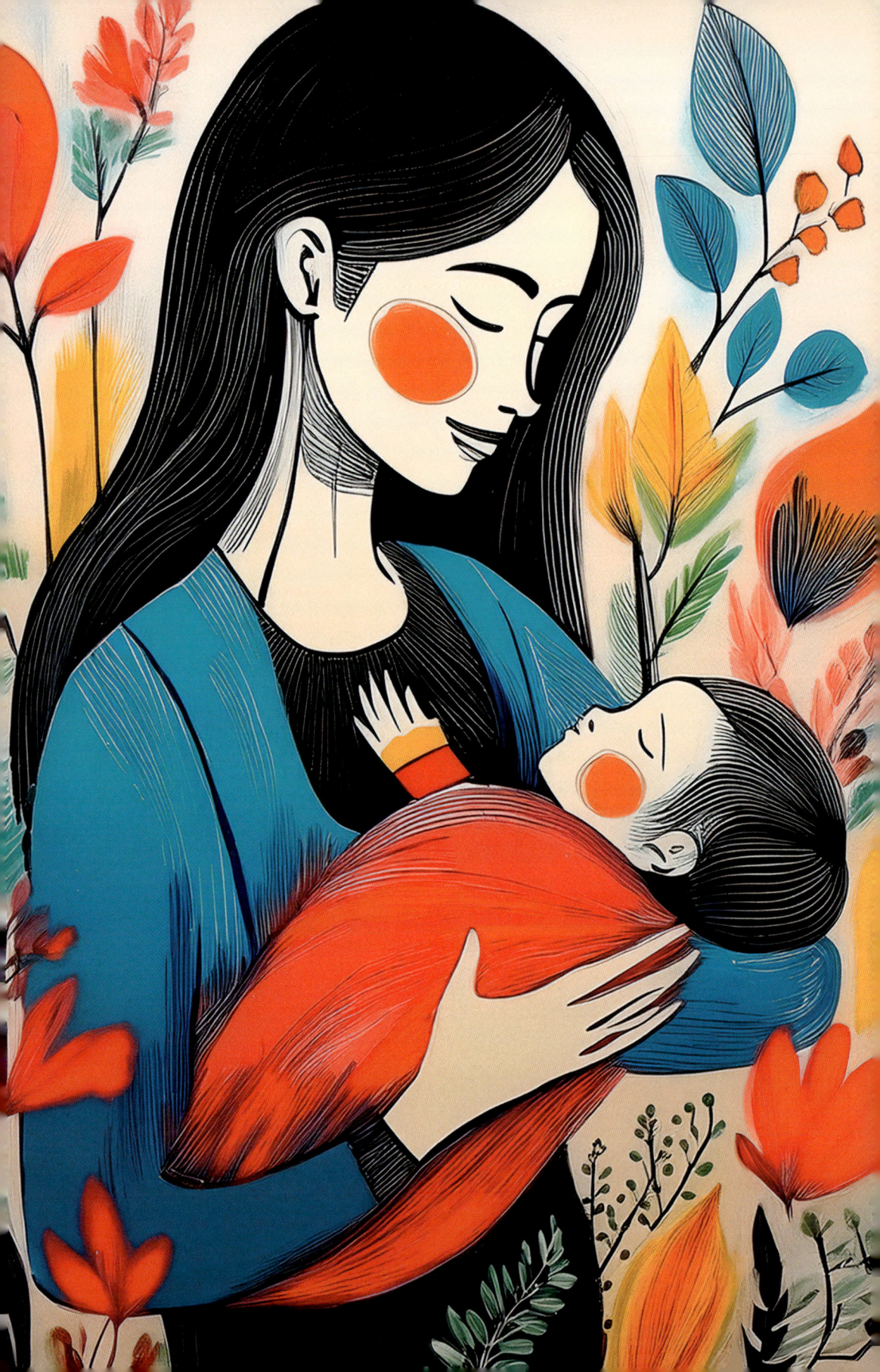

Immer am Ball bleiben – Bewegung als Ausgleich

In einer Zeit, wo gestillt, gepflegt, viel getragen und wenig geschlafen wird, sollte man auf sein Rückgrat vertrauen können. Als Ausgleich zum Mamasein tragen moderate sportliche Aktivitäten dazu bei, die seelische Balance zu taxieren und wieder langsam in die alte Form zurückzufinden.

Es gibt maßgeschneiderte Kursangebote zur Lockerung und Stärkung von Muskulatur und Beckenboden. Körper, Geist und Seele profitieren vom gemeinsamen Tun!

Wer bewegungsmäßig am Ball bleiben möchte, tut gut daran, sich einen **Gymnastikball** (Pezziball) für zu Hause zuzulegen. Dieser unterstützt das richtige Sitzen, das Training von Gleichgewicht und Koordination, den Muskelaufbau und das Lösen von Verspannungen.

Bevor man mit den kleinen Bewegungseinheiten beginnt, achte man darauf, sich gut zu positionieren und den Rücken schön durchzustrecken.

◆ Kleine Federungen lockern und entspannen die Muskulatur, stärken den Beckenboden besonders dann, wenn man dagegenhält. Gleichzeitig sorgen sie für die bessere Blut- und Sauerstoffversorgung der Wirbel.

◆ Sich nach rechts und links zu drehen oder nach vorn gerichtet eine liegende Acht nach links und rechts zu beschreiben, hilft der Mobilität der Wirbelsäule.

◆ Das Vor- und Zurückfahren mit dem Gesäß, das langsame, kreisförmige Beugen und Aufrichten der Wirbelsäule sind auch für das Steißbein eine Wohltat.

◆ Schwünge, Drehungen oder Streckübungen mit Armen und Beinen steigern die Intensität.

◆ Weiterführende Anleitungen findet man in Ratgebern, im Internet oder bei Kursen.

SEI DU SELBST

Ein einnehmendes Auftreten, ein anmutiges Äußeres – wer wünscht sich das nicht? Eigenschaften wie lange Beine, eine schmale Taille, wohlgeformte Brüste und ein flacher Bauch werden nach heutigem **Schönheitsideal** hoch geschätzt. Medien und Werbung erinnern uns täglich daran, wie wichtig diese Attribute angeblich sind. Die **Realität** sieht jedoch ganz anders aus, und das ist gut so! Schließlich sind wir keine Fließbandprodukte, sondern einzigartige Wesen.

Dennoch spüren wir den Druck von außen und erliegen ihm oft – kein Wunder, dass das Geschäft mit der vermeintlichen Schönheit floriert. Immer mehr Frauen, oft schon in jungen Jahren, lassen sich sogenannten Schönheitsoperationen unterziehen oder greifen zu teuren Kosmetikprodukten, in der Hoffnung, dadurch attraktiver und glücklicher zu werden. Doch ob diese Hoffnung wirklich erfüllt wird, bleibt fraglich, besonders wenn nach einem Eingriff das eigene Spiegelbild fremd wirkt.

Natürlich ist es verständlich, dass jemand, der unter Segelohren leidet, mit seiner Nase hadert oder sich für seine Oberschenkel schämt, schwer vom Konzept innerer Schönheit zu überzeugen ist. Doch **wahre Schönheit** lässt sich nun mal nicht auf äußere Attribute reduzieren. Die Ausstrahlung eines Menschen wird wesentlich durch seine innere Schönheit bestimmt, und diese ist weit langlebiger. Sie kann aber nur dann zur Geltung kommen, wenn man ein konstruktives Verhältnis zu sich selbst entwickelt und sich so akzeptiert, wie man ist.

Und das ist das Tröstliche: Unsere vermeintlichen Makel sind anderen oft weniger bewusst oder werden gar nicht wahrgenommen. Die eigene **Selbstakzeptanz** ist entscheidend, um die eigene Schönheit unabhängig von äußeren Standards zu erkennen und auszudrücken.

Wohlfühlgewicht – der Weg zurück zur eigenen Mitte!

Ein gesundes Gewicht zu erreichen und zu halten, bringt in jedem Lebensalter Vorteile: Es reduziert das Risiko für chronische Erkrankungen, unterstützt die Beweglichkeit und trägt zur seelischen Ausgeglichenheit bei. Der **Body-Mass-Index (BMI)** kann als Orientierungshilfe dienen – er berechnet sich mit der Formel Körpergewicht (in kg) geteilt durch Körpergröße (in m) zum Quadrat. und gilt mit Werten zwischen 18,5 und 24,9 als im Normalbereich.

Während der Schwangerschaft ist die Gewichtszunahme ein natürlicher und notwendiger Prozess. Nach der Geburt erfordert es etwas Geduld, sich wieder im eigenen Körper wohlzufühlen. Einseitige Diäten und zwanghaftes Abnehmen führen oft zu einem Nährstoffmangel, der weder für die

Mutter noch das Kind förderlich ist. Realistische Ziele und das Akzeptieren, dass der Körper in der Regel etwa ein Jahr braucht, um sich zu regenerieren, sind wichtige Schritte.

◆ **Ein unterstützender Begleiter:** Das Stillen hilft, den Kalorienverbrauch anzuregen und den Stoffwechsel zu aktivieren. Eine ausreichende Wasserzufuhr fördert die inneren Abläufe und hilft, Heißhungerattacken vorzubeugen.

Eine Zauberformel für das Abnehmen gibt es nicht – auch keinen „Abnehmtee" im eigentlichen Sinne. Dennoch können Brennnesseln, Minze, Ingwer, Kreuzkümmel, Rooibos und ayurvedische Mischungen wie Yogitee den Stoffwechsel unterstützen.

◆ **Nährstoffreiche Mahlzeiten:** Eine große Portion Gemüse oder Salat, kombiniert mit hochwertigen Eiweißen, vollwertigen Kohlenhydraten und gesunden Fetten, sättigt und unterstützt die Figur. Kleine Snacks wie Nüsse, Beeren, Trockenfrüchte für zwischendurch helfen mit, Heißhungerattacken zu vermeiden.

◆ **Bewegung im Alltag:** Ein Spaziergang, am besten mit leichtem Bergaufschieben des Kinderwagens, kann ebenso Wunder wirken und den Energieverbrauch sanft steigern.

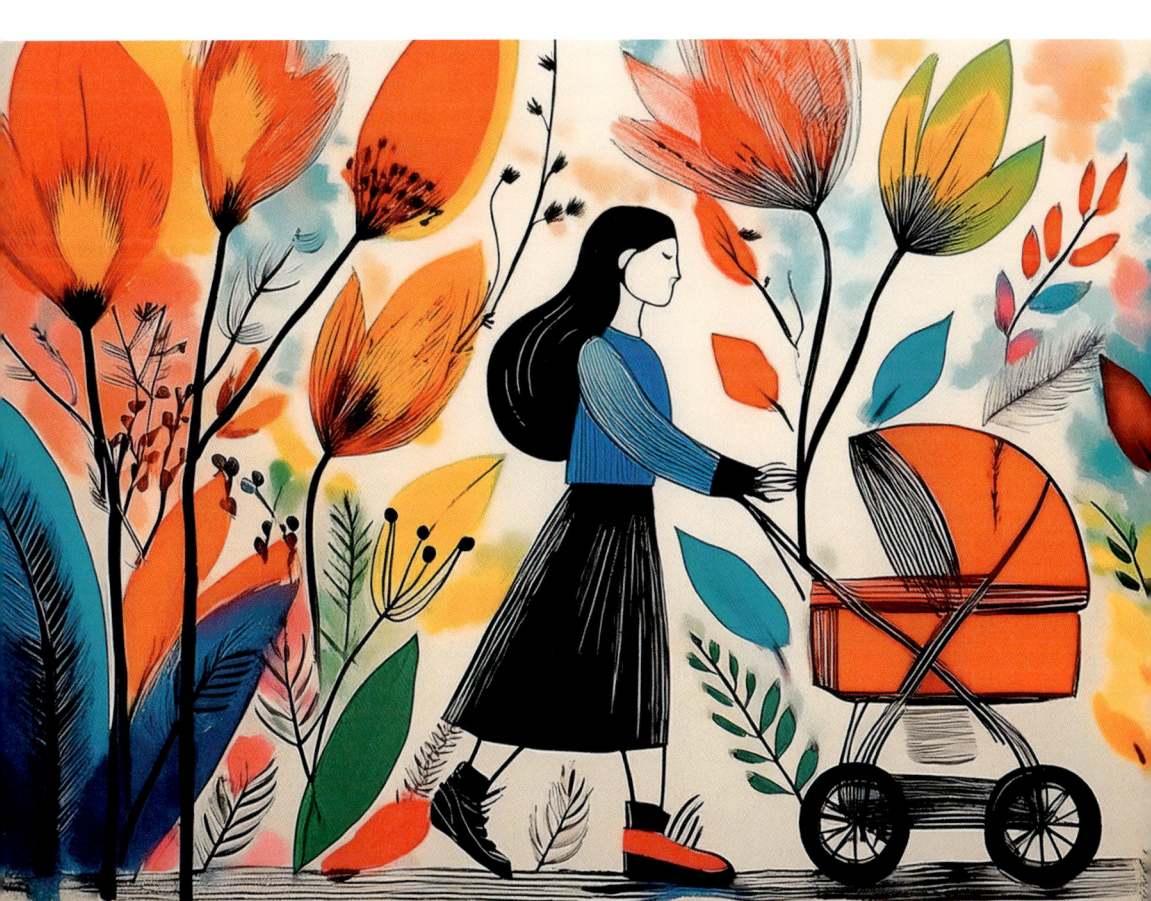

KNEIPP DICH FIT!

Gesichtsverjüngung mit dem Schönheitsguss

Die regelmäßige Anwendung des Kneipp-Schönheitsgusses (z. B. 3-mal wöchentlich) trägt zu einer höheren Strahlkraft und einem jüngeren Erscheinungsbild bei. Der thermische Reiz fördert die Durchblutung und vitalisiert die Haut, was zu einem gesunden Hautbild führt.

Durch die erhöhte Sauerstoff- und Feuchtigkeitsversorgung wird der Hautstoffwechsel angeregt, die Gefäßwände werden gestärkt und die Elastizität der Blutgefäße verbessert. Somit ist der Gesichtsguss auch bei unreiner Haut oder Akne zu empfehlen.

Zusätzlich eignet sich der Guss hervorragend zur Entspannung bei anstrengender Kopf- und Bildschirmarbeit. Er kann Kopfschmerzen lindern und die Augenmüdigkeit reduzieren. Außerdem bietet er immunstimulierende Unterstützung für infektanfällige Menschen.

Vorsicht: Nicht anwenden bei Nebenhöhlenerkrankungen, Nervenentzündungen im Gesicht sowie bei Grünem und Grauem Star.

So geht's

◆ Für die Vorbereitung ein Handtuch um den Nacken legen.

◆ Tief ein- und ausatmen und diese geregelte Atmung während der Durchführung beibehalten.

◆ Mit vorgebeugtem Oberkörper das Gesicht über eine Schüssel, ein Waschbecken oder die Badewanne halten und den kühlen sanften Druckstrahl von der rechten Schläfe zur linken und wieder zurückführen. Nun 3-mal senkrecht auf und ab fahren, zuerst rechts dann links.

◆ Den „Schönheitsguss" mit mehreren kreisenden Umrundungen um das Gesicht fortsetzen und über die Stirnmitte abwärts zur Nasenspitze und weiter zum Kinn beenden.

◆ Das Wasser nur leicht trockentupfen.

Wer möchte, kann sich nach dem Gesichtsguss eines nährenden Gesichtsöls bedienen, das leicht selbst herzustellen ist:

◆ 40 ml Weizenkeimöl

◆ 2 EL Ringelblumen-Öl-Auszug (antioxidativ, wundheilend, nährend, pflegend, beruhigend)

◆ 5 Tropfen Sanddornfruchtfleischöl (zellerneuernd, regenerierend, wundheilend)

◆ 3 Tropfen ätherisches Rosengeranienöl (wundheilend, harmonisierend, für jeden Hauttyp)

Alle Zutaten mischen und dunkel aufbewahren. Das Öl wird mit kreisenden Bewegungen in die noch leicht feuchte Haut einmassiert. **Weizenkeimöl** ist reich an Vitamin E und Antioxidantien, die helfen, die Haut zu regenerieren und vor oxidativem Stress zu schützen. Es kann die Elastizität der Haut verbessern und das Erscheinungsbild feiner Linien und Falten reduzieren. Aufgrund seiner feuchtigkeitsspendenden Eigenschaften ist Weizenkeimöl ideal für trockene Haut. Es zieht gut ein und hinterlässt ein geschmeidiges Hautgefühl, während es gleichzeitig die Feuchtigkeitsbarriere unterstützt. Gleichwohl kann es aber auch bei fettiger Haut angewendet werden, da es mithilft, die Talgproduktion einzudämmen.

Der **Ringelblumen-Öl-Auszug** kann in diesem Fall in Jojobaöl (Wachs) erfolgen. Dieses ist mild pflegend, zieht schnell ein, verstopft die Poren nicht und eignet sich auch für die Narbenpflege sehr gut. Für den Ölauszug wird ein kleines Glas zu einem Drittel mit getrockneten Blütenblättern der Ringelblume gefüllt und zur Gänze mit Öl aufgegossen. Den Ansatz für 2–3 Wochen stehen lassen und täglich schütteln.

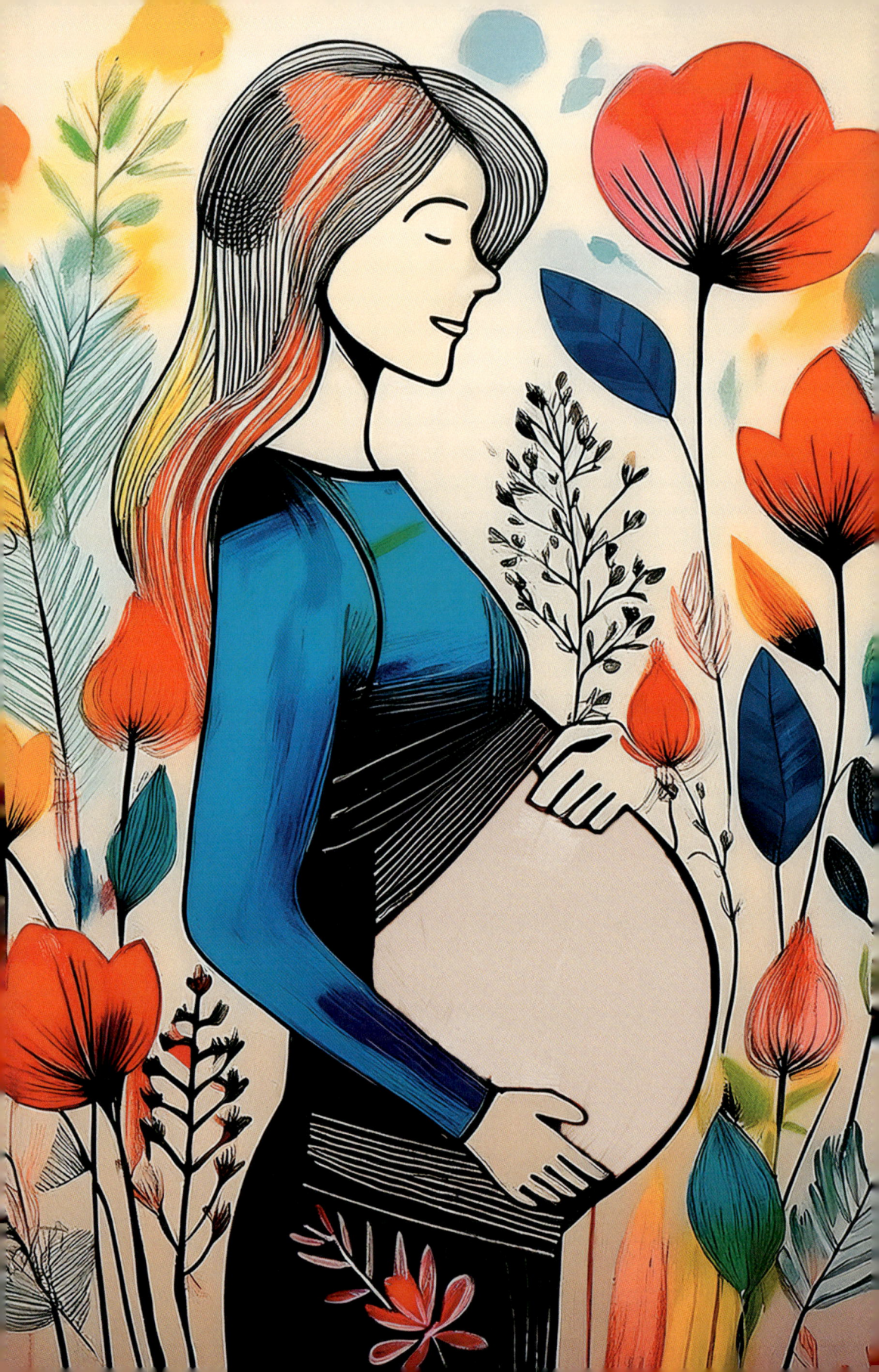

Weil ich es mir wert bin

LIEBEVOLLE STREICHELEINHEITEN

Heilsame Berührungen

Berührungen sind eine der innigsten Formen des Kontakts zwischen Menschen. Ob eine Umarmung, ein Kuss, Streicheln, Kitzeln oder sanftes Kneifen – solche Gesten sind vor allem in der Mutter-Kind-Beziehung tief verankert. Sie fördern Nähe und Vertrauen. Für entspannende Massagen eignet sich hochwertiges süßes Mandelöl hervorragend. Es sorgt nicht nur für seidig glatte Haut, sondern unterstützt auch die Hautpflege auf natürliche Weise. Das aus den Kernen der Mandel gewonnene Öl ist besonders hautverträglich und hilft, die Feuchtigkeitsbalance zu bewahren und Hautprobleme zu lindern. Durch seine Kombination aus Linolsäure, Palmitinsäure und anderen Ölsäuren stabilisiert es die Zellwände und bietet einen gewissen Schutz vor UV-Strahlen.

Mit wertvollen Inhaltsstoffen wie Vitamin E, Vitamin A, Biotin (Vitamin B7), Zink, Kalzium und Magnesium regeneriert Mandelöl die Haut, spendet Feuchtigkeit und schützt vor schädlichen Einflüssen. Es eignet sich für alle Altersgruppen und ist besonders für die Pflege empfindlicher Kinderhaut beliebt. Mütter schätzen seine beruhigende und ent-zündungshemmende Wirkung, besonders bei Rötungen oder im Windelbereich.

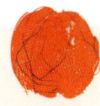

Um das Einziehen in die Haut schnell voranzutreiben, empfiehlt es sich, das Mandelöl tröpfchenweise auf einem feuchten Waschlappen zu verteilen und auf diese Weise aufzutragen.

Mandelöl in der Schwangerschaft

Auch während der Schwangerschaft bietet Mandelöl wertvolle Unterstützung. Eine tägliche Massage mit Mandelöl in sanften, kreisenden Bewegungen kann Dehnungsstreifen an Bauch, Brust, Oberschenkeln und Po vorbeugen, indem es die Haut elastisch und geschmeidig hält. Obwohl Schwangerschaftsstreifen harmlos sind, wirken sie aus kosmetischer Sicht störend.

Ab der **35. Schwangerschaftswoche** wird eine sanfte Dammmassage empfohlen, um das Gewebe auf die Geburt vorzubereiten und einem möglichen Dammriss vorzubeugen. Hierfür eignet sich eine Mischung aus Mandelöl und Weizenkeimöl (je 50 ml), der optional ätherische Öle wie Rosengeranie, Muskatellersalbei, Lavendel oder Rose hinzugefügt werden können (5 Tropfen pro 50 ml). Bei einer Scheidenentzündung oder anderen vaginalen Infektionen sollte die Dammmassage allerdings vermieden werden.

Für entspannende oder belebende Momente kann Mandelöl als Basis für Roll-ons oder Massagen mit ätherischen Ölen dienen. Eine Roll-on-Mischung (z. B. für Schläfen und Handgelenke) lässt sich aus ein paar Tropfen ätherischer Öle in Mandelöl herstellen. Für eine **Ganzkörpermassage** eignet sich eine Mischung aus 100 ml Mandelöl und bis zu 20 Tropfen ätherischer Öle.

Beruhigende ätherische Öle
◆ **Sandelholz:** wirkt ausgleichend und beruhigend bei Nervosität und Stress.
◆ **Lavendel:** harmonisiert Körper und Seele.
◆ **Mandarine:** steigert die Lebensfreude und wirkt anregend bei Antriebslosigkeit.

Belebende ätherische Öle
◆ **Zitrone:** hebt die Stimmung und beruhigt die Nerven.
◆ **Minze:** unterstützt bei Stressbewältigung und hilft bei Angst.
◆ **Rosmarin:** fördert die Durchblutung und Konzentration.

Mandelöl für die Haarpflege
Mandelöl ist auch eine ausgezeichnete Pflege für das Haar. Vor der Haarwäsche – idealerweise über Nacht – einmassiert, hilft es, Spliss und Schuppenbildung zu reduzieren, verleiht dem Haar mehr Fülle und lässt es glänzen.

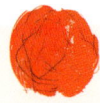

TIPP
Einmal angebrochenes, kalt gepresstes Mandelöl sollte kühl und dunkel gelagert werden. Die Haltbarkeit ist begrenzt, daher empfiehlt es sich, das Öl in absehbarer Zeit aufzubrauchen.

ZURÜCK IN DIE ALTE FORM

Ein gutes Bauchgefühl

Noch vor nicht allzu langer Zeit lebten Frauen in einer völlig anderen Realität, als wir es heute gewohnt sind. Ein nicht enden wollender Kindersegen bedeutete für viele von ihnen keine Freude, sondern einen äußerst mühsamen und belastenden Alltag. Ihr Leben, geprägt von Armut, Hunger, fehlender Aufklärung, mangelnder Hygiene und fehlender medizinischer Versorgung, ist für unsere Generation kaum vorstellbar. Frauen hatten kaum Rechte, und die Herausforderungen ihres Alltags blieben oft unbemerkt.

Heute ist es selbstverständlich, dass eine Schwangerschaft – die sogenannten „anderen Umstände" – einen besonderen Schutzstatus erfordert. So schön und erfüllend Schwangerschaft und Geburt auch sein können, sie stellen immer eine körperliche und seelische Belastung für die werdende Mutter dar. Deshalb ist es ihr gutes Recht, sich in dieser Zeit bewusst auf ihr Wohlbefinden zu konzentrieren und sich Pausen zu gönnen. Sobald das Baby da ist, wird die Zeit für Selbstfürsorge knapper – aufhören sollte diese jedoch trotzdem nicht. Besonders wenn bereits weitere Kinder da sind, kann es herausfordernd sein, sich um das eigene Wohl zu kümmern. In solchen Situationen erweist sich ein gutes soziales Netzwerk als unbezahlbare Unterstützung.

Rückbildung nach der Geburt

Die Rückbildung nach der Geburt ist ein essenzieller Prozess, der nicht nur das eigene Spiegelbild, sondern vor allem die Gesundheit unterstützt. Dabei ist es wichtig, den individuellen Rhythmus zu beachten und den Körper nicht zu überfordern. Realistische Ziele sind entscheidend, denn eine gut funktionierende Bauchmuskulatur und ein starker Beckenboden brauchen ihre Zeit, um sich wieder zu stabilisieren. Beides ist von großer Bedeutung, um später im Leben – insbesondere in den Wechseljahren – Beschwerden wie Gebärmuttersenkung, Inkontinenz oder Rückenschmerzen zu vermeiden.

Eine effektive Unterstützung bietet die Wochenbettmassage nach Ulrike Harder (Hebamme und Dozentin), die speziell zur Rückbildung von Gewebe und Gebärmutter entwickelt wurde. Diese Massage kann allein oder – idealerweise – mit Unterstützung des Partners durchgeführt werden. Alles, was dafür nötig ist, sind 10 Minuten Zeit, eine entspannte Atmosphäre, eine bequeme Unterlage sowie bei Bedarf ein oder zwei Kissen zur Unterstützung von Nacken und Kniekehlen. Die Ölmischung für die Massage (100 ml Mandelöl, 4 Tropfen ätherisches Grapefruitöl, 6 Tropfen Geranienöl, je 3 Tropfen Wacholder- und Zypressenöl) fördert zusätzlich die Elastizität und Straffung des Gewebes.

Die Massagegriffe können nach Belieben mehrfach wiederholt werden:

◆ **Sonne und Mond:** Beide Hände kreisen um den Bauchnabel. Die linke Hand führt kontinuierlich ganze Umdrehungen aus, während die rechte schalenförmig unterhalb des Bauchnabels kreist.

◆ Diese Grundübung wird nach jeder weiteren Einheit wiederholt.

◆ **Teigkneten:** Die Bauchdecke wird von den Seiten aus gegenläufig zur Mitte geschoben, sodass sich die Hände im Nabelbereich treffen.

◆ **Aufgehende und untergehende Sonne:** Mit den Zeigefingern werden parallele „Sonnenstrahlen" vom Bauchnabel nach außen und wieder zurück auf den Bauch gezeichnet.

◆ **Bauch schwappen lassen:** Mit beiden Händen wird sanfter Druck von der linken Bauchseite zur Mittellinie ausgeübt, dann wird losgelassen. Anschließend auf der rechten Seite wiederholen.

◆ **Regen, Regentröpfchen:** Die Hände gleiten sanft über den Bauch, während die Fingerspitzen leicht auf die Bauchdecke klopfen.

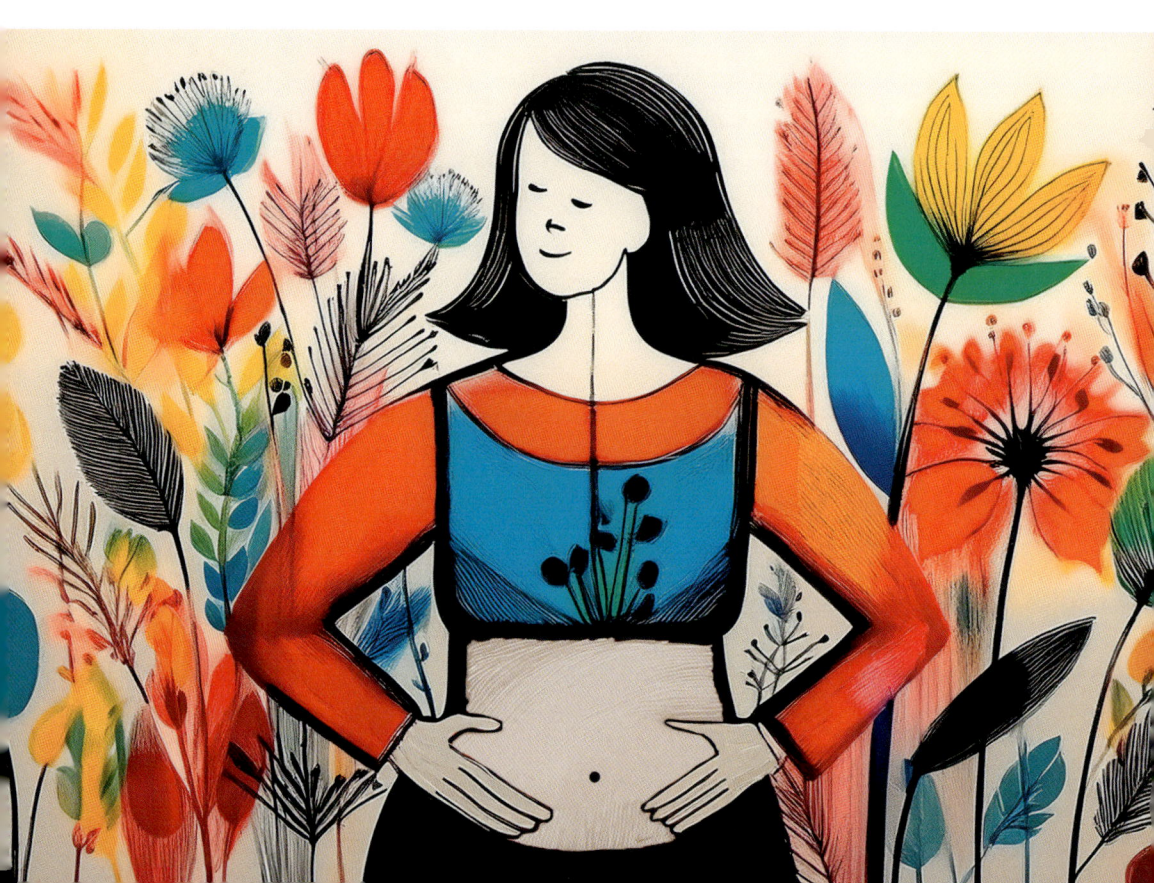

HEX, HEX, JETZT WIRD GERÜHRT!

Sanfte Naturpflege von außen

Man muss wahrlich keine Hexe sein, um sich im Salbenrühren zu perfektionieren. Die benötigten Zutaten sind schnell besorgt: Ein Basis- oder Auszugsöl sowie Bienenwachs genügen. Das Verhältnis beträgt normalerweise 10:1, also 50 ml Öl zu 5 g Bienenwachs, abhängig davon, wie fest die Salbe werden soll.

Für eine intensiviere Wirksamkeit können auch Zusatzstoffe wie Kokosfett, Sheabutter, Kakaobutter, ätherische Öle integriert werden.

Je nach Bedarf ist ein Ölauszug mit dafür geeigneten Kräutern zu empfehlen. Sind diese frisch, werden sie im Verhältnis 1:2 zur Ölmenge angesetzt. Die Mazerationszeit sollte dabei kurzgehalten werden, damit das Öl durch den Wasseranteil nicht ranzig wird. Auf alle Fälle empfiehlt sich ein regelmäßiges Durchschütteln, um die Inhaltsstoffe besser zu lösen. Bei Frischware ist ein Heißauszug oftmals die bessere Variante. Dazu wird das Kräuter-Öl-Gemisch ein- bis zweimal bis kurz vor dem Siedepunkt im Wasserbad erhitzt und anschließend zum Abkühlen gebracht. Danach die Rückstände filtrieren.

Auszugsöle mit frischen Kräutern sind in der Regel nicht so lange haltbar. Darum ist es ratsam, sie in kleineren Mengen zuzubereiten. Wird die Salbe lediglich zum Einfetten der Haut benötigt, reicht ein hochwertiges kalt gepresstes Basisöl wie Olivenöl, Mandelöl, Sonnenblumenöl.

Wer beim Ansetzen eines Kräuteröls auf Nummer sicher gehen will, sollte hierfür trockene Kräuter wählen. Ihr Verhältnis zur benötigten Ölmenge beträgt dann 1:3. Die Kräuter können dann über einen Zeitraum von 2–3 Wochen im Öl ziehen, wobei das Gemisch ebenfalls regelmäßig zu schütteln ist, um die Extraktion zu unterstützen.

Die Zubereitung einer Salbe erfolgt in folgenden Schritten

◆ Bienenwachs im Wasserbad schmelzen; hierfür ein hitzefestes Glas verwenden.

◆ Das bereits leicht vorgewärmte Öl nach und nach dazugeben und ständig rühren.

◆ Die noch heiße Salbe vom Herd nehmen und so lange weiterrühren, bis sie einzudicken beginnt.

◆ Optional: Nach Bedarf ätherische Öle (maximal 20 Tropfen für 50 ml, bei Kindern die Hälfte und bei Kleinkindern gar keine) oder andere Zusätze wie Propolis, Aloe-vera-Gel, Heilerde, Honig, Vitamin E hinzufügen, sobald die Salbe nur mehr handwarm ist.

◆ Zum Schluss diese in einen Tiegel oder ein Glas abfüllen, beschriften und kühl sowie dunkel aufbewahren. Sie ist gut ein Jahr haltbar.

Für jedes Wehwehchen die passende Salbe

(Mengenberechnung für 50 ml Öl und 5 g Bienenwachs)

◆ **Spitzwegerich-Lavendel-Salbe:** Praktisch, wenn ein Insekt zugestochen hat oder etwas Wundheilendes benötigt wird. Diese kann mit ¼ TL Heilerde angereichert werden (50 ml / ¼ TL).

◆ **Beinwellsalbe:** Diese ist ideal zur Behandlung von Muskel- und Gelenkbeschwerden und zur heilenden Unterstützung bei Knochenbrüchen. Der Ölauszug sollte mit klein gehackten Wurzelstücken im Heißverfahren erfolgen. Für eine nachhaltige Wirkung können je 5 Tropfen Rosmarin- und Eukalyptusöl sowie 3 Tropfen Lavendelöl und 1 TL Arnikaextrakt hinzugefügt werden.

◆ **Johanniskrautsalbe:** Die richtige Option zur Nackenentspannung, zur Behandlung von Narben oder kleinen Verbrennungen. Als Ausgangsbasis dient das Rotöl, dem 20 Tropfen ätherisches Lavendelöl beigemengt werden.

◆ **Ringelblumensalbe:** Sie sollte in keinem Haushalt fehlen, da sie ein Allrounder bei Hautproblemen ist und die Wundheilung fördert. Außerdem wird sie für die Beinpflege geschätzt, weil sie die Durchblutung anregt, das Spannungsgefühl reduziert und Schwellungen sowie Entzündungen lindert. Zur Herstellung der Salbe werden hauptsächlich die Blütenblätter verwendet, da sie die meisten Flavonoide, ätherischen Öle und Triterpene enthalten, die für die heilenden und entzündungshemmenden Eigenschaften verantwortlich sind.

◆ **Thymian-Bronchialsalbe** (siehe S. 161)

◆ **Lippenpflegestick:** Zur Aufbewahrung eignen sich Hülsen von ausgedienten Lippenstiften oder kleine Gläschen. In diesem Fall muss die Salbe hart sein, deshalb wird der Anteil an Bienenwachs erhöht. Es braucht also 25 ml Melissen-Öl-Auszug (stark antiviral), 15 g Kakaobutter, 20 g Bienenwachs und 7 Tropfen ätherisches Zitronenmyrteöl (stark antiviral, auch bei Warzen gut einsetzbar).

100

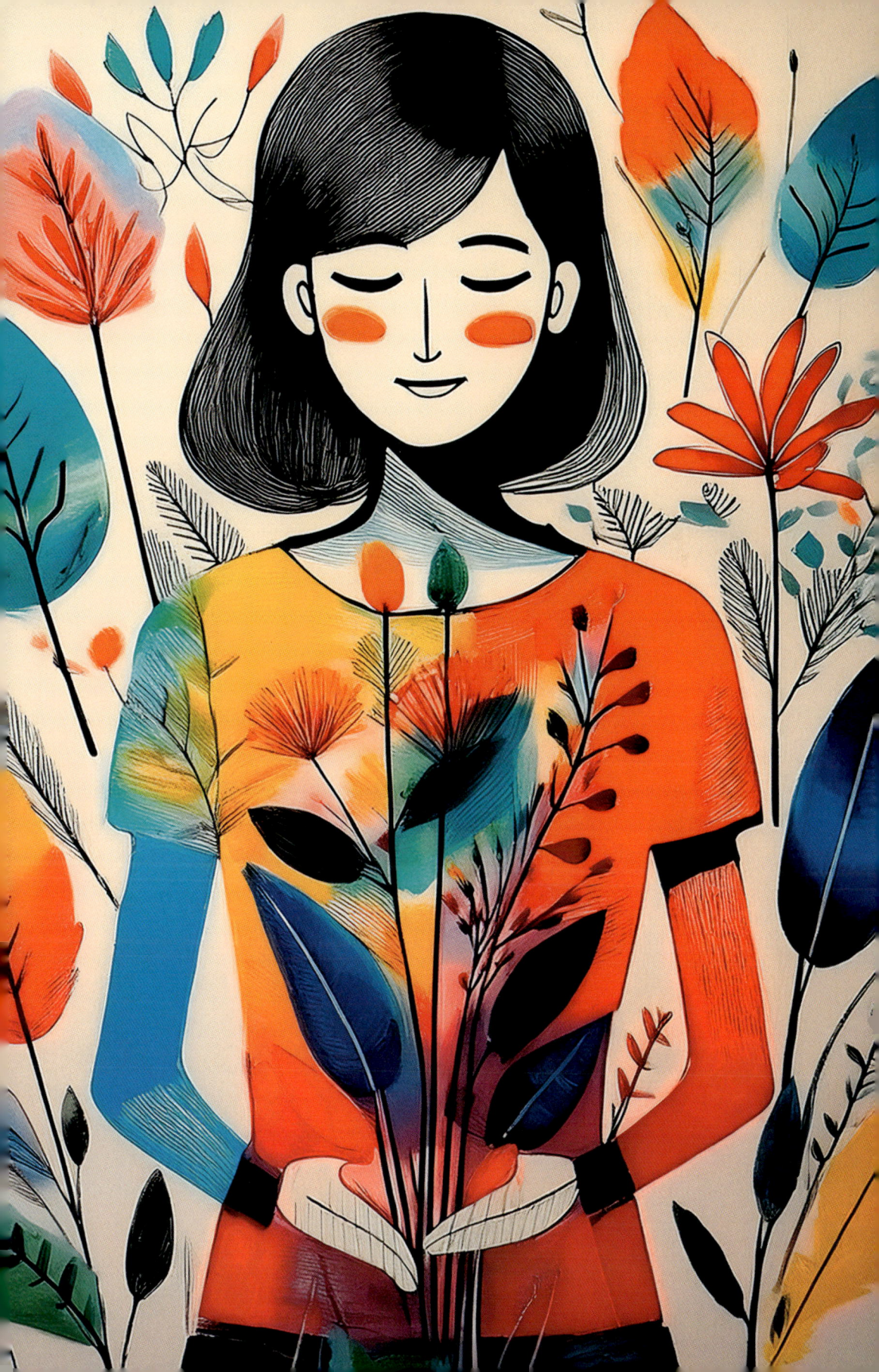

TRAUMREISE ZUM LAVENDEL

Sich per Knopfdruck zu entspannen, ist manchmal leichter gesagt als getan. Nicht jedoch, wenn man Lavendel als treuen Begleiter im Garten oder auf dem Balkon stehen hat. Der Duft des himmelblauen Lippenblütlers ist einzigartig und erweckt ein Sommer-Feeling wie kein anderes Kraut. Deshalb ist es nicht weiter verwunderlich, dass er die Leichtigkeit des Seins so gut zu präsentieren vermag.

Einen Mini-Urlaub kann man sich mit der himmlisch duftenden Pflanze allemal herausschlagen. Ob in Form eines entspannenden Lavendelbades, einer Tasse Lavendeltee, eines Ölauszuges für die Körpermassage oder ganz einfach als Blickfang in der Blumenvase!

Mit seinen unterschiedlichen Eigenschaften hält Lavendel eine klare Botschaft für uns bereit. Zum einen zähmt er unsere Nerven, beschützt uns vor melancholischen Gedanken, löst festgefahrene Gedanken und fokussiert die Konzentration auf das Wesentliche. Zum anderen erfrischt er aber auch, macht wach und schenkt neue Energie. Er befreit uns vor Verstaubtem und ermuntert uns, Neuanfänge nicht nur zu denken, sondern konkret anzugehen.

Wer Lavendel gemeinsam mit Kamille, Melisse und Hopfen in ein Kissen packt, kann dadurch den ersehnten Schlaf herbeiführen. Lavendel in der Küche einzusetzen, zahlt sich ebenfalls aus. Denn neben seiner krampflösenden und verdauungsfördernden Wirkung dienen seine ätherischen Öle als interessante Geschmacksexplosion in Aprikosen- und Pfirsichmarmelade oder in Panna cotta, Lavendelsirup und Lavendeleis. Entsprechende Rezepturen darf man gern selbst kreieren oder sich diese, wie im digitalen Zeitalter üblich, über geeignete Kanäle beschaffen.

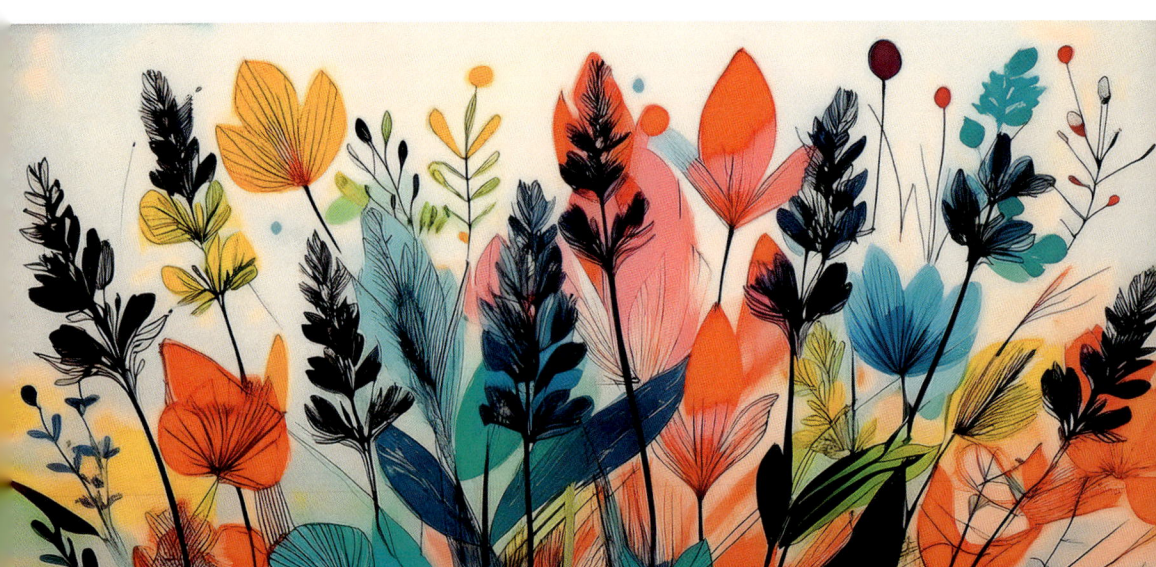

IN DER RUHE LIEGT DIE KRAFT

Es ist Abend, die goldenen Strahlen der untergehenden Sonne streicheln die Felder. Du stehst mitten in einem endlosen Meer von Lavendel, dessen Blüten im sanften Licht wie kleine Sterne leuchten, ein unendlicher Teppich aus Violett und Blau. Ein lauer Wind streicht durch das Feld und trägt den Duft von Erde und Kräutern zu dir, kräftig und zugleich zart, wie ein Versprechen auf Ruhe und Geborgenheit.

Langsam und fast unmerklich verblasst das Summen der Bienen, die sich für diesen Tag verabschieden. Ihre sanfte Musik klingt in deinen Ohren nach, eine Erinnerung an das ständige Werden und Vergehen der Natur. In diesem Moment fühlst du dich tief verbunden mit der Welt um dich herum, als würdest du selbst in der Landschaft aufgehen, ein Teil dieses großen Ganzen werden.

Mit jeder Faser deines Herzens, deiner Sinne und deines Geistes nimmst du den besonderen Zauber wahr, der dich umhüllt und dich von allem fernhält, was dir nicht guttut. Wärme breitet sich in dir aus, und mit jedem Herzschlag spürst du, wie sich dein Körper und Geist beruhigen. Staunen und Dankbarkeit erfüllen dich, während du immer mehr mit deinem Atemfluss in Einklang kommst.

Es ist der ureigene Rhythmus deines Lebens – fern von Hektik und Drängen, ein Rhythmus, den nur du kennst. Du atmest weiter in dich hinein, bis die Sonne hinter dem Horizont verschwindet und mit ihr all die Sorgen und Zweifel des vergangenen Tages. Der Frieden und die Stille, die dich und das Land umgeben, durchströmen dich mit unerschütterlichem Vertrauen in einen neuen Morgen.

In diesem besonderen Moment wird dir bewusst, dass du jederzeit zu deinem inneren Gleichgewicht zurückfinden und hoffnungsfroh in die Zukunft schauen kannst, indem du dich mit der Energie des Lavendelfeldes, der Sonne, dem Duft der Blumen und dem Summen der Bienen verbindest. Tief in dir spürst du, dass alles gut ist, so wie es ist – heute, morgen und für alle Zukunft, die noch vor dir liegt!

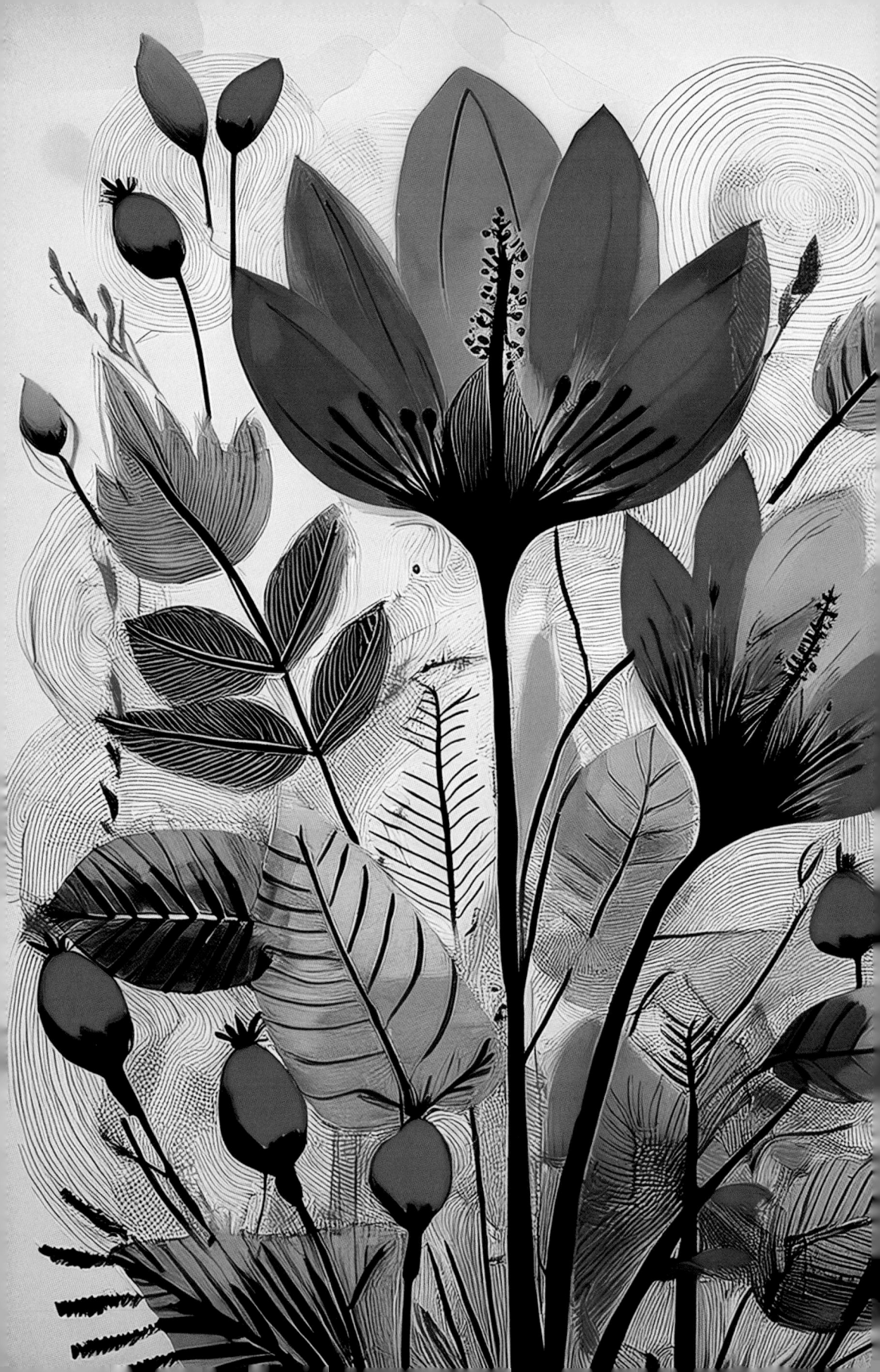

HERBST

Kurz nachgedacht …

Herbstzeit ist Fülle, ist Ernte, ist Dank! Nicht nur im Hausgarten, sondern auch im eigenen Seelengarten. Jetzt ist die Zeit gekommen, all die Schätze einzufahren, für die wir bislang Sorge getragen haben. Nun sind sie reif genug, um sich loszulösen, sich zu trennen und ihrer neuen Bestimmung Folge zu leisten. Frauen erfahren dies spätestens dann, wenn ihre Kinder plötzlich eigene Wege gehen oder wenn sie sich aus Altersgründen von ihrem Berufsleben verabschieden.

„Pantha rei" – alles fließt! Vor dieser Gesetzmäßigkeit gibt es kein Entrinnen und je geschickter wir damit umgehen, desto leichter kann Neues entstehen. So gesehen darf der Herbst des Lebens nicht nur als eine Zeit der Verluste, sondern auch als ein Geschenk verstanden werden. Ein wertvolles Geschenk, das Verwandlung, Aufbruch und Erfüllung in sich vereint. Seien wir mutig genug, unsere eigene Herbstzeit im Sinne von Erneuerung und Selbstverwirklichung richtig zu nutzen. Wann, wenn nicht jetzt, wollen wir unsere Lebensträume sonst verwirklichen?

Veränderung zulassen und reifen

ERNTESEGEN

Herbstfrüchte als Medizin

Herbstzeit ist Früchtezeit. Jetzt gibt es so vieles, was aus Garten, Feld und Wald auf den Teller oder in die Vorratskammer kommen kann. Vollbepackt mit vielen wertvollen Inhaltsstoffen rüsten vor allem Wildfrüchte unser Immunsystem auf und sorgen mit unterschiedlichen Vitaminen, Gerbstoffen und Bitterstoffen dafür, dass wir abwehrbereit in den Winter gehen.

Mit ihren 426 mg Vitamin C auf 100 g Frucht steht die **Hagebutte** im Ranking ganz weit oben. Ihr prall gefülltes Fässchen (Butte) unterstützt somit nicht nur die Abwehrkräfte, sondern auch die Eisenaufnahme (hilfreich bei Eisenmangel). Weitere Vitamine wie A, B, E sowie wertvolle Linolsäuren schmeicheln den Hautzellen und ihrer Regeneration. Kein Wunder also, dass das aus den Kernen gepresste, entzündungshemmend wirkende **Hagebuttenkernöl** (Reformhaus – sehr pflegend und noch wirksamer als das Hagebuttenöl, das aus den Schalen gepresst wird) zur Behandlung von Ekzemen, Dermatitis und Psoriasis empfohlen wird. Für die Grundversorgung der an Spannkraft verlierenden Haut macht es Sinn, einen Tropfen des wertvollen Öls mit einer kleinen Menge an nährendem Weizenkeimöl auf der Hand zu vermischen und nach der Reinigung sanft in die feuchte Gesichtshaut einzumassieren.

Das aus der Fruchtschale und den Samen gewonnene **Hagebuttenpulver** dient als gesunde Nahrungsergänzung in Müsli oder Joghurt. Gleichzeitig wird es zur Linderung von Arthroseschmerzen geschätzt, weil die darin enthaltenen Galaktolipide Entzündungen hemmen und Schmerzen lindern. Halbierte und samt ihren Samen getrocknete Hagebutten sind auch für die Teezubereitung geeignet. Das herzstärkende Lycopin, die antioxidativ wirkenden Carotinoide, die festigenden Gerbsäuren bleiben durch die Hitzeeinwirkung stabil. Nicht so das Vitamin C, das äußerst hitzeempfindlich reagiert und deshalb mithilfe eines Oxymels auf sanftere Weise gelöst werden kann.

Meine persönliche Erfahrung

Mein herbstliches Wildfrucht-Oxymel ist Jahr für Jahr unterschiedlich. Manchmal stehen Berberitzen, Schlehen, Preisel- oder Aroniabeeren zur Auswahl, dann wieder Sanddorn-, Goji-, Weißdorn-, Schwarz- oder Brombeeren,

Wildäpfel, Quitten, Holunderbeerensaft und Granatapfelsamen. Gehackte Hagebutten samt ihren Kernen sind allerdings immer dabei. Die feinen Härchen lassen sich mit einem Kaffeefilter gut absondern.

Kaum zu glauben, aber auch die **Edelkastanie** ist reich an Vitamin C. Darüber hinaus enthält sie große Mengen an Vitamin B1 und B6, die für unseren Energiestoffwechsel und die Nervenfunktion von Bedeutung sind. Zudem profitieren wir von den Mineralstoffen Kalzium und Kalium, die den Knochenaufbau unterstützen und für die ungestörte Funktion von Zellen, Nerven und Muskeln unverzichtbar sind.

Hildegard von Bingen empfiehlt **Maronihonig** als hilfreiches Heilmittel bei Schwäche, Traurigkeit, Stress, Antriebslosigkeit und Einschlafschwierigkeiten. Davon täglich je 1 EL – pur oder als Brotaufstrich – morgens und abends eingenommen, kann unterstützend wirken. Das leicht bittere Mittel zielt darauf ab, das innere Gleichgewicht wiederzufinden und der sprichwörtlichen Laus, die uns über die Leber läuft, den Appetit zu verderben. Auch Menschen mit Magen- und Herzleiden profitieren davon. Der Honig ist im Fachhandel erwerblich. Wer ihn selbst herstellen möchte, verwende 500 g naturreinen Bienenhonig, vorzugsweise den dunklen, leicht bitteren Kastanienhonig. Dieser wird mit 200 g Maronimehl vermischt. Um die Klümpchenbildung zu vermeiden, wird das Mehl langsam aus einem Mehlsieb in den Honig gestreut und gründlich mit diesem verrührt.

Vorsicht: Honig ist nicht nur Heilmittel, sondern auch reich an Zucker und deshalb für Diabetiker ungeeignet! Kleinkinder unter zwei Jahren sollten ebenfalls vom Honig Abstand nehmen.

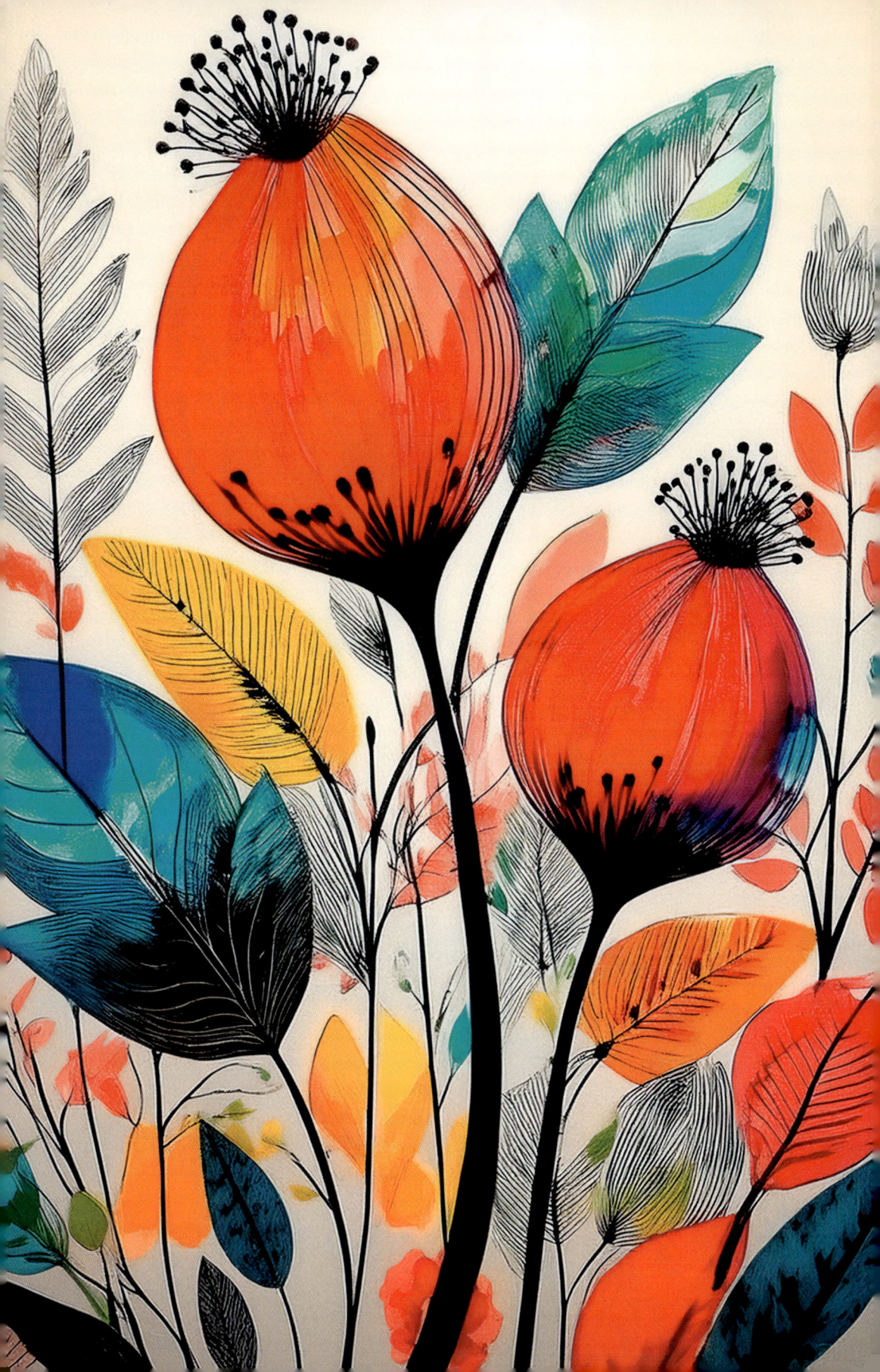

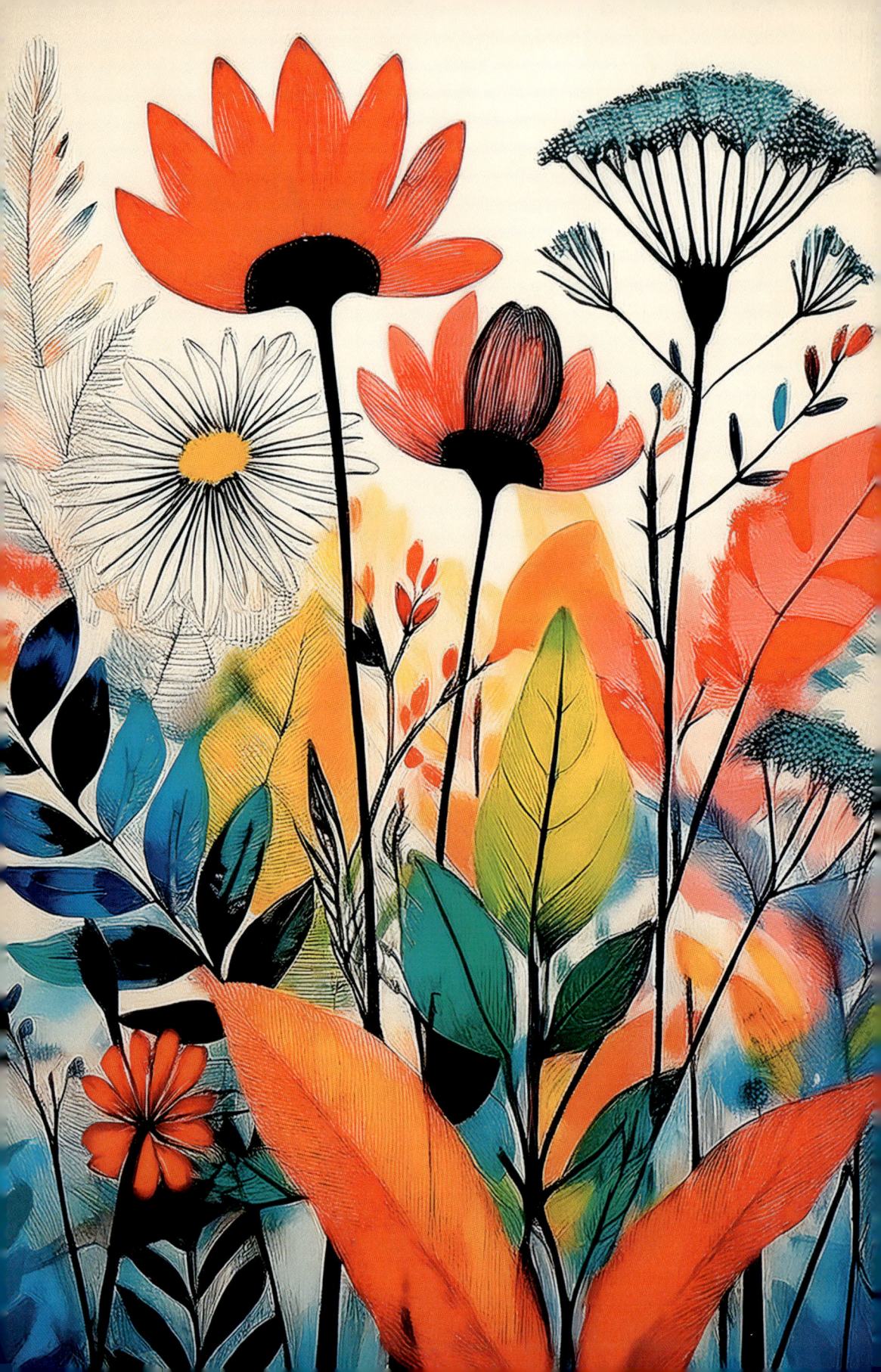

PFLANZENPORTRÄT:
DIE HARMONIEBEDÜRFTIGEN

Schafgarbe, die Vielseitige

Mit ihren zwei Gesichtern präsentiert sich diese Wiesenpflanze zum einen zart und unschuldig weiß, zum anderen hart im Nehmen und äußerst k(r)ampferprobt. So wusste man das „Zimmermannskraut", schon früh zum Stillen von Blutungen, zum Heilen von Wunden und zum Lindern von Krämpfen zu nutzen. Diese Eigenschaften hat sich von alters her auch die Frauenheilkunde zunutze gemacht. Die regulierende Wirkung der Schafgarbe *(Achillea millefolium L.)* bietet sich als **Tinktur,** als **Tee** oder als **Sitzbad** bei Menstruations- und Zyklusproblemen an. Ihre Phytoöstrogene üben eine beruhigende Wirkung auf das Wohlbefinden in den Wechseljahren aus. Ganz nach dem Motto: „Schafgarbe im Leib, tut wohl jedem Weib!"

Ausgleichende Frauen-Teemischung für jede Lebensphase

- ◆ 30 g Schafgarbe
- ◆ 30 g Melisse
- ◆ 20 g Rose
- ◆ 20 g Frauenmantel
- ◆ 10 g Kamille

Auch äußerlich angewendet vermag die „Augenbraue der Venus" ihre Qualitäten zu entfalten. In Form einer **Salbe** oder eines **Gesichtsdampfbades** richtet sie sich mit einer stark keimhemmenden Wirkung gegen Entzündungen, die aufgrund der vermehrten Talgbildung hauptsächlich die fettige Haut betreffen. Teekompressen beruhigen Couperose im Gesicht, weil sie gefäßstärkend wirken.

Die Schafe leben es uns vor und fressen die *garwe* („Gesundmacher") bei Unwohlsein. Die Kombination von Bitterstoffen und ätherischen Ölen machen sie zu einem klassischen Magen-Darm-Beruhiger. Ihre Unterstützung gegen Appetitlosigkeit und eine bessere Verdauung bietet sie auch als **Pulver** in Kombination mit Beifuß und Ringelblume ins Essen gestreut an.

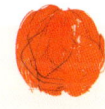

Blähungswidrige Verdauungstropfen (½ Stunde vor dem Essen 15–20 Tropfen in einem Glas Wasser): 30 g Schafgarbe, je 20 g Löwenzahnwurzel und Pfefferminze, je 10 g Fenchel und Ingwer in 750 ml Korn (Ziehzeit: 4 Wochen)

Vorsicht: Die Verwendung des Korbblütlers kann Allergien auslösen!

Kamille, die Liebkosende

Die duftende Kamille *(Matricaria chamomilla L.)* begleitet uns mit ihren entzündungshemmenden, beruhigenden und antibakteriellen Eigenschaften von der Kindheit bis ins hohe Alter. Sie ist ein vielseitiges Heilmittel:

◆ **Kamillen-Sitzbäder** lindern Blasenentzündungen und Unterleibskrämpfe.

◆ **Inhalationen** helfen bei Nasennebenhöhlenentzündungen und Erkältungen.

◆ **Kamillentee** (Ziehzeit: 7–10 Minuten) unterstützt bei Magen-Darm-Beschwerden wie Gastritis, Magengeschwüren, Reflux, Krämpfen.

◆ **Rollkur:** Eine sogenannte Rollkur kann diesbezüglich auch helfen (1 EL Kamille je 250 ml heißes Wasser). Durchführung: morgens vor dem Aufstehen 2 Tassen warmen Kamillentee auf nüchternem Magen trinken und sich dann jeweils 5 Minuten auf den Rücken, weiter auf die linke, dann auf die rechte Seite und abschließend auf den Bauch drehen. Die Behandlung, wenn nötig, für mehrere Tage durchführen.

◆ **Kamillen-Öl-Auszug**: als Bauchmassage bei Babys und Erwachsenen mit Unterleibsschmerzen und Krämpfen geeignet.

◆ **Kamillentinktur:** Gurgeln mit verdünnter Kamillentinktur behandelt Entzündungen im Mund- und Rachenraum.

◆ **Kamillentee** mit Milch, Honig und Zimt wärmt den Körper und beruhigt Geist und Seele.

◆ **Kamille** zusammen mit Melisse, Lavendel und Hopfen in einem Kissen hilft bei Schlafstörungen.

◆ **Warme Kamillentee-Einläufe** sind ein probates Hausmittel für die Darmreinigung vor einer Darmspiegelung, zur Entleerung des Darms bei Verstopfung, vor einer Geburt und zur Senkung der Temperatur bei hohem Fieber. Sie werden mithilfe eines Klistiers durchgeführt (Anweisungen auf dem Beipackzettel befolgen).

Vorsicht: Kamille kann bei Korbblütler-Allergie Reaktionen auslösen! Wegen ihrer austrocknenden Wirkung wird sie bei Augenleiden heute nicht mehr empfohlen und dabei durch den Augentrost *(Euphrasia officinalis L.)* ersetzt.

ZEIT DER VERWANDLUNG

Alles schön der Reihe nach

Eigentlich beginnt das Frausein wie im Märchen: Eine junge Frau zieht hinaus in die Welt, um ihren „Prinzen" zu erobern, eine Familie zu gründen, sich selbst zu verwirklichen oder berufliche Ziele zu erreichen. Doch irgendwann wird die Diskrepanz zwischen Märchen und Realität spürbar. Denn anders als im Märchen sind Glück und ewige Jugend im wirklichen Leben keine Konstanten.

Unser Leben ist in ständigem Wandel! Mit jeder Phase stehen wir neuen Herausforderungen gegenüber. Sobald unsere Kinder auf eigenen Beinen stehen, unsere Leistungsfähigkeit nachlässt und die Stimmungsschwankungen häufiger werden, betreten wir die Schwellenjahre des Wechsels. Hier endet unsere Fruchtbarkeit, Merkfähigkeit und Konzentration schwinden, die Gelenke knacken, die Haut wird knittrig, die Haare werden dünner. Somit ist es kein Wunder, sich manchmal „von allen guten Geistern verlassen" und womöglich nutzlos und alt zu fühlen.

Die Wechseljahre konfrontieren uns mit der Endlichkeit des Lebens und fordern uns heraus, uns neu zu finden. Sie führen uns aber auch vor Augen, dass nur im Wandel Neues entstehen kann. Nicht alles liegt in unserer Hand – doch wie wir mit diesen Prüfungen umgehen, hängt stark von unserer Einstellung ab. Gerade dann, wenn uns die Jahre zunehmend mit körperlichen, seelischen und geistigen Veränderungen konfrontieren, ist eine positive und offene Haltung wertvoll. Sie kann uns ermutigen, den Wandel mitzugestalten, das Loslassen als Chance zu begreifen und neue Wege für uns selbst zu entdecken.

Jetzt wird gewechselt!

Die hormonellen Schwankungen und Veränderungen, die oft schon vor der Menopause (Perimenopause) und manchmal auch lange danach (Postmenopause) auftreten, können viele belastende Begleiterscheinungen mit sich bringen. Gravierende Beschwerden sollten idealerweise mit fachkundiger Unterstützung angegangen werden. Dennoch bleibt es wichtig zu betonen, dass unser Wohlbefinden letztlich in unseren eigenen Händen liegt.

Die folgenden Gedanken können dazu anregen, dieses aktiv mitzugestalten:

◆ **Vorübergehende Beschwerden:** Ich erkenne, dass die Beschwerden der Wechseljahre vorübergehend sind und ich mit einer positiven Einstellung besser mit ihnen umgehen kann.

◆ **Dankbarkeitstagebuch:** Ein Dankbarkeitstagebuch hilft mir, die schönen Momente im Leben wahrzunehmen, auch wenn ich herausgefordert bin.

◆ **Pflege sozialer Kontakte:** Ich möchte meine Freundschaften und sozialen Kontakte aktiv pflegen – sie bereichern mein Leben und helfen mir durch schwere Zeiten.

◆ **Wertschätzung für das Leben:** Ich nehme wahr, dass ich keine zwanzig mehr bin, aber ich schätze das Erreichte. Regelmäßige Ruhepausen geben mir die Möglichkeit, neue Energie zu tanken.

◆ **Tägliche Bewegung:** Ich plane, täglich mindestens 30 Minuten in Bewegung zu bleiben – jede Minute zählt und kommt meiner Mobilität zugute.

◆ **Gesunde Ernährung:** Ich bin stolz darauf, mein Gewicht mit einer vollwertigen Ernährung zu halten, und freue mich, dass mein altes Kostüm noch passt. Das stärkt mein Selbstwertgefühl!

◆ **Sinnerfüllte Tätigkeiten:** Ich schätze es, einer sinnvollen Tätigkeit nachzugehen, auch wenn ich nicht mehr aktiv im Berufsleben stehe. Ob neues Hobby, ehrenamtliches Engagement, eine Reise oder Fortbildung – es ist nie zu spät für einen Neuanfang.

◆ **Offenheit und Neugier:** Ich möchte offen und neugierig bleiben für das, was um mich herum geschieht. So kann ich informiert bleiben und aktiv teilhaben – das Meckern überlasse ich lieber den Ziegen.

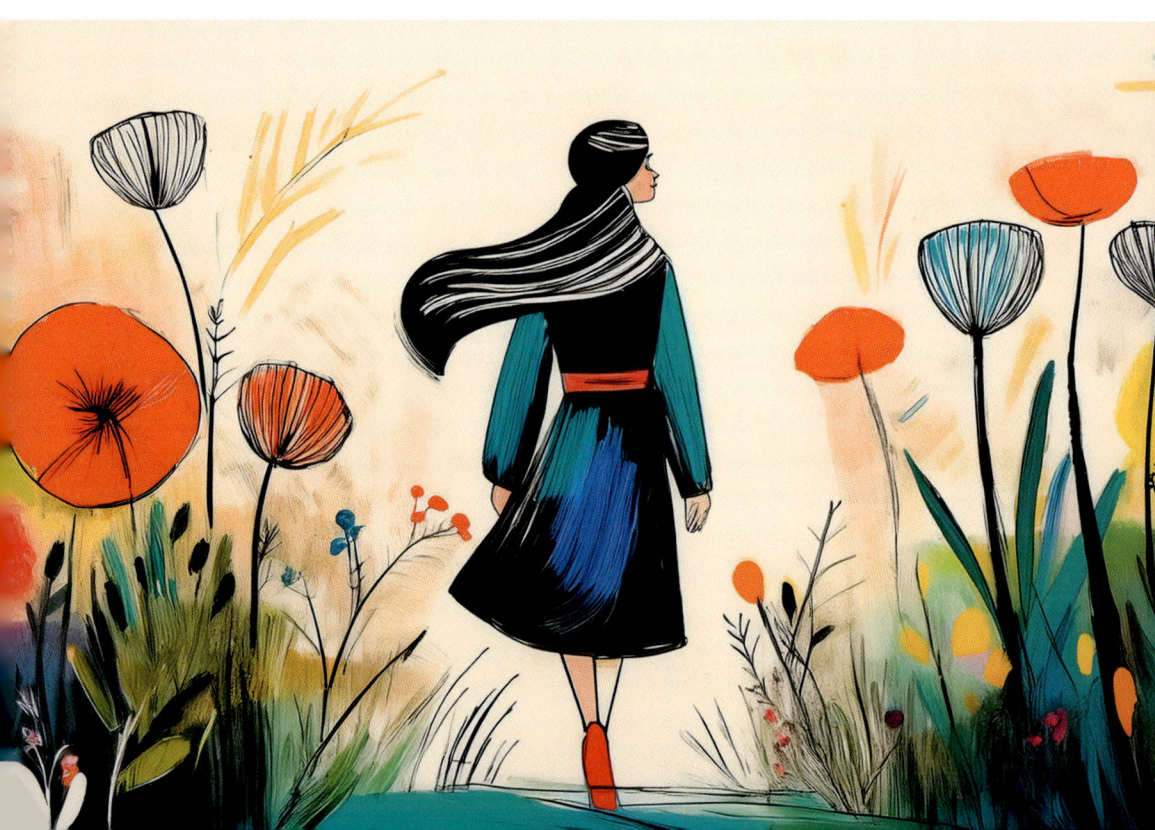

KNEIPP DICH FIT!

Weg mit den Dellen

Eine **Bürstenmassage,** die im Sinne Kneipps als Trockenbürsten bezeichnet wird, bringt wesentliche Vorteile für unsere Haut. Aber nicht nur! Denn der sanfte Reiz, hervorgerufen durch einen Massagehandschuh oder durch eine Bürste aus Naturhaar, kann auch dem seelischen und körperlichen Gleichgewicht auf die Sprünge helfen. Zudem versteht sich das **Trockenbürsten** als gute Prävention gegen Infekte. Sein milder Reiz nimmt auf die Durchblutung und die Regulation des Blutdruckes Einfluss, worüber sich das Herz besonders freut. Die Anwendung löst auf bestimmten Hautarealen, den sogenannten Head'schen Zonen, einen Reiz auf unsere Organe aus, die so in ihrer Funktion unterstützt werden.

Vom Trockenbürsten profitiert auch unser Hautstoffwechsel. Die stimulierende Reibung durch die Bürste sorgt für eine bessere Durchblutung der Haut, was wiederum einer natürlichen Entgiftung und Regenerierung zugutekommt. Wer aufgrund von Veranlagung oder Übergewicht gegen eine ausgeprägte Cellulite an Oberschenkeln und Oberarmen ankämpft oder chronisch kalte Extremitäten in den Griff bekommen möchte, findet im Trockenbürsten ebenfalls eine wirksame Hilfe.

Vorsicht: Das Trockenbürsten ist bei großer Nervosität, bei Hautleiden, ausgeprägten Krampfadern, Besenreisern und wegen seiner anregenden Wirkung kurz vor dem Zubettgehen tabu.

Anleitung zum Trockenbürsten

Für diese Maßnahme empfiehlt sich eine Bürste mit Naturhaaren. Sie darf weder zu weich noch zu hart sein, um ein angenehmes Gefühl zu gewährleisten. Je dünner die Haut im Alter wird, desto behutsamer und sanfter wird der Druck ausgeübt. Die Anwendung sollte idealerweise bei geöffnetem Fenster erfolgen.

Nach der Behandlung erscheint die Haut gut durchblutet und leicht gerötet. Diese Methode wird auch als stoffwechsel- und kreislaufanregend empfohlen und kann besonders in Verbindung mit einer Fastenkur oder zur Vorbeugung gegen Migräneattacken nützlich sein.

So geht's

◆ Die strichförmigen Bewegungen beginnen am rechten Fuß und werden auf dem Oberschenkel kreisförmig fortgeführt.

◆ Dasselbe vom linken Fuß ausgehend immer zum Herzen hin wiederholen.

◆ In der Folge die rechte und linke Gesäßhälfte massieren.

◆ Beim Oberkörper am rechten Handrücken beginnen und kreisend an der

Außenseite des Arms nach oben und dann an der Arminnenseite zurück zur Hand fahren.

◆ Links wiederholen.

◆ Nun den Brustbereich behandeln, wobei die Brustwarzen ausgespart werden.

◆ Danach folgen Bauch und Nacken.

◆ Für den Rücken eignet sich eine Bürste mit langem Stiel.

Das Trockenbürsten nimmt in der Regel weniger als 5 Minuten in Anspruch und sollte idealerweise vor dem Duschen bei geöffnetem Fenster durchgeführt werden. Auf diese Weise können die losgelösten, abgestorbenen Hautpartikel besser entfernt werden.

Bei großer Nervosität oder Hauterkrankungen ist von dieser Methode abzuraten. Besenreiser, Krampfadern sowie stark behaarte Körperstellen sollten ebenfalls ausgespart werden.

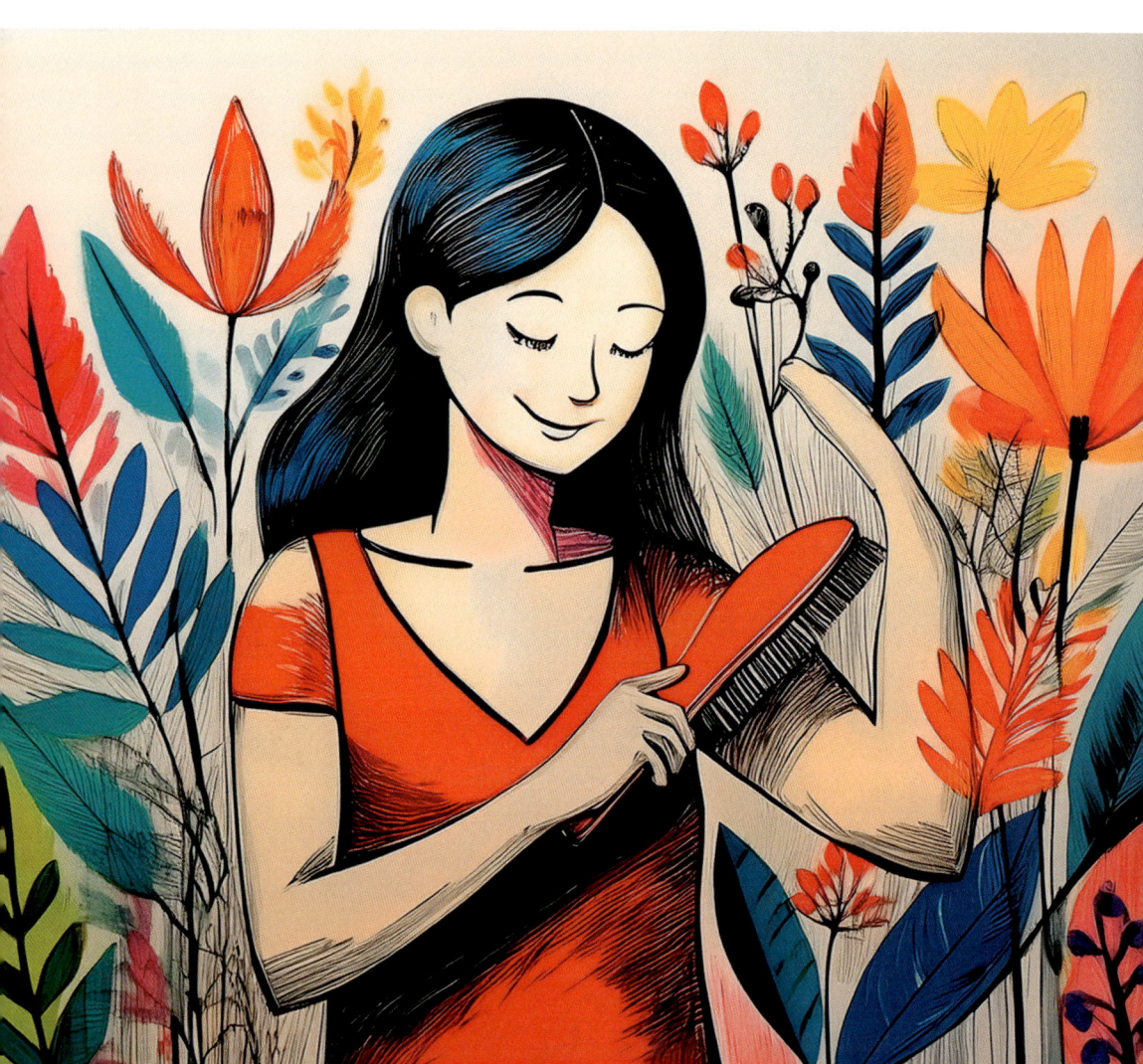

Verkrustetes aufbrechen

SÜSSE TRÄUME

Wenn wir uns im Bett hin- und herwälzen und über längere Zeit keinen erholsamen Schlaf finden, fühlen wir uns bald kraftlos, unkonzentriert und gereizt. Einschlaf- und Durchschlafstörungen sind häufige Begleiterscheinungen der Wechseljahre. Der sinkende Östrogenspiegel verkürzt die Tiefschlafphase. Doch damit nicht genug: Ein verlangsamter Stoffwechsel, Hitzewallungen, plötzliche Blutdruckanstiege und psychische Belastungen – sie alle zählen zu den klassischen Schlaf- und Energieräubern. Eine ungünstige Situation, denn gerade das entspannte Ausruhen hält Leib und Seele im Gleichgewicht.

„Einmal darüber schlafen, dann sieht die Welt wieder anders aus" heißt es im Volksmund. Schopenhauer formuliert es ähnlich: „Der Schlaf ist für den ganzen Menschen, was das Aufziehen für die Uhr ist." Und Kant schließt: „Der Himmel hat den Menschen als Gegengewicht zu den vielen Mühseligkeiten des Lebens drei Dinge gegeben: die Hoffnung, den Schlaf und das Lachen." Auch Hildegard von Bingen empfiehlt ganz einfach: „Ein natürlicher Schlaf ist das beste Mittel für gute Nerven." Im regelmäßigen kurzen Mittagsschlaf und im zeitigen Zubettgehen sieht sie eine lebensverlängernde Maßnahme.

Eigentlich sollte all das selbstverständlich sein! Wenn es nur so einfach wäre …

Sandmännchens fleißige Helferlein

◆ Abends eine Kalorienreduktion anstreben, nicht zu spät essen, frisches Obst und Gemüse durch gedünstetes ersetzen und vor allem Aufputschmittel wie Alkohol und Kaffee meiden.

◆ Das blaue Licht von digitalen Geräten gehört nachweislich zu den größten Schlafräubern.

◆ Aufregende Filme oder spannungsgeladene Lektüre vor dem Schlafen vermeiden!

◆ Für eine angenehme Raumtemperatur, passende Lichtverhältnisse und bequeme Bettutensilien sorgen. Abends nochmals ordentlich stoßlüften.

◆ Vor dem Zubettgehen belastende Gedanken loslassen und sich im Verzeihen üben.

◆ Regelmäßige Schlafenszeiten anstreben, möglichst weit vor Mitternacht.

◆ Rituale pflegen! Yogaübungen, sanfte Musik, eine Traumreise, ein warmes Fußbad u. a. m.

Gelöschter Wein nach Hildegard von Bingen: Hierfür werden 100 ml Wein aufgekocht, 50 ml kaltes Wasser hinzugegeben und sofort von der Herdplatte genommen. Vor dem Schlafengehen ein Gläschen davon trinken.

Beruhigende ätherische Öle: Lavendel, Rosenholz, Zirbelkiefer, Bergamotte, süße Orange, Römische Kamille. Zum Bedüften eignet sich ein Diffuser, Duftstein oder ein Tuch in der Nähe des Kissens.

Meine persönliche Erfahrung

Wer folgendes **Lavendel-Handpeeling** einmal ausprobiert hat, wird mir zustimmen! Die samtweichen Hände und der beruhigende Duft des Lavendels sind der Mühe allemal wert: Dafür vermische ich 50 g Kokosfett (oder Mandel- bzw. Olivenöl) mit 1 EL Salz und 3 Tropfen Lavendelöl. Einen kleinen Klecks der Paste massiere ich gründlich in meine Hände ein. Das Salz spüle ich mit lauwarmem Wasser ab und trockne meine Hände mit positiven Gedanken und einem lächelnden Gruß an mein Spiegelbild.

Schlaffördernde Teemischung

(2 TL / 200 ml Wasser, Ziehzeit: 7 Minuten)

◆ 30 g Kamille (entstressend, beruhigend)
◆ 20 g Lavendel (entspannend, schlaffördernd)
◆ 20 g Melisse (angstlösend, harmonisierend)
◆ 15 g Passionsblume (gegen Nervosität)
◆ je 5 g Rose und Orangenblüte (stimmungsaufhellend, stressreduzierend, schlaffördernd)

Beruhigend duftendes Kissen: Zirbenspäne bilden die Grundzutat. Sie wirken beruhigend und senken die Pulsfrequenz. Hinzu kommen Lavendel, Hopfen, Melisse und Kamille, die allesamt Entspannung schenken. Das Kissen neben den Kopfpolster legen und beim Schlafengehen durchkneten!

GANZHEITLICH DENKEN – NATÜRLICH BEHANDELN

Natürliche Helfer gegen schlechte Laune und innere Unruhe

Die Wechseljahre sind keine Krankheit, machen jedoch vielen Frauen zu schaffen. Statt sich davon allerdings die Stimmung verderben zu lassen, gibt es Ansätze, um diese Phase positiv zu gestalten.

◆ **Bewegung als Stimmungsaufheller:** Dem „Miesepeter" einfach davonlaufen – warum nicht? Ein regelmäßiges Bewegungsprogramm oder Sport setzt Glücksgefühle frei und stärkt die emotionale Balance. Schon kleine Bewegungseinheiten können die Stimmung positiv beeinflussen.

◆ **Kräuter – beruhigende Begleiter:** Kräuter können helfen, Reizbarkeit, Übellaunigkeit und Schlafstörungen zu mildern sowie Hitzewallungen zu lindern. Besonders effektiv ist Helmkraut *(Scutellaria lateriflora L.)*, das als Tee oder Tinktur wirkt. Kombiniert mit Melisse, Johanniskraut, Lavendel und Haferstroh in gleichem Mischungsverhältnis entsteht eine harmonische Mischung. Empfohlen werden mindestens 2 Tassen täglich über mehrere Wochen.

◆ **Hormonausgleich durch Ernährung:** „Man ist, was man isst" – phytoöstrogene Lebensmittel wie Sojaprodukte und Linsen können das hormonelle Gleichgewicht unterstützen.

◆ **Magnesium für innere Ruhe:** In Phasen nervlicher Anspannung ist die Kontrolle des Magnesiumspiegels sinnvoll. Ein Mangel kann durch magnesiumreiche Ernährung ausgeglichen werden. Gute Quellen sind Bananen, Kürbis, Avocados, Grünkohl, Spinat, Vollkornreis, Linsen, Mandeln, Sonnenblumenkerne, Chiasamen, Walnüsse und Bitterschokolade (mindestens 70 % Kakaoanteil).

◆ **B-Vitamine und Vitamin D – Wohlbefinden aus dem Nährstoffhaushalt:** B-Vitamine aus einem Komplex aus der Apotheke reduzieren Stress und fördern die Ausschüttung von Glückshormonen. Da sie wasserlöslich sind, besteht keine Überdosierungsgefahr. Besonders in den dunklen Monaten sollte der Vitamin-D-Spiegel bestimmt werden, um Mangel zu vermeiden. Vitamin D findet sich in fettem Fisch, Leber, Eigelb und Pilzen und hat neben antidepressiven auch immunstärkende Effekte.

Herzensangelegenheiten

Die gute Nachricht: Hormonbedingtes Herzrasen und herzbeklemmende Gefühle enden oft so plötzlich, wie sie kamen. Die langsam versiegende Hormonproduktion und das

Ungleichgewicht zwischen Östrogen und Progesteron können in den Wechseljahren zu kardiovaskulären Beschwerden führen. Bluthochdruck muss immer abgeklärt werden. Bei Herzrasen helfen meditative Übungen (z. B. Yoga) und entspannende Spaziergänge. Manchmal genügt ein Schluck kaltes, kohlensäurehaltiges Wasser, um das „rasende Herz" zu beruhigen.

Herzstärkende Mischung

(1 EL / 250 ml Wasser, 2 Tassen morgens und abends)

◆ 50 g Weißdornblätter / -blüten
◆ 20 g Herzgespannkraut
◆ 20 g Melisse
◆ 10 g Hopfenzapfen
◆ 10 g Passionsblüten oder Lavendel

Ätherische Öle wie Lavendel, Bergamotte, Rosengeranie, Muskatellersalbei sind ideal, um ein aufgewühltes Herz zu beruhigen. Sie können einzeln oder als Mischung als Raumbeduftung verwendet oder in ein Körperöl eingearbeitet werden.

Herzfreund-Salbe

◆ 70 ml Mandelöl
◆ 30 g Kokosfett
◆ 6 Tropfen ätherisches Vanilleöl (stimmungsaufhellend, schlaffördernd)
◆ 6 Tropfen ätherisches Grapefruitöl (vitalisierend, hautstraffend)

◆ 3 Tropfen ätherisches Zitronenmyrtheöl (erheiternd, beruhigend)

Das Kokosfett im lauwarmen Mandelöl auflösen. Die ätherischen Öle einarbeiten und die Salbe im Kühlschrank aufbewahren. Dadurch wird sie fester und kann besser auf die Herzgegend aufgebracht werden.

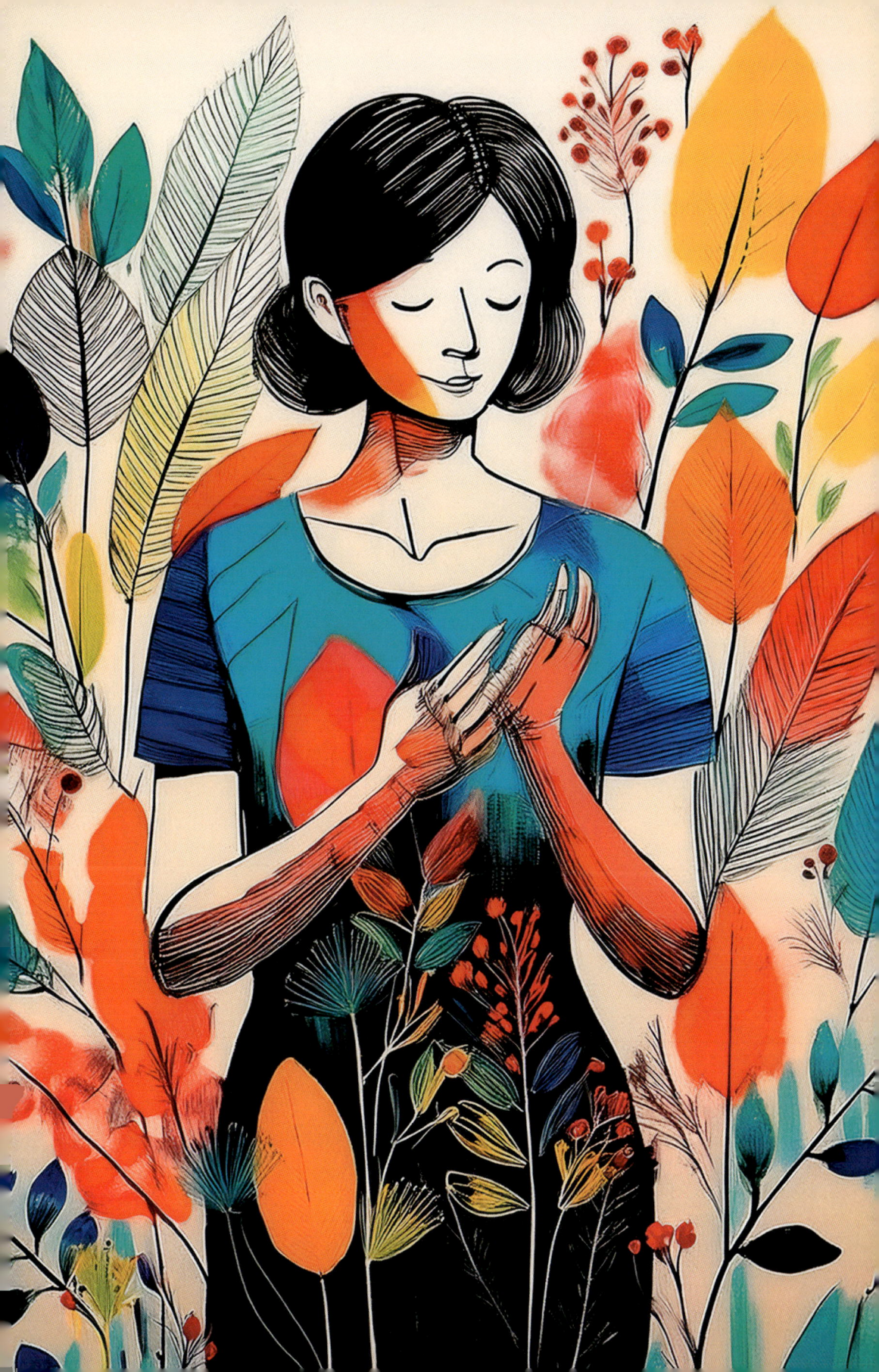

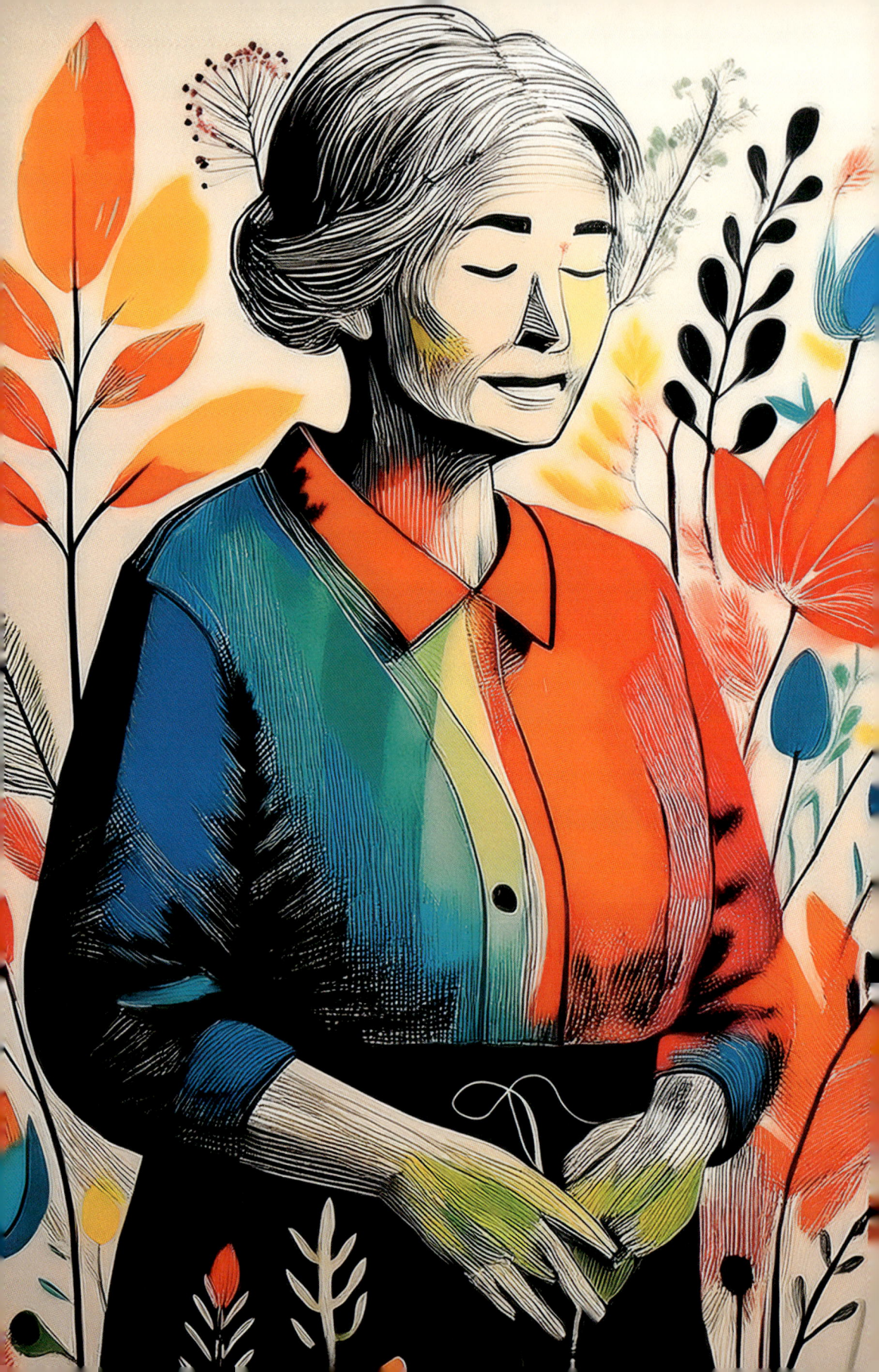

BLASENPROBLEME

Eine Blase außer Kontrolle

Mit dem Beginn der Wechseljahre treten bei vielen Frauen vermehrt Blasenprobleme auf. Dies ist teilweise auf die abnehmende Hormonproduktion zurückzuführen, welche nicht mehr ausreichend für die Elastizität und Gesundheit des Blasengewebes sowie der Harnröhre sorgt.

Blasenentzündungen sind bei Frauen häufiger als bei Männern, da die weibliche Harnröhre kürzer ist und näher am After liegt, was das Infektionsrisiko bei unzureichender Hygiene erhöht. Zudem verlieren Beckenboden und Bindegewebe vor allem durch die Geburten an Spannkraft, was die vollständige Blasenentleerung erschweren kann. Psychische Belastungen, unzureichende Flüssigkeitszufuhr, nasse Kleidung, Kälte, Reizungen durch Geschlechtsverkehr sowie eine dünner werdende und trockenere Vaginalschleimhaut sind zusätzliche Auslöser für Blasenprobleme. Durch die verminderte Spannkraft des Harntrakts und der Geschlechtsorgane kann es außerdem zu einer Blasensenkung kommen, wodurch die Kontrolle über die Blasenentleerung erschwert wird.

Die sogenannte **Reizblase** bereitet ebenfalls vielen älteren Frauen Schwierigkeiten. Betroffene verspüren plötzlich einen starken Harndrang, obwohl die Blase nur wenig gefüllt ist. Der Gang zur Toilette muss sofort erfolgen, da der Harndrang nicht unterdrückt werden kann.

Von **Inkontinenz** spricht man hingegen, wenn es bei körperlicher Anstrengung – wie Lachen, Niesen, Husten, dem Heben schwerer Gegenstände – zu unwillkürlichem Urinverlust kommt. Dies hängt oft mit einer geschwächten Beckenbodenmuskulatur zusammen und kann im schlimmsten Fall in einem nassen Höschen enden.

Unterstützende Maßnahmen

Da der Rückgang von Östrogen unvermeidlich ist, ist es wichtig, andere Maßnahmen zu ergreifen, um die Blasengesundheit zu unterstützen:

◆ **Gezieltes Beckenbodentraining:** Kontinuierliches Training, das unter anderem in Kursen erlernt werden kann, bringt spürbare Entlastung.

◆ **Blasentagebuch:** Ein Tagebuch kann helfen, automatisierte Verhaltensweisen zu durchbrechen. Dabei wird der erste Impuls, zur Toilette zu gehen, bewusst unterdrückt oder hinausgezögert, um die Blase zu „erziehen".

◆ **Ausreichende Flüssigkeitszufuhr:** Trinken, trinken, trinken! Dies hilft, krank machende Bakterien auszuscheiden und deren Einnistung im Vorfeld zu verhindern.

◆ **Desinfizierende Tinkturen:** Tinkturen aus Kapuzinerkresse, Meerrettich, Preiselbeere und Goldrute sind hierfür besonders gut geeignet (15 Tropfen 2-mal täglich für 3 Wochen).

◆ **Durchspülungstherapie:** Empfehlenswert sind Ackerschachtelhalm, Brennnesselblätter, Schwarze Johannisbeeren, Birke, Wurzeln von Liebstöckel, Hauhechel, Quecke, blühendes Goldrutenkraut, Bohnenschalen, Maisbart oder Wacholderbeeren, die als Tee oder Tinktur eingenommen werden können.

◆ **Bärentraubenblätter:** ein altes und hilfreiches Mittel bei akuten Infekten. Es sollte nicht während der Schwangerschaft, Stillzeit oder für Kinder angewendet werden. Aufgrund der magenreizenden Gerbstoffe empfiehlt sich ein 12-stündiger Kaltwasserauszug. Davon sollten 2–3 Tassen maximal eine Woche lang getrunken werden.

◆ **D-Mannose** ist ein aus Mais gewonnener Einfachzucker (Apotheke), der bei Blasenentzündungen äußerst wirksam ist, da sich die krank machenden Bakterien an ihn andocken und dann mit dem Urin ausgeschieden werden.

Meine persönliche Erfahrung

Es ist erstaunlich, wie schnell und zuverlässig ein starker **Teeaufguss** aus einer Handvoll getrocknetem oder frischem Ackerschachtelhalm (auf 1 l Wasser) eine akute Blasenentzündung lindern kann. Man setzt sich auf einen Eimer, der mit 1 l heißem Tee gefüllt ist, wickelt ein Badehandtuch darum und lässt den Dampf (Vorsicht: Verbrennungsgefahr!) etwa 15 Minuten einwirken.

Anschließend empfiehlt sich die Anwendung von ätherischem Zitronen-Eukalyptus-Öl. Dazu gibt man alle vier Stunden einen Tropfen auf eine Slipeinlage.

KNEIPP DICH FIT!

Abwehr marsch!

In Kombination mit einem geschwächten Immunsystem und nasskaltem Wetter haben krank machende Viren und Bakterien ein leichteres Spiel, sich im Körper ungehindert auszubreiten. Kalte Füße fungieren dabei als ideale Eintrittspforte. Besonders schlanke Frauen leiden häufig unter kalten Extremitäten. Diese entstehen durch eine mangelnde Durchblutung, da der Körper bei sinkenden Außentemperaturen erst einmal versucht, die lebenswichtigen Organe und das Gehirnareal warm zu halten. Aufgrund der geringeren Muskelmasse sind Frauen öfters von diesem Phänomen betroffen als Männer.

Ein regelmäßiges Trockenbürsten kann helfen, aber genauso ein **ansteigendes Fußbad.** Letzteres basiert auf dem Prinzip „warm, wärmer, gesünder" und ist ein probates Hausmittel bei beginnenden fiebrigen Erkältungskrankheiten, bei chronischen Nasennebenhöhlen- und Stirnhöhlenentzündungen, bei Einschlafstörungen, bei chronisch kalten Füßen, bei Blasenleiden, bei Menstruationsbeschwerden. Die örtliche Überwärmung verursacht eine reflektorische Überwärmung der Unterleibsorgane und der Schleimhäute im Nasen-Rachen-Raum. Für die unterstützende Wirkung sorgen ätherische Öle wie Eukalyptusöl, Thymianöl, ätherische Öle unserer einheimischen Nadelgehölze, die dem Fußbad beigemengt werden. Ätherische Öle sind jedoch nicht wasserlöslich und brauchen deshalb einen Emulgator (Salz, Honig, Sahne), damit sie vom Körper aufgenommen werden können.

Vorsicht: Schwer herzkranke Menschen sollten auf eine Anwendung verzichten! Bei akuten Venenerkrankungen, Thrombosegefahr, diabetischen Füßen oder anderen schweren arteriellen Durchblutungsstörungen wird ebenfalls vom ansteigenden Fußbad abgeraten.

Anleitung zum ansteigenden Fußbad

Ein ansteigendes Fußbad kann jederzeit durchgeführt werden, eignet sich aber besonders gut vor dem Schlafengehen, da es den Kreislauf doch relativ stark belastet.

Zur Vorbereitung wird heißes Wasser in einer großen Thermoskanne bereitgestellt. Wer den Kübel in die Badewanne oder in die Duschkabine stellt, kann auch das heiße Wasser aus dem Duschschlauch verwenden. Das Fußbad dauert je nach persönlichem Empfinden etwa 10–15 Minuten und erfolgt im Sitzen. Es empfiehlt sich, einen Eimer zu verwenden, der groß genug für beide Füße ist, aber nicht zu groß, um die Wassermenge besser kontrollieren zu können. Dabei bleibt der Oberkörper warm bedeckt.

Bei Krampfadern ist es wichtig, das Wasser nur knöcheltief zu halten. Während des Hinzufügens von heißem Wasser kann das bereits vorhandene Wasser etwas abgeschöpft werden, um den Pegel niedrig zu halten.

So geht's

◆ Handwarmes Wasser (33–35 °C) knöcheltief in die Wanne füllen.

◆ Die Füße hineinstellen und langsam heißes Wasser nachgießen, bis die Temperatur je nach Wohlbefinden auf 39–41 °C ansteigt.

◆ Sobald das Wasser die Wadenmitte erreicht hat, kurz verweilen – idealerweise kommt es zum Schweißausbruch.

◆ Die Füße gründlich abtrocknen und anschließend für mindestens 30 Minuten warm eingepackt unter einer Decke ruhen. Dadurch wird dem Körper noch zusätzlich „eingeheizt", sodass die Parasiten absterben oder das Weite suchen.

Bei Fieber gilt in unserem Körper dasselbe Prinzip. Die Überwärmung beim Fußbad fördert zusätzlich den gesamten Stoffwechsel und unterstützt den Körper bei der Regeneration.

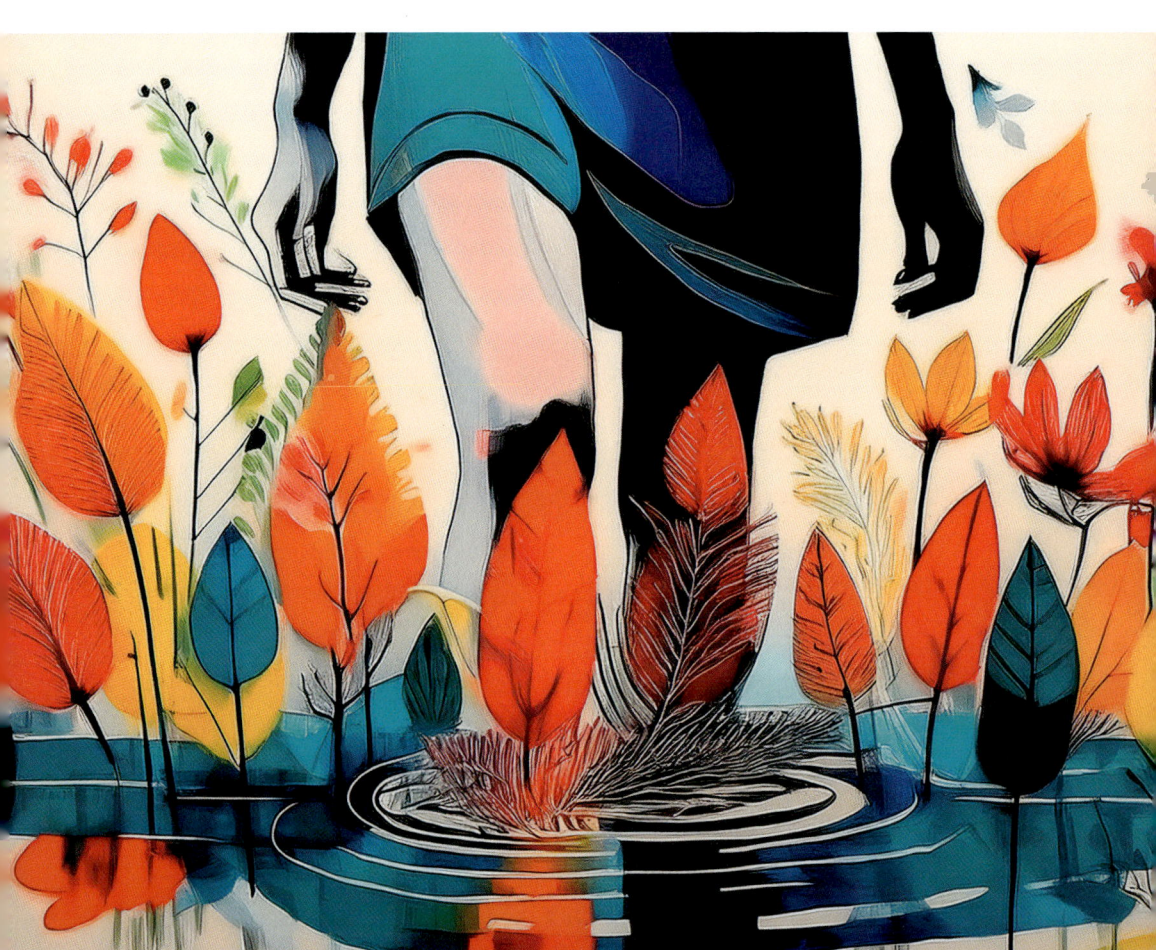

Ich bin, was ich bin

FETT IST NICHT GLEICH FETT

Gutes Fett macht nicht fett

Eines muss klar sein: Unsere körperliche Grundversorgung ist auf eine angemessene Zufuhr von Fetten angewiesen. Die Annahme, dass Fett gesundheitsschädlich ist, gehört der Vergangenheit an. Fett ist nicht nur Geschmacksträger, sondern auch ein essenzieller Bestandteil unserer Zellmembranen. Fett spielt eine entscheidende Rolle im Körper: Es ist notwendig für die Fortpflanzung, liefert Energie für die Muskelzellen und ist essenziell für viele biologische Funktionen. Ein großer Teil unseres Gehirns besteht aus Fett, was nicht nur unsere Denkflexibilität, sondern auch unsere Stimmung beeinflusst. Zudem könnten fettlösliche Vitamine wie A, D, E, K ohne Fett gar nicht aufgenommen werden.

Die unterschiedlichen Fette

Gehärtete Fette, auch **Transfette** genannt, sind in Margarine, Nougatcreme, frittierten Lebensmitteln und Snacks enthalten. Sie gelten als gesundheitsschädlich, da sie das Risiko für Herzinfarkte und Schlaganfälle erhöhen und das „schlechte" Cholesterin (LDL) steigern. Das Gleiche gilt für Palmfett,

das in vielen Fertigprodukten zu finden ist, egal ob sie biologisch oder konventionell hergestellt werden. Diese sollten wir weitestgehend meiden.

Außer den Transfetten gibt es **ungesättigte Fettsäuren** in Ölen, Nüssen, Avocados, Samen oder Fischen und **gesättigte Fettsäuren** in tierischen Fetten wie Fleisch, Eier, Milch und Wurstwaren. Für eine ausgewogene Fettversorgung ist es wichtig, das Verhältnis von gesättigten zu ungesättigten Fettsäuren bei etwa 1:2 zu halten. Ein Übermaß an gesättigten Fettsäuren kann Entzündungen und Herz-Kreislauf-Erkrankungen begünstigen.

Beim starken Erhitzen sollten Öle mit einem hohen Rauchpunkt bevorzugt werden, um die Umwandlung von Fettsäuren in Transfette zu vermeiden:

◆ **Ghee (geklärte Butter)** enthält gesättigte Fettsäuren und reichlich Vitamin A und E, weshalb es zum idealen Brat- und Frittierfett wird.

◆ **Olivenöl** ist reich an einfach ungesättigten Fettsäuren und hat einen hohen Rauchpunkt. Für starkes Anbraten sollte raffiniertes Olivenöl dem kalt gepressten vorgezogen werden.

◆ **Raffiniertes Erdnussöl** ist geschmacksneutral und ebenfalls gut zum Frittieren geeignet.

◆ **Avocadoöl** enthält viele einfach ungesättigte Fettsäuren und Vitamin E. Mit einem hohen Rauchpunkt von 250 °C ist es ein ausgezeichnetes Bratöl.

Bei den ungesättigten Fettsäuren können wir außerdem zwischen **Omega-3- und Omega-6-Fettsäuren** unterscheiden. Sie sind essenzielle Nährstoffe, die der Körper nicht selbst herstellen kann.
Omega-3-Fettsäuren sind bekannt für ihre entzündungshemmenden Eigenschaften. Sie fördern die Herzgesundheit und unterstützen die Hirnfunktion sowie das Nervensystem. Wir finden sie vor allem in fettem Fisch wie Lachs, Makrele, Hering, Sardinen, Thunfisch.

Pflanzliche Quellen für Omega-3-Fettsäuren können gut in die täglichen Mahlzeiten eingebaut werden:
◆ **Leinsamen und Leinsamenöl:** in Salaten, Smoothies, Müsli, Quark oder Joghurt;
◆ **Chiasamen:** für Pudding, Brot oder Smoothies;
◆ **Walnüsse:** in Salaten, Brot oder als Snack;
◆ **Hanf- und Rapsöl:** ideal für Salate, Gemüse oder Suppen (mittlere Hitze);

◆ **Algenöl:** als Nahrungsergänzung (Vorsicht vor Überdosierung, die zu Vorhofflimmern führen kann).

Die Empfehlungen zielen darauf ab, den Konsum von Omega-3-Fettsäuren zu erhöhen und das Verhältnis von Omega-6- zu Omega-3-Fettsäuren zu optimieren. Ein ausgewogenes Verhältnis liegt zwischen 1:1 und 1:4. Omega-6-Fettsäuren sind in vielen verarbeiteten Lebensmitteln sowie in Nüssen, Samen und Pflanzenölen wie Sonnenblumen-, Mais-, Sojaöl enthalten, sodass unser Bedarf in der Regel ausreichend gedeckt ist. Statt die Aufnahme von Omega-6-Fettsäuren weiter zu erhöhen, sollte der Fokus darauf liegen, mehr Omega-3-reiche Lebensmittel wie fetten Fisch, Leinsamen, Walnüsse oder Hanföl in die Ernährung zu integrieren. Dies hilft, entzündlichen Prozessen im Körper entgegenzuwirken und die Gesundheit zu fördern.

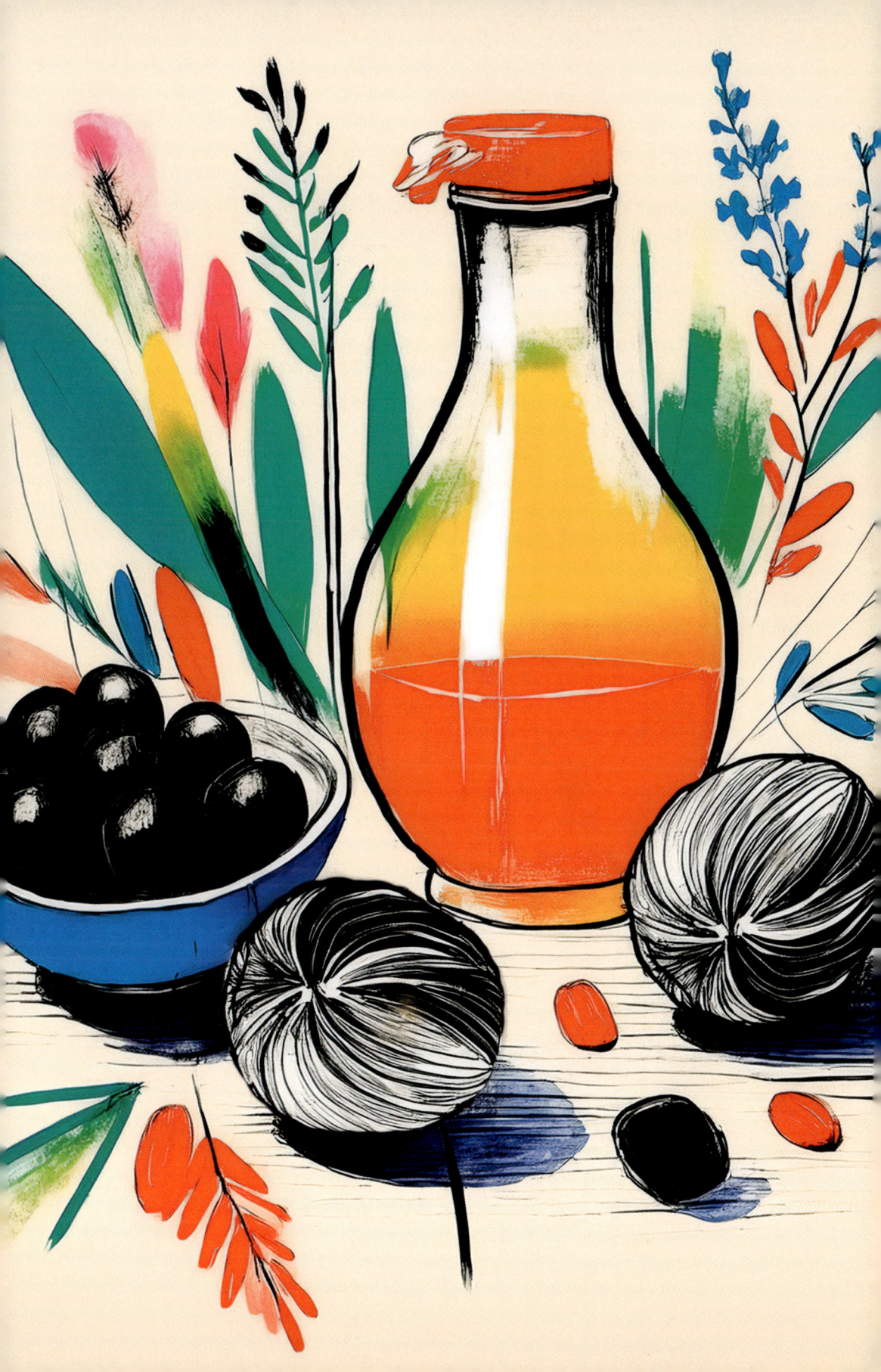

SPIEGLEIN, SPIEGLEIN, AN DER WAND

Natürliche Hautpflege für neue Zeiten

Spätestens in den Wechseljahren müssen wir akzeptieren, dass die Hormonproduktion allmählich zurückgefahren wird. Diese Veränderung beeinflusst unser emotionales Wohlbefinden, unsere körperlichen und geistigen Fähigkeiten, aber auch unser äußeres Erscheinungsbild.

Die Veränderung kann die folgende selbst gemachte Reinigungsmilch zwar nicht aufheben, aber sie kann mithelfen, die natürliche Barriere der Haut zu erhalten, diese mit Feuchtigkeit zu unterstützen, auf eine schonende Art Schmutz- und Make-up-Partikel zu entfernen und Irritationen vorzubeugen:

◆ 50 ml Mandelmilch
◆ 1 EL Jojobaöl
◆ ¼ TL Honig
◆ 3 Tropfen ätherisches Lavendelöl

Alle Zutaten in eine Sprühflasche geben und gut vermischen.

Anwendung: Die Reinigungsmilch auf das Gesicht auftragen und sanft einmassieren. Kurz einwirken lassen und dann mit einem Abschmink-Pad entfernen. Anschließend mit lauwarmem Wasser abspülen und wie gewohnt weiter pflegen.

In den Wechseljahren verringern sich auch die Regenerationsprozesse der Haut, die Talgproduktion sowie die Bildung von Kollagen, Elastin und Hyaluronsäure wird zurückgefahren. Eine Wundercreme für die nachlassende Elastizität der Haut gibt es nicht, auch wenn diese noch so teuer und vielversprechend ist.

Indes empfehlen Hautärztinnen und Kosmetikerinnen natürliche Pflegemaßnahmen, um den Altersprozess hinauszuzögern:

◆ **Wasser trinken:** Über den Tag verteilt hilft es, den Flüssigkeitsbedarf zu decken!

◆ **Morgens Zitronenwasser genießen:** Dies fördert unter anderem einen ausgewogenen Säure-Basen-Haushalt.

◆ **Die Haut gilt als Spiegel der Seele:** Streben wir danach, im Einklang mit uns selbst und unserer Umgebung zu leben. Haben wir den Mut, wenn nötig, neue Schritte zu wagen und alten Ballast abzuwerfen.

◆ **Achten wir auf spezielle Hautschmeichler:**
   Vitamin A in rotem, orangefarbenem und gelbem Obst und Gemüse;
   Vitamin B7 in Haferflocken, Eigelb, Tomaten und Walnüssen;
   Vitamin C in Beeren, Zitrusfrüchten, Sauerkraut und Kohl;

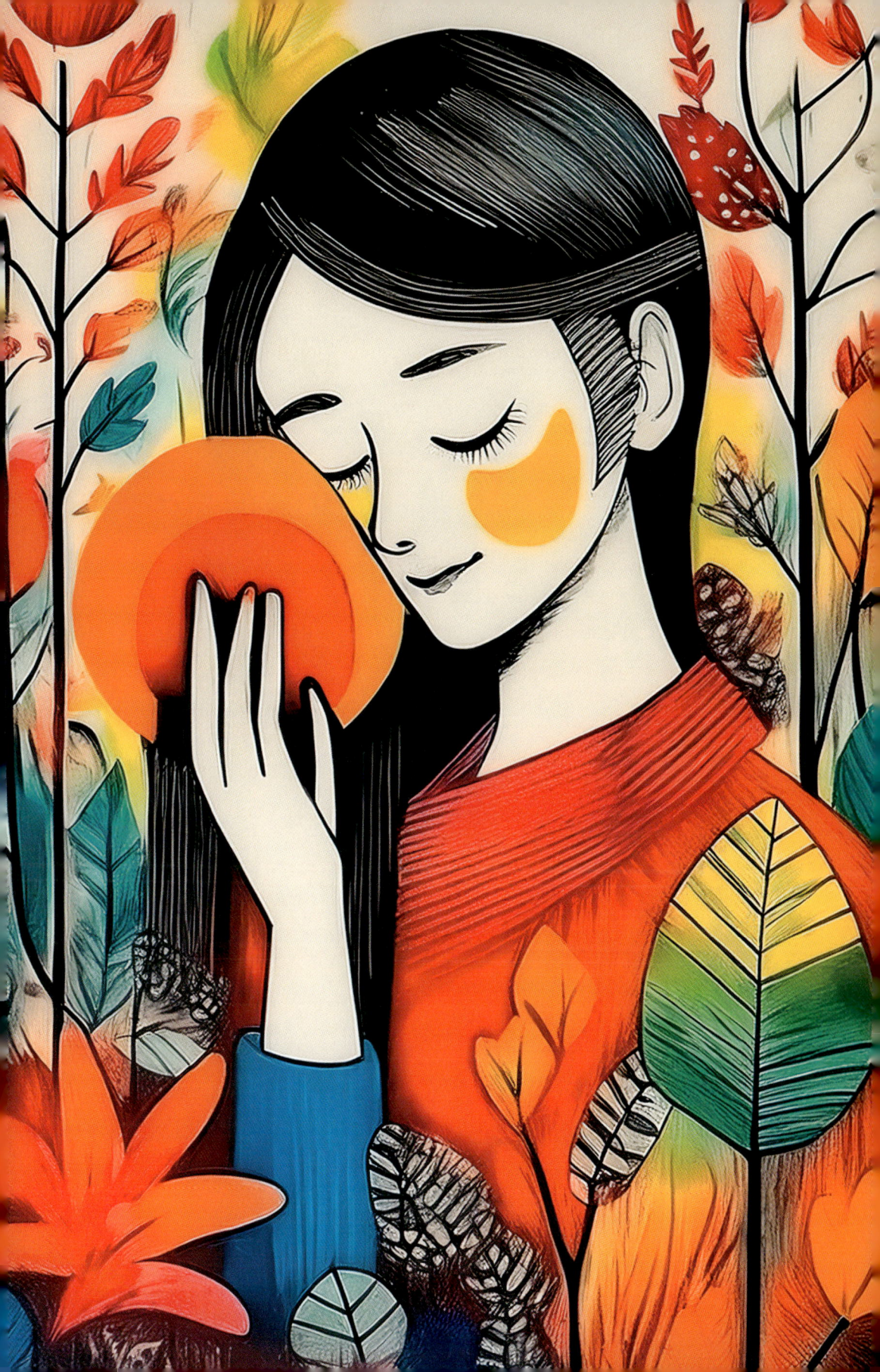

Vitamin E in Weizenkeimöl, Sonnenblumenöl, Rapsöl, Mandeln, Erdnüssen und grünem Gemüse;
Zink in Weizenkeimen und Kürbiskernen;
Mangan in Hülsenfrüchten;
Selen in Linsen, Kartoffeln, Fisch und Fleisch.

◆ **Bei längeren Aufenthalten im Freien Sonnencreme verwenden** und übermäßiges Sonnenbaden vermeiden.

◆ **Darmpflege** mit Mikronährstoffen, Omega-3-Fettsäuren, Senfölen (z. B. Bärlauch, Knoblauch, Zwiebel) sowie Ballaststoffen.

◆ **Keine synthetischen Waschsubstanzen (z. B. Badeschaum)** verwenden, die die Haut zusätzlich austrocknen.

◆ **Frischluft tanken:** Stoßlüften in der Wohnung und in beheizten Räumen für Feuchtigkeit durch nasse Lappen oder Luftbefeuchter sorgen.

◆ **Suchtgifte meiden.**

◆ **Nährendes und Feuchtigkeitsbindendes:** Sheabutter, Argan-, Weizenkeim- und Mandelöl, Urea-Cremes sowie sanfte Peelings mit Fruchtsäure (AHA) verwenden.

◆ **Lachen ist die beste Medizin!** Denn Lachfalten sind einfach nur sexy!

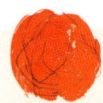

Schüttellotion für die Handtasche: Wie der Name schon sagt, muss diese Lotion vor dem Auftragen geschüttelt werden, damit sich die Fett- und Wasserphase kurzzeitig verbinden. Als Sprühstoß aus einer 50-ml-Flasche verleiht sie der Haut neue Frische und Spannkraft, ist für jeden Hauttyp geeignet und kann auch unterwegs aufgetragen werden. Zutaten: 15 ml Mandelöl, 15 ml Jojobaöl, 20 ml Rosenhydrolat, 5 Tropfen ätherisches Öl von der Rosengeranie (blumiger Duft), 3 Tropfen ätherisches Grapefruitöl (erfrischend), 2 Tropfen ätherisches Lavendelöl (entspannend).

HITZEWALLUNGEN

Heiße Angelegenheiten

Gereizt, gerädert, verunsichert? Hitze-wallungen könnten die Ursache sein – ein Phänomen, das viele Frauen in den Wechseljahren begleitet. Laut Statistik leiden über 80 Prozent der Frauen bereits ab der Prämenopause unter spontanen Schweißausbrüchen. Die Intensität variiert: Manche Frauen spüren sie stärker, andere schwächer. Belastend sind sie in jedem Fall, insbesondere wenn man bedenkt, dass diese Symptome bis zu zehn Jahre andauern können.

Ob der „Hexenkessel" nur sporadisch oder bis zu 20-mal täglich angeheizt wird, tagsüber oder rund um die Uhr – das ist kaum vorhersehbar. Jede Frau erlebt und empfindet es anders. Solange uns nur gelegentlich die Röte ins Gesicht steigt und die Achseln feucht werden, lässt sich das vielleicht gut ertragen. Kommen jedoch häufige und starke Ausbrüche hinzu, die von Übelkeit, Kopfschmerzen, Schwindel, Schlafstörungen, Beklemmungen oder Herzrasen begleitet werden, ist es ratsam, fachkundige Hilfe zu beanspruchen, um Leidensdruck und Ursachen abzuklären. Neben genetischen Faktoren können nämlich auch Übergewicht oder zugrunde liegende Erkrankungen wie Bluthochdruck oder eine Schilddrüsenüberfunktion Auslöser für übermäßiges Schwitzen sein.

Viele Frauenärztinnen empfehlen mittlerweile standardisierte pflanzliche Präparate, um die Störung des Thermoregulationszentrums im Hypothalamus unter Kontrolle zu bringen.

Den Feuerlöscher aktivieren

Wer die Faktoren für die übermäßige Schweißproduktion einzudämmen vermag, hat bereits den ersten Schritt in die richtige Richtung getan. Dabei helfen:

- atmungsaktive Kleidung;
- Kneippanwendungen (Wechselduschen, Güsse, Kompressen, Wassertreten);
- Waschungen mit Essigwasser oder Sprühstöße mit einem Hydrolat (z. B. Salbei);
- regelmäßige Bewegung an der frischen Luft;
- sparsamer Umgang mit scharfen Gewürzen;
- die Vermeidung von Kaffee, Schwarztee, Alkohol, Schokolade und Nikotin;
- Kontrolle des Vitamin D- und Kalziumspiegels;
- Zufuhr von Proteinen durch Hülsenfrüchte (Erbsen, Sojabohnen, Linsen), Fisch und mageres Putenfleisch;
- viel Obst und Gemüse, reichlich Wasser, verdünnte Obstsäfte oder Kräutertees;
- Stressbewältigung in Form von Meditation, Yoga und Atemtechniken;

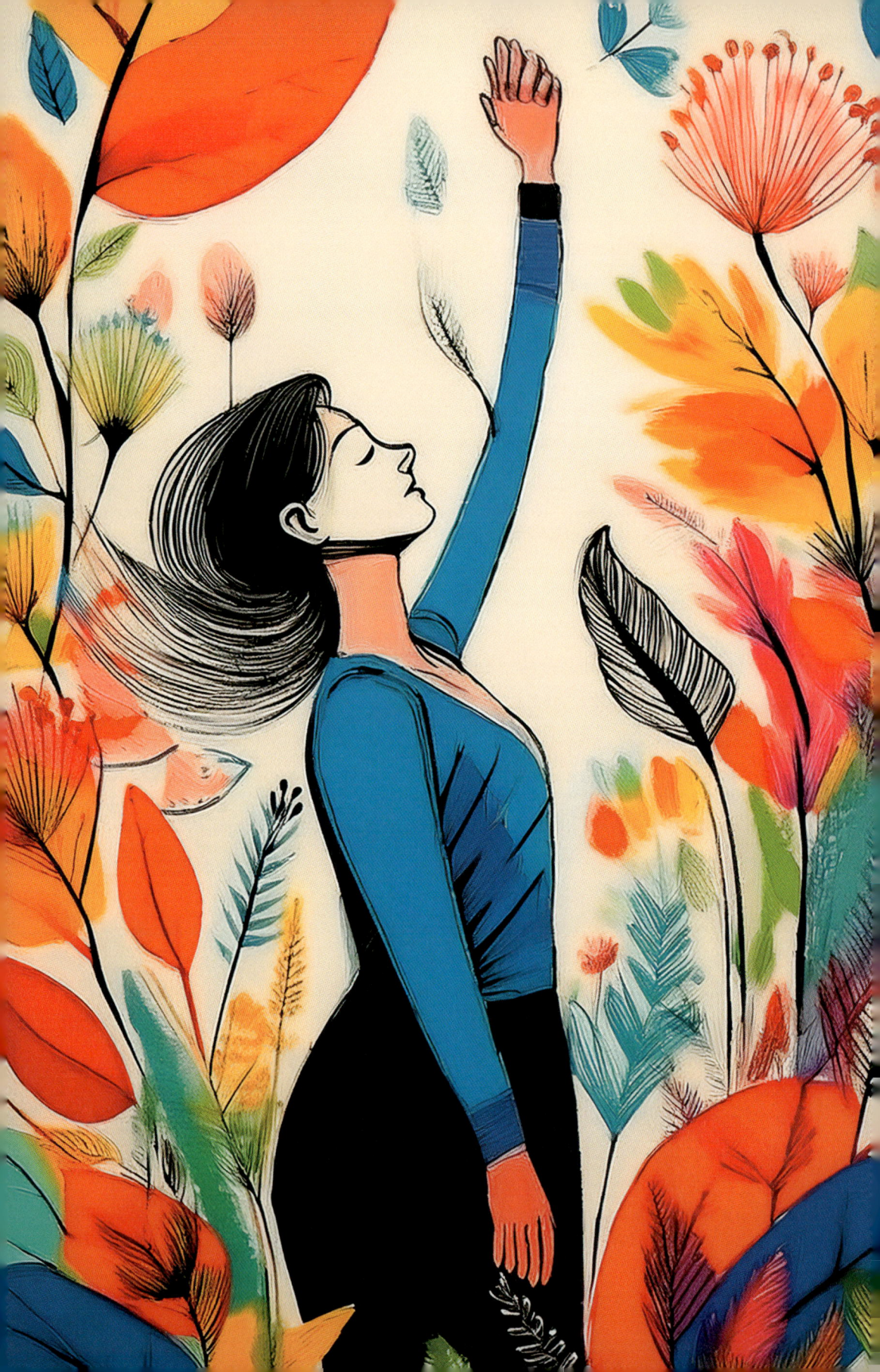

◆ die pflanzlichen Begleiter Rotklee, Hopfen, Johanniskraut, Traubensilberkerze und Salbei.

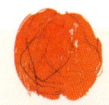

◆ 5 g Rose (zusammenziehend, feuchtigkeitsspendend, stimmungsaufhellend)
◆ 5 g Schafgarbe (krampflösend)

Trinke hiervon 2–3 Tassen täglich für einen Zeitraum von 1 Monat. Dann für 2 Wochen pausieren und 1 weiterer Monat mit der Kur fortfahren.

Oxymel (Sauerhonig) gegen Hitzewallungen

Hierfür 150 ml Honig mit 50 ml Apfelessig, je 2 TL Schafgarbe, Salbeiblättern und Melissenblättern mischen und für 4 Wochen unter täglichem Schütteln durchziehen lassen. Morgens und abends je 1 EL in 100 ml lauwarmem Wasser einnehmen. Mindestens 1 Monat pausieren.

Für eine **Teekombination** gegen starke Hitzewallungen kann folgendes Rezept ausprobiert werden:
◆ 20 g Rotkleeblüten und Brennnesselblätter (hormonausgleichend, reinigend)
◆ 20 g Hopfen (beruhigend)
◆ 20 g Frauenmantelkraut (ausgleichend)
◆ 20 g Melisse (angstlösend, beruhigend und ausgleichend)
◆ 5 g Salbei (schweißhemmend)
◆ 5 g Lavendel (beruhigend und ausgleichend)

KNEIPP DICH FIT!

Gut ausbalanciert

Unser Körper ist täglich gefordert – nicht nur im Alltag, sondern auch durch den Wechsel der Jahreszeiten. Hitze, Kälte, Regen, Trockenheit und Wind verlangen ihm viel ab und erhöhen das Risiko für Infekte.

Starke Temperaturreize passen ganz und gar nicht zu unserem modernen Lebensstil: Überhitzte Räume, wenig Bewegung und mangelnde Frischluft schwächen besonders im Winter unsere Abwehrkräfte. Hinzu kommt häufig die atmungsinaktive Qualität unserer Kleidung, die den Hautstoffwechsel behindert.

Zu Kneipps Zeiten stellten diese Faktoren wohl kaum ein Problem dar. Nur so lässt sich erklären, dass er während seiner lebensbedrohlichen Lungenkrankheit im Spätwinter Tauchbäder in den eisigen Fluten der Donau durchführte, anschließend das Wasser gründlich abstreifte und sich rasch bekleidete, um dann wieder den langen Rückweg anzutreten. Ganz sicher war es aber gerade diese Erfahrung, die ihn genesen ließ und ihn dazu brachte, „das Wasser als erstes und vorzüglichstes Heilmittel" zu schätzen – und viele Menschen ebenfalls davon zu überzeugen.

Wechselwarme Güsse oder Waschungen

Sie gehören zu den besten Maßnahmen, um die Gesundheit zu stärken und zu stabilisieren. Sie trainieren das thermische Regulationszentrum im Gehirn, sodass es sich auf Veränderungen problemlos einstellen kann. Diese Eigenschaft wirkt sich unter anderem günstig auf die Hitzewallungen während der Wechseljahre aus.

Wechselduschen unterstützen zudem das Herz-Kreislauf-System, weil sie die Anpassungsfähigkeit der Gefäße trainieren, den Blutdruck regulieren und die Durchblutung steigern. Auch der Stoffwechsel profitiert davon, indem die Entgiftungsarbeit, die Sauerstoffversorgung, die Fettverbrennung und die Hormonproduktion angeregt werden.

Während Kneipp seine Behandlungen noch mit einer Zink-Gießkanne durchführte, bieten moderne Duschköpfe heute mehr Komfort. Der Reiz, der dabei gesetzt werden sollte, ist so unterschiedlich wie die Menschen selbst. Allerdings muss dieser auf der Haut gut spürbar sein, denn nur so kann der Körper darauf reagieren. Fällt der Reiz zu stark aus, liegt eine Überforderung vor, die auch krank machen kann.

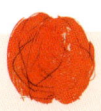

Regelmäßig durchgeführte Wechselduschen haben einen Trainingseffekt,
da der Wechsel zwischen warm und
kalt die Blutgefäße dehnt und verengt.

So geht's

Beim Duschen immer warm beginnen! Die warmen Anwendungen länger durchführen als die kalten. Um die Muskulatur zu lockern, auf die Tiefenatmung achten oder einfach ein Liedchen singen:

◆ Los geht's mit einer kurzen, angenehm warmen Dusche.

◆ Brause auf kühl bis kalt umstellen.

◆ von der Außenseite des rechten Fußes entlang bis hoch zur Hüfte und an der Innenseite des Oberschenkels wieder zurück zum Fuß abduschen.

◆ Auf der linken Seite wiederholen.

◆ Arme genauso behandeln; vom rechten Handrücken hinauf zur Schulter gehen und von der Achsel über den Innenarm zur Handfläche zurück.

◆ Idealerweise den Vorgang zweimal durchführen, also: warm – kalt – warm – kalt.

Unbedingt mit kaltem Wasser enden, damit sich die Blutgefäße wieder zusammenziehen.

◆ Für eine rasche Wiedererwärmung sorgen.

Vorsicht: Diese Anwendung nicht durchführen, wenn man einen Infekt hat!

Meine persönliche Erfahrung

In der Zeit einer Chemotherapie können moderate thermische Reize beim Wechselduschen unangenehme Nebenwirkungen wie Müdigkeit, Unwohlsein, Muskel- und Knochenschmerzen oder Kreislaufprobleme deutlich lindern.

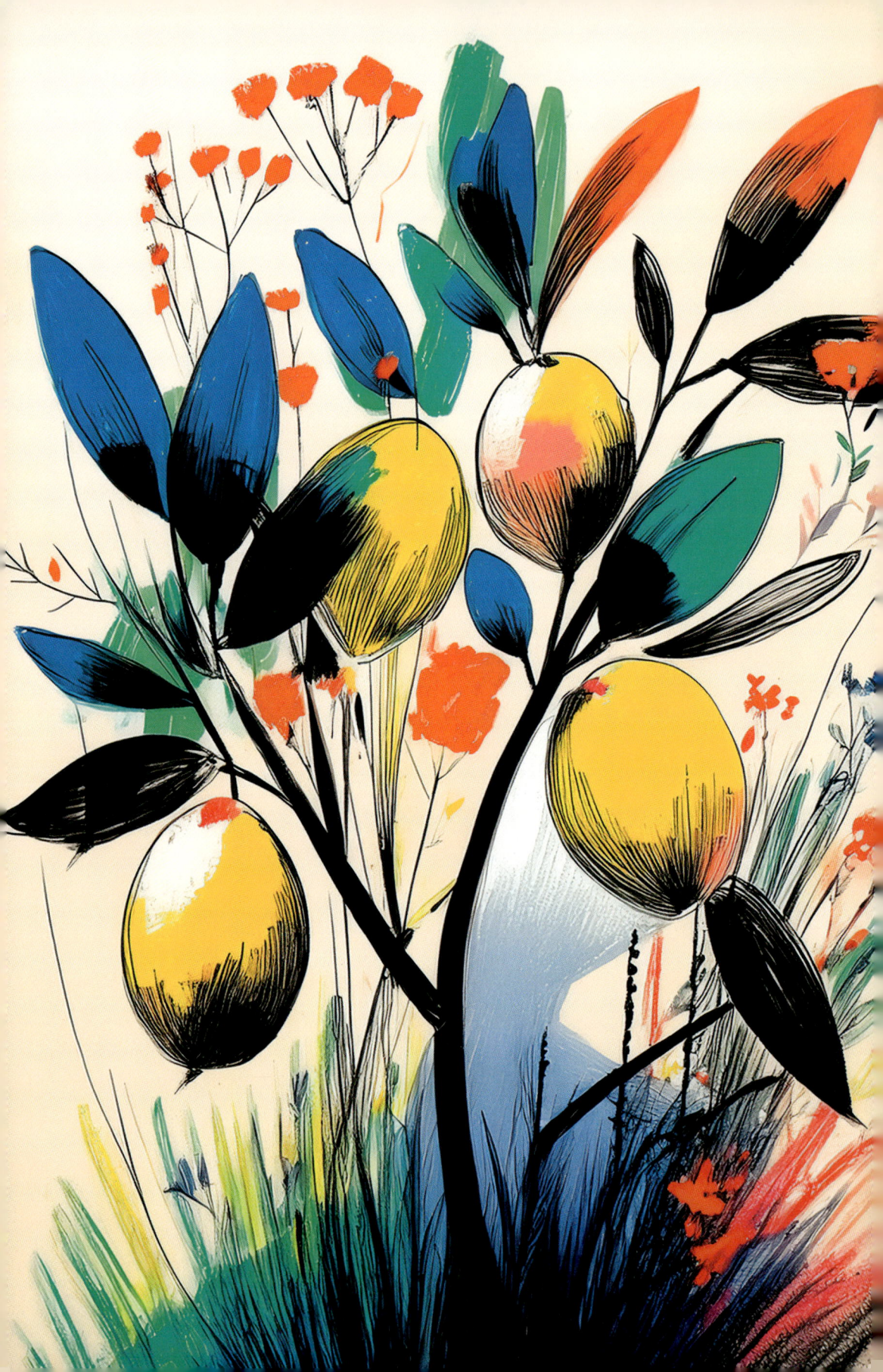

Weil ich es mir wert bin

LASST ZITRONEN BLÜHEN

Kein Grund zum Versauern!

Die stimmungsaufhellenden Eigenschaften einer Zitrone sind uns bestens bekannt, holt sie doch Bilder von südlichen Gefilden und unbeschwerten Sommertagen in unser Gedächtnis zurück.

Das **ätherische Öl der Zitrone** entspricht einer klassischen Kopfnote, die anfangs anregend und erfrischend wirkt, sich dann aber relativ rasch in beruhigende Schwingungen verwandelt. Wer ätherisches Zitronenöl schon einmal für die Hautpflege genutzt hat, schätzt seinen vitalisierenden, leicht straffenden und antiseptisch wirkenden Charakter. Auch Altersflecken sollen dadurch gebleicht werden können.

Nichtsdestotrotz ist Vorsicht geboten: Zitrusöle dürfen niemals pur auf die Haut aufgetragen werden! Ihre Haltbarkeit nach dem Öffnen des Fläschchens ist begrenzt (etwa ½ Jahr).

Meine persönliche Erfahrung

Wenn es um die Herstellung von Pflegeprodukten für die Haut geht, bevorzuge ich jene, die mit wenigen Zutaten auskommen, nicht überteuert, leicht zu beschaffen und einfach herzustellen sind.

Für die dunkle Jahreszeit scheint mein **„Sommer-Feeling"-Körperöl** mit seinen durchblutungsfördernden und stimmungsaufhellenden Eigenschaften wie geschaffen! Zudem wird die Haut durch die Kleidung vor der direkten Sonneneinstrahlung geschützt, was bei der Verwendung von Zitrusfrüchten wegen ihrer phototoxischen Eigenschaften wichtig ist.

Sommer-Feeling-Körperöl

◆ 25 ml Mandelöl
◆ 25 ml Jojobaöl
◆ 2 Tropfen ätherisches Biograpefruitöl
◆ 3 Tropfen ätherisches Lavendelöl, fein

Durch Schütteln alles miteinander vermischen und nach dem Duschen liebevoll in die leicht feuchte Haut einmassieren.

Schonende und nachhaltige Reinigungsmittel im Haushalt stoßen auf immer größeren Zuspruch. Der Saft und die Schalen von Zitronen gehören aufgrund ihrer desinfizierenden, aufhellenden, duftspendenden und reinigenden Kraft allemal dazu und erweisen sich als nützliche Wasch- und Reinigungsmittel.

Universal-Spülmittel: 3 geviertelte und entkernte Zitronen samt Schale mit 50 ml Wasser aufkochen und pürieren. 1 EL Salz und 80 ml Apfelessig hinzugeben und nochmals aufkochen. Filtrieren, abkühlen lassen und 2 EL Natron unterrühren. Im Kühlschrank aufbewahren.

Sauer macht (g)lustig

Die Säure der Zitrone aktiviert Geschmacksnerven und Speichelfluss, reguliert den Appetit und regt die Verdauung an. Man möchte es kaum glauben, aber Zitronen wirken sich auch günstig auf unseren Säure-Basen-Haushalt aus, weil sie für die Ausscheidung der Säuren über den Urin sorgen. Kalium, Kalzium und Folsäure, die immunstärkenden Flavonoide sowie die Vitamine C, das Anti-Aging-Vitamin E, die Nervenvitamine aus der B-Gruppe werden durch den Genuss von Zitronen auf natürliche und angenehme Weise aufgenommen. Kein Wunder also, dass so viele Vorteile Grund zum Lachen bieten: Sauer macht eben lustig.

Es genügt bereits der Saft von 1 Zitrone, um die Hälfte des täglichen Vitamin-C-Bedarfs zu decken: Hierfür lässt sich das morgens zubereitete **Zitronen-Honig-Wasser** ebenfalls gut nutzen. Der beachtliche Phosphoranteil verringert Erschöpfungszustände und ermöglicht einen guten Start in den Tag.

Zitronenwasserkur

Morgens nach dem Aufstehen ½ l Wasser aufkochen und während der Morgentoilette lauwarm abkühlen lassen. Die Zitrone zeitnah zum Trinken aufschneiden und auspressen, weil sie durch die Oxidation schnell an Vitamin C einbüßt. Den Saft der halben Frucht und 1 TL Honig in das Wasser einrühren und schluckweise trinken.

Die Kur für mindestens 4 Wochen vor dem eigentlichen Frühstück durchführen, dann für 1–2 Wochen pausieren.

Es gibt gesundheitliche Gründe, die den Genuss von Honig untersagen. Alle anderen dürfen sich über seine 240 gesundheitsfördernden Inhaltsstoffe freuen!

SPRING INS FELD

Mit dem Trampolin auf Höhenflug

Meine persönliche Erfahrung

Vor Jahren schon habe ich ein Mini-Trampolin gekauft, aber – man weiß ja, wie das ist – relativ selten genutzt. Das änderte sich schlagartig, als ich mich bei einem Lehrgang von dessen gesundheitlichen Vorzügen überzeugen konnte.

Hüpfen und Springen gehören bei Kindern zu einer überaus lustvollen und spontanen Betätigung. Mit zunehmendem Alter scheint uns nicht nur das Lachen, sondern auch der natürliche Bewegungstrieb immer mehr abhandenzukommen. Ein Trampolin kann Abhilfe schaffen und mit einem 2-mal täglich für einige Minuten durchgeführtem Programm eine effiziente Vorsorge zum Nulltarif bieten.

Wenn wir also immer schön „auf der Matte" bleiben, machen sich seine positiven Effekte mehr als bezahlt.

Der Arthrose davonhüpfen

Das regelmäßige Federn auf dem Trampolin hält das Knorpelgewebe elastisch und geschmeidig, sodass die Gelenke vor übermäßiger Reibung geschützt sind. Im Gewebe nehmen Größe und Anzahl der Blutgefäße zu, was wiederum den Bindegewebs- und Muskelaufbau begünstigt. Durch gelenkschonende Bewegung werden Koordination und Beweglichkeit verbessert. Weil die weiche Federung die Druckbelastung minimal hält, ist Trampolinspringen auch bei fortschreitender Arthrose indiziert.

Müllabfuhr zum Nulltarif

Für unsere Lymphe ist das Trampolinhüpfen ein wahrer Segen. Schließlich ist es Aufgabe des Lymphsystems, unsere Zellen mit Nährstoffen zu versorgen und gleichzeitig giftige Stoffwechselprodukte zu filtern und abzubauen. Dabei wird es von der Lungenatmung und der Kontraktion der Muskulatur unterstützt. Mit regelmäßigem Trampolinspringen und einer guten Flüssigkeitsversorgung dürfte dieser körpereigenen Müllabfuhr nichts im Wege stehen.

Trampolinhüpfen kontra Schmerztablette

Die täglichen Schmerzen, die Rheumatikern das Leben physisch und psychisch manchmal zur Hölle machen, können durch das Trampolinhüpfen vermindert werden. Besonders bei Weichteilrheumatismus bewirken hochelastische und medizinisch ausgerichtete Geräte die Beweglichkeit und tragen auf natürliche Weise zur Schmerzreduktion bei.

Schluss mit dem unkontrollierten Harnabgang

Das sanfte Wippen auf dem Trampolin stärkt den Beckenboden, weil sich die Koordination der einzelnen Muskeln untereinander verbessert. Bei Beckenbodentrainingskursen können dazu entsprechende Übungen gelernt werden.

Zappelphilipp ade

Unser heutiger Lebensstil und der damit verbundene Bewegungsmangel sind vielfach Auslöser von körperlichen und psychischen Problemen. Kinder, die tagtäglich stundenlang vor Computer und Fernseher verbringen, haben keine Pufferzone für ihre überschäumende Energie. Doch nicht nur sie profitieren davon. Das Springen auf dem Trampolin nach einem langen Arbeitstag am Schreibtisch lockert die verspannte Muskulatur, verbessert die Ausdauer, trainiert die Koordination und hält mögliches Übergewicht in Schach.

Für Knochenschwund keine Zeit

Unser Skelett kann bis ins hohe Alter stabilisiert und optimiert werden. Das Geheimnis des knochenstärkenden Effekts beim Trampolinspringen liegt im Rückpralleffekt. Beim Springen und Zurückfedern erfährt der Körper eine Beschleunigung. Dabei kommen beim „Aufprall" auf dem Sprungtuch erstmals die Knochen in Bewegung. Muskeln, Bänder und Sehnen reagieren leicht zeitverzögert, sodass der dabei entstehende Druck jede Zelle quetscht und zur Entgiftung anregt. Beim Hochspringen wird sie wiederum gedehnt, wodurch Flüssigkeiten ausgetauscht und Organe bzw. Gewebe optimal durchblutet werden.

Wer sich zum ersten Mal auf das Trampolin begibt, sollte die Bewegungseinheiten sanft angehen. Eine besondere Achtsamkeit erfordert auch das Verlassen des Trampolins, weil sich bei Ungeübten anfangs ein leichter Schwindel einstellen kann. Im Internet finden sich unterschiedliche Übungen für jeden Geschmack.

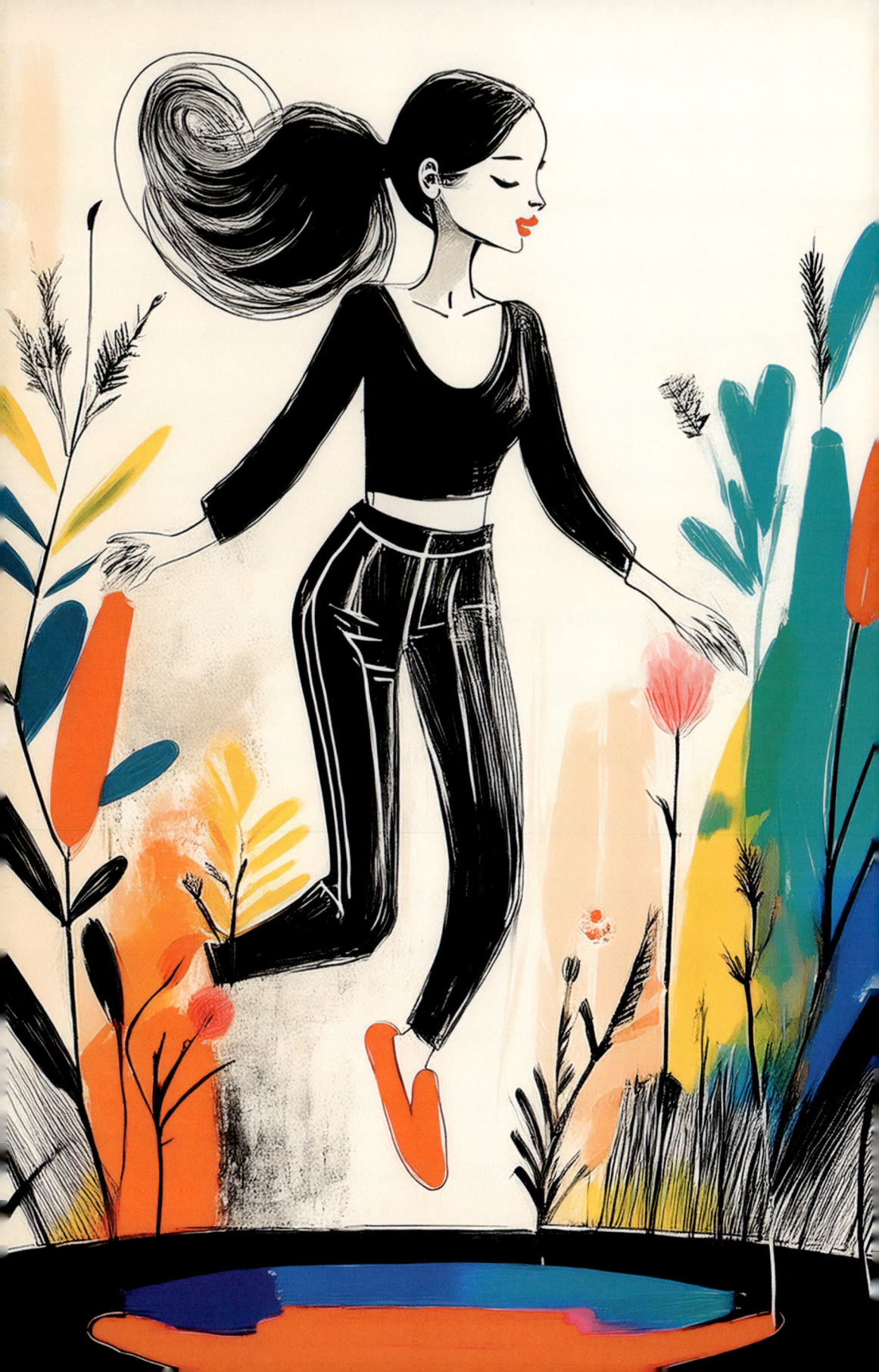

ROSIGE ZEITEN

„Ärgere dich nicht darüber,

dass der Rosenstrauch Dornen trägt,

sondern freue dich am Dornenstrauch,

der Rosen trägt."

Arabisches Sprichwort

Wer weiß schon, dass China eine wichtige Vorreiterrolle in der Rosenzucht spielte und antike Hochkulturen sie nicht nur für ausschweifende Gelage, sondern auch medizinisch und kosmetisch zu nutzen wussten? Josephine, die Gattin Napoleons, legte schließlich den Grundstein für eine ständig wachsende Zahl an Neuzüchtungen und Kreuzungen, die mittlerweile unüberschaubar geworden sind.

Heilkundige Ärzte, Bader und Mönche verwendeten die Königin der Blumen bereits relativ früh, um aus ihren Wurzeln, Blättern, Blüten und Früchten Rosenwasser, Tinkturen, Salben und Medizinalweine herzustellen. Mithilfe unserer Sinne vermögen wir die bildhafte Sprache der Rose besser zu entschlüsseln. Schon allein in der Betrachtung sorgt sie für Freude und Zuneigung, die Blüte „schlägt förmlich auf das Herz". Davon war auch Hildegard von Bingen überzeugt, die ein Gemisch aus pulverisierten Rosenblütenblättern und Salbeiblättern zur Unterdrückung von Jähzorn empfahl.

Meine persönliche Erfahrung

Die Topfavoritin in meinem Garten ist eine dunkelrosa blühende „Rose de Resht", deren betörender Duft alle anderen in den Schatten stellt. Die purpurroten, prall gefüllten Blüten sitzen dicht auf dem Laub und blühen im Frühsommer und im Herbst. Sie sind es auch, die mir die Blütenblätter für meine Teemischungen liefern. Dabei ist das kurzzeitige Einfrieren des getrockneten Pflanzengutes empfehlenswert, um einem unerwünschten Madenbefall vorzubeugen.

◆ **Rosentee:** Eine Tasse Rosentee kann auf psychischer Ebene vor allem in der Menopause einen angeschlagenen Selbstwert ins rechte Licht rücken und mithelfen, die gedankliche Spreu vom Weizen zu trennen.

Bei Krämpfen während der Menstruation sorgt dieser für eine entspannte Muskulatur und dämmt starke Blutungen ein.

Gekühlte, in Rosentee getauchte Kompressen, beruhigen gereizte Augen.

◆ **Ätherisches Rosenöl** ist kostbar und teuer. Alternativ kann man auf das Hydrolat ausweichen, das bei der Destillation anfällt und u. a. bei der Marzipanherstellung eine wichtige Rolle spielt. Inzwischen weiß man, dass Hydrolate den ätherischen Ölen in puncto Wirksamkeit in nichts nachstehen.

◆ **Rosenwasser / Rosenhydrolat** ist als Gesichtswasser für jeden Hauttyp und besonders für die sensible Haut geeignet. Seine entzündungshemmende und beruhigende Wirkung wird vor allem bei Sonnenbrand und bei Hautirritationen oder in der Haarpflege bei Kopfhautproblemen geschätzt.

◆ **Hagebuttenkernöl** ist ein geeignetes Wirkstofföl bei gereizter Haut und zur Unterstützung ihrer Regenerationsarbeit.

Haarshampoo

◆ 200 ml Rosenwasser

◆ 50 ml flüssige Kastilienseife (Drogeriemarkt, Bioladen, alternativ andere pflanzliche Naturseife)

◆ 1 EL Mandelöl oder Jojobaöl

◆ 2 Tropfen ätherisches Rosenöl (optional)

Nährende Creme für trockene Haut

◆ 30 ml Weizenkeimöl

◆ 20 ml Mandelöl

◆ 5 ml Hagebuttenkernöl

◆ 10 g Bienenwachs

◆ 10 g Sheabutter

◆ 10 ml Rosenhydrolat

◆ 20 ml kohlensäurehaltiges Mineralwasser

◆ 1 kleine Prise Salz (Emulgatoren)

◆ 6 Tropfen ätherisches Rosengeranienöl

Bienenwachs schmelzen, Weizenkeimöl, Mandelöl und Hagebuttenkernöl untermischen. Auf der Wärmequelle weiterrühren, bis alles schön flüssig ist. Rosenhydrolat, Mineralwasser und Salz mischen und auf dieselbe Temperatur bringen (etwa 60 °C). Nun die Wasserphase mit dem Handmixer (nur einen Rührstab verwenden) auf kleinster Stufe tröpfchenweise in die Fettphase einrühren. Leicht abkühlen lassen, dann Sheabutter und ätherisches Öl hinzufügen. In einen Tiegel abfüllen. Cremes haben eine begrenzte Haltbarkeit (etwa 3 Monate) und sollten kühl gelagert werden.

TRAUMREISE ZUR HECKENROSE

Naturerleben

Dass der Aufenthalt in der Natur zu einem der besten Stresskiller zählt, haben wir bestimmt schon alle selbst an Leib und Seele erfahren dürfen. Die Stille, die Vielfalt, die Frischluft und nicht zuletzt die Farbe **Grün** tragen dazu bei, unsere Sinne, den Kreislauf und den Stoffwechsel zu aktivieren, Herz und Lunge zu stärken, Knochen und Muskeln beweglich zu halten, psychische Wunden zu heilen und die Denkkapazität zu erweitern.

Einen weiteren Bonus gibt es obendrauf. Denn der Aufenthalt an der frischen Luft ist an keinen Zeitplan gebunden, was wiederum jede Tages-, Nacht- und Jahreszeit zu einem Erlebnis macht.

Als perfekte Lehrmeisterin mit Vorbildfunktion kann uns die Natur aber auch aufzeigen, dass sich in ihrem natürlichen Kreislauf von Werden und Vergehen das Muster unseres eigenen Lebensplanes widerspiegelt. Wer in diesem Kontext den verwilderten Garten von Dornröschen besuchen möchte, ist dazu herzlich eingeladen. Die Traumreise zur Heckenrose zielt darauf ab, gedankliches Gestrüpp zu entwirren, um damit den Blick für das Wesentliche freizubekommen.

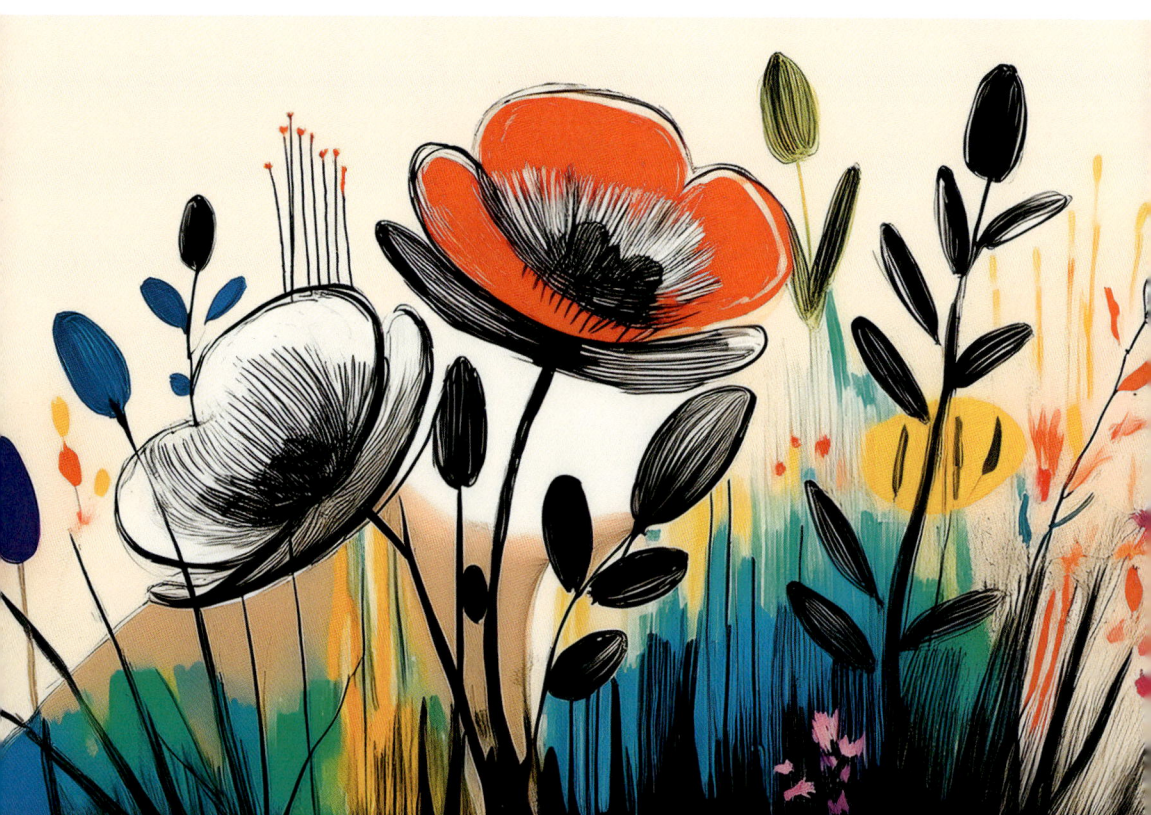

EIN KOMMEN UND GEHEN

Riechst du ihn, diesen süßen, verlockenden und melancholischen Duft der Rose? Er zieht dich in einen geheimnisvollen Garten, der dir zuvor verborgen war. Verwildert und dornenumrankt liegt er vor dir, und du setzt vorsichtig jeden Schritt, um das Gestrüpp unversehrt zu umgehen.

Da, zu deinen Füßen entdeckst du sie, diese unscheinbare, kleine Hagebutte im hohen Gras, die verschrumpelt und mit aufgeplatztem Bäuchlein vor sich hin träumt. Ihr einstiger Glanz ist verblasst, ihre schützende Hülle hat die Samenkinder längst freigegeben. Nun warten diese ungeduldig darauf, dass Sonne und Frühlingsregen das Leben in ihnen wecken.

Ein sanftes Kribbeln durchzieht dich, eine leise Vorahnung des Neubeginns erfüllt dein Herz.

Die Natur aber verlangt Geduld – in diesem verwunschenen Garten reift das Wunder still.

Wenn die Zeit reif ist, werden neue Heckenrosen aus der fruchtbaren Erde emporsteigen, dem Himmel entgegenwachsen und in zarter Anmut ihre fünf rosafarbenen Blütenblätter entfalten.

In deiner Vorstellung scheint ihre herzförmige Blattform dabei zart mit deinem eigenen Herzen zu verschmelzen. Es liegt ein stilles Versprechen in diesem Anblick, für all jene, die verweilen können und das unsichtbare Wunder erkennen.

In voller Pracht, mit den wärmenden Strahlen der Sonne und unter Mithilfe vieler emsiger Bienen, bereitet die Rose ihren Blütenboden als Grundlage für neues Leben vor.

Dem Kreislauf des Lebens folgend, wird sie die Samen, die sie ausbildet, eines Tages erneut freigeben und darauf hoffen, dass sie einen guten Nährboden finden.

In diesem Vertrauen, aber vor allem im Loslassen liegt ein stilles Geschenk – ein Vermächtnis, das darauf wartet, Wurzeln zu schlagen.

Die neuen Heckenrosen werden ihre schützenden Äste ausbreiten und jenen Schatten und Geborgenheit schenken, die ihren Weg kreuzen.

Auch die kleine Hagebutte birgt in ihrem Abschied dieses Versprechen. Sie, die nun am Boden liegt, bleibt ein Symbol der Erneuerung – ein Sinnbild, dass jeder Abschied zugleich den Samen eines neuen Anfangs in sich birgt.

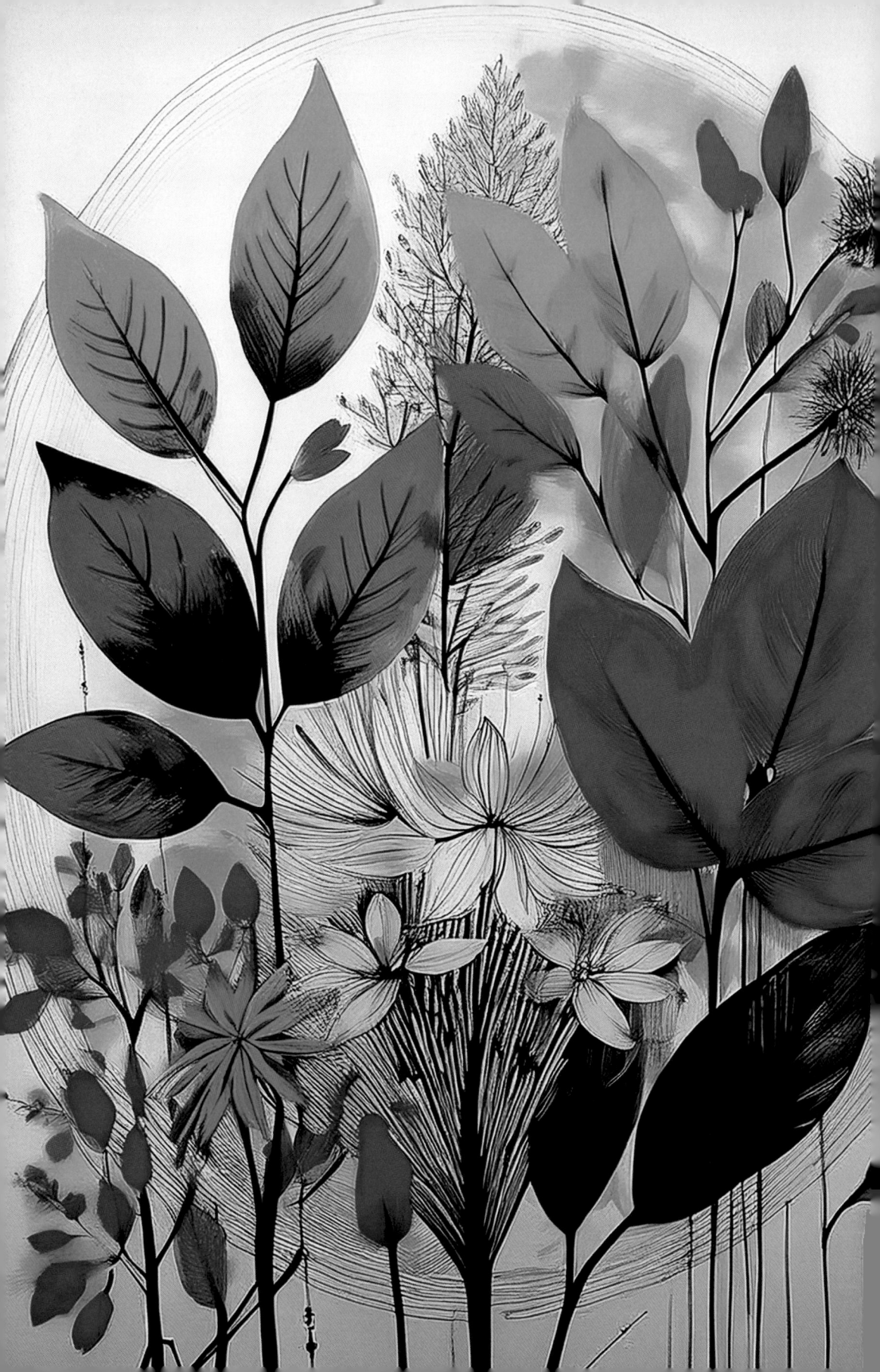

WINTER

Kurz nachgedacht ...

Im Reigen der Jahreszeiten steht er manchmal wohl
ziemlich im Abseits. Doch hat er sich das Prädikat
der Farblosigkeit und Leere wirklich verdient? Ganz
sicher nicht, wenn man den Winter durch die Augen
eines Kindes betrachtet. Plötzlich gibt es so vieles,
das unserem Geist und unserer Seele schmeichelt.
Da sind zum einen die vielen Eindrücke der großen
Kirchenfeste – Advent, Weihnachten, Silvester und
Neujahr –, die sich im wahrsten Sinne des Wortes
ins Herz und in den Kopf „eingedrückt" haben.
Da ist aber auch eine ganz besondere Jahreszeit, die
wenig Aufhebens um sich macht und still und leise
ausharrt, das ihr Anvertraute bewahrt, bis die
angesammelte Kraft ausreicht, um einen Neubeginn
zu wagen.
Beim älteren Menschen ist das genauso, denn sein
Lebenswinter verfolgt dasselbe Ziel. Während der
Frühling des Lebens von Wachstum und Aufbruch
geprägt ist, der Sommer von Kraft und Schaffens-
kraft und der Herbst von Reife und Ernte, ist der
Winter eine Zeit des Innehaltens. Nun geht es darum,
all die guten und weniger guten Lebenserfahrungen

zu sortieren und zu differenzieren. Jede Begegnung, jede Herausforderung und jedes Glück haben ihre Spuren hinterlassen, und es braucht sie alle, um daran zu wachsen und dadurch weiser und vielleicht auch demütiger zu werden. Denn genau diese Weisheit und Demut sind erforderlich, um zu verstehen, dass die Antworten auf die großen Fragen und Geheimnisse des Lebens nicht im Außen, sondern nur in uns selbst zu finden sind.

Am Ende ist es diese eine Erkenntnis, die uns dem Verständnis des ewigen Kreislaufes ein Stück weit näherbringt und uns vor Angst und Trauer im Hinblick auf unsere Vergänglichkeit schützt.

Lebenskraft bündeln und weitertragen

WOHLIGE WÄRME FÜR DRINNEN UND DRAUSSEN

Wärme und Geborgenheit sind Grundbedürfnisse, die in jedem Lebensalter relevant sind. Auf emotionaler Ebene ist Wärme ein Symbol für Sicherheit und Nähe. Viele ältere Menschen, die allein leben, verstricken sich immer mehr in ihre Einsamkeit – zum einen durch die nachlassende Mobilität, zum anderen durch den Verlust nahestehender Menschen, die einst ihr soziales Umfeld bildeten. Emotionale Kälte ist der ideale Nährboden für negative Gefühle und somit keine gute Voraussetzung für das Wohlbefinden!

Auch körperliche Prozesse wie die Durchblutung, der Stoffwechsel, das Immunsystem und die Beweglichkeit sind auf Wärme angewiesen, um reibungslos zu funktionieren. Mit zunehmendem Alter wird das schwieriger, da die Durchblutung nachlässt und die dünner werdende Haut weniger Schutz vor Wärmeverlust bietet.

Gerade dann ist Selbstfürsorge besonders wichtig, um sich selbst und, wenn möglich, auch sein Umfeld mit ausreichend Wärme zu versorgen. Manchmal genügen schon kleine Gesten der Zuwendung – ein freundlicher Gruß, ein Lächeln oder ein warmer Händedruck.

Aber es gibt auch Lebensmittel, die uns von innen her ganz schön aufheizen und damit unser Immunsystem stärken und uns vor Infekten schützen können. Wer dabei auf Regionales und Saisonales setzt, liegt immer richtig. Hülsenfrüchte, Nüsse, Kastanien, verschiedene Kohlsorten, Kürbis, Fenchel und Wurzelgemüse wie Pastinaken, Rüben, Zwiebeln, Knoblauch, Honig werden als wärmende Lebensmittel eingestuft. Gewürze wie Chili, Pfeffer, Ingwer, Kardamom, Koriander, Kreuzkümmel, Muskat, Zimt, Sternanis gehören zu den absoluten „Feuermachern" in unserem Körper. Genauso wie Proteine aus Fleisch, Fisch, Hülsenfrüchten (z. B. Linsen), die in Schmorgerichten, Aufläufen, Suppen oder Eintöpfen Verwendung finden.

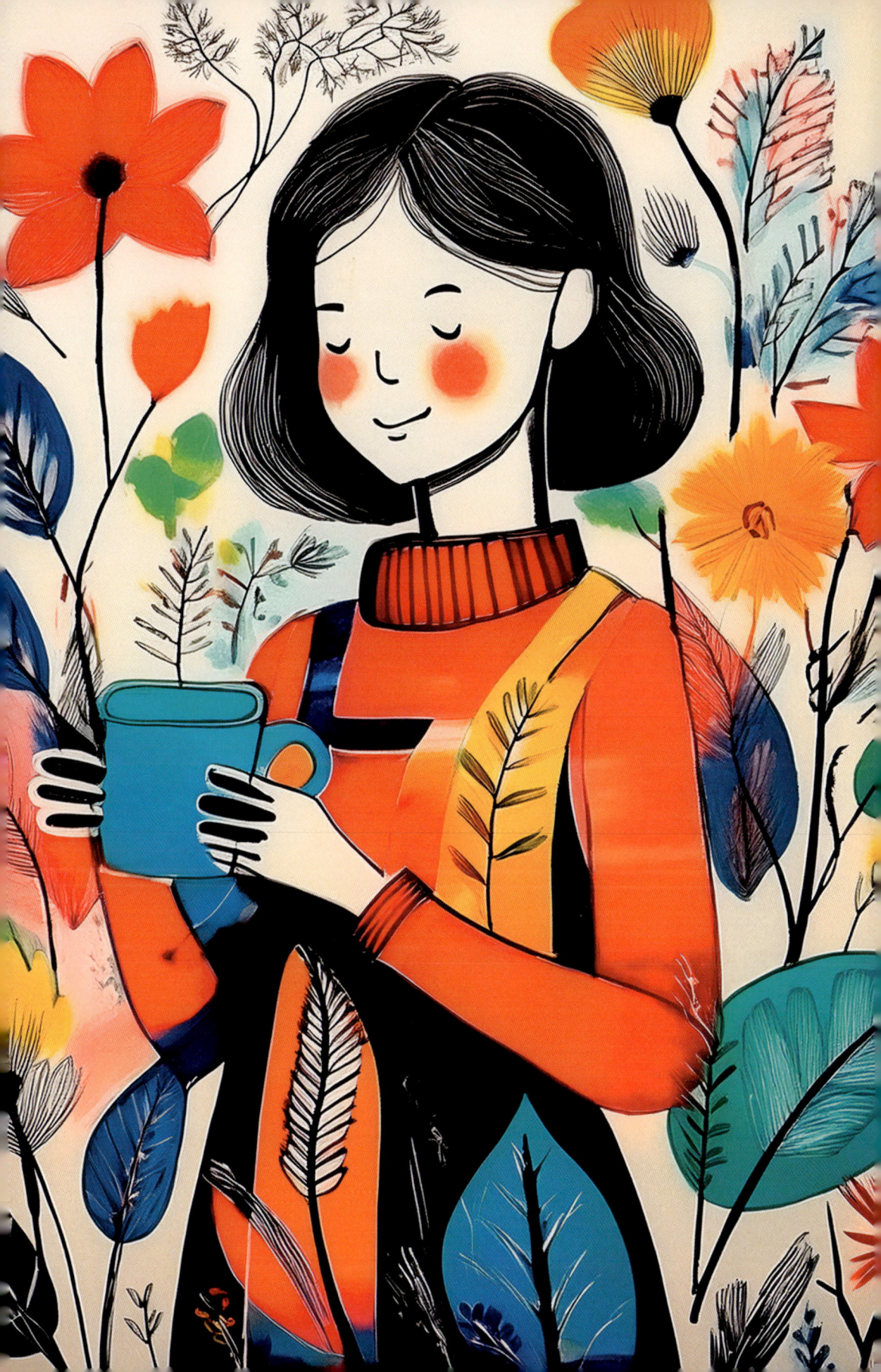

Wer leicht friert, kann sich mit einer Tasse ayurvedischem **Yogitee** wärmen. Die Zutaten finden sich in fast jedem Haushalt:

◆ 5 Gewürznelken
◆ 1 kleines Stück gebrochene Zimtstange
◆ 5 zerstoßene Koriandersamen
◆ 5 Pfefferkörner
◆ 5 frische Ingwerscheiben

Diese Zutaten werden in 1 l kaltem Wasser zum Kochen gebracht und 3 Minuten lang geköchelt. Danach lässt man den Tee weitere 5 Minuten ziehen, seiht ihn ab und bewahrt ihn in einer Thermoskanne auf.

Falls dennoch ein Infekt zuschlägt, gilt die **zink- und mineralstoffreiche Hühnersuppe** als abwehrstärkende Maßnahme. Dazu ein Biohuhn mit einer Prise Salz, 1 Zwiebel, 5 Pfefferkörnern, ein paar Scheiben Ingwer, etwas Koriander, 1 Lorbeerblatt und 5 Wacholderbeeren in 2 l kaltem Wasser aufsetzen und aufkochen. Bei kleiner Hitze köcheln lassen, den Deckel leicht schräg aufsetzen und immer wieder abschäumen. Nach 90 Minuten das Huhn herausnehmen, die Brühe durch ein Sieb gießen und darin klein gehackte Karotten, Zwiebeln, Lauch, Knoblauch und Sellerie weichkochen. Das zerfallene, klein geschnittene Fleisch und gehackte Petersilie hinzufügen. Wer möchte, kann die Suppe vor dem Verzehr mixen.

Wenn das immer noch nicht ausreicht, lässt sich Wärme auch durch äußere Anwendungen erfahrbar machen. Die ätherischen Öle unserer Nadelbäume regen den Kreislauf an und fördern die Durchblutung. In Verbindung mit Salz sollten sie unbedingt für ein heißes Fußbad genutzt werden.

Die vielseitige **Pechsalbe** ist ideal zur Linderung von rheumatischen Schmerzen und Verspannungen. Dafür löst man 40 g Harz eines Nadelbaumes (z. B. Tanne, Fichte, Föhre, Lärche) in 100 ml Sesamöl auf, welches die durchblutungsfördernden und wärmenden Eigenschaften noch verstärkt. Nach dem Abfiltern der Rückstände wird die Mischung mit 5 g Bienenwachs eingedickt. Um die positive Wirkung zusätzlich zu steigern, fügt man 10 Tropfen ätherisches Wacholderöl hinzu.

PFLANZENPORTRÄT:
DIE SORGENBRECHER

Rosenwurz, die Widerstandsfähige

Das Dickblattgewächs aus dem Hochgebirge ist eine besondere, in nördlichen Regionen beheimatete Heilpflanze. Rosenwurz *(Rhodiola rosea L.)* besitzt gelbe Blüten und eine verdickte Knolle als Wurzel. Diese ist es auch, die als Heilmittel in verschiedenen Zubereitungsformen oder als Nahrungsergänzungspulver zum Einsatz kommt. Mittlerweile wird Rosenwurz kontrolliert angebaut, um den Wildwuchs zu schonen.

Als klassisches Adaptogen (Ergänzungsmittel zur Anpassung) wird diese Heilpflanze bevorzugt zur **Abwehr von Stressoren** eingesetzt. Während junge Menschen und Erwachsene aufgrund privater, beruflicher oder schulischer Pflichten sich immer öfter überfordert zeigen, sind es bei älteren Menschen Zukunftssorgen, Vereinsamung oder körperliche Gebrechen, welche Stress erzeugen und dadurch die Lebensqualität mindern. Die Rosenwurz scheint für solche Herausforderungen ein idealer Begleiter zu sein. Sie verzögert die stressbedingte Zellalterung, wirkt blutdrucksenkend, entzündungshemmend, herz-, leber- und gefäßschützend. Gegen ein mögliches Burn-out sollte mit ihrem Einsatz schon präventiv begonnen werden. Zur Einnahme empfehlen sich standarisierte Präparate, deren Anwendung zwecks Dosis und Kurdauer laut Packungsbeigabe oder Beratung erfolgen sollte.

Ältere Menschen mit einer verminderten körperlichen und geistigen Vitalität profitieren von der Rosenwurz ganz besonders, weil sie negative Emotionen beruhigt, die geistigen Fähigkeiten und die Anpassung an Neues beflügelt. Gleichzeitig verbessert sie die Schlafqualität und die Lebensfreude.

Im Gegensatz zu skandinavischen oder asiatischen Ländern, wo Rosenwurz nicht nur als bekanntes Heilmittel, sondern auch in der Küche Verwendung findet, ist diese Heilpflanze bei uns noch nicht sehr bekannt.

Vorsicht: Schwangeren, Kindern und Jugendlichen bis zu 18 Jahren wird von deren Gebrauch abgeraten!

Baldrian, der Erdende

Die Verwendung von Baldrian *(Valeriana officinalis L.)* konzentriert sich hauptsächlich auf die Wurzeln, die in einem kurzen, verdickten Rhizom mit vielen feinen Faserwurzeln verborgen sind. Diese Wurzeln erinnern laut der Signaturlehre, die sich an besondere Merkmale einer Pflanze orientiert, an menschliche Nervenfasern. Der Respekt vor dieser Pflanze ist seit jeher groß, was sich

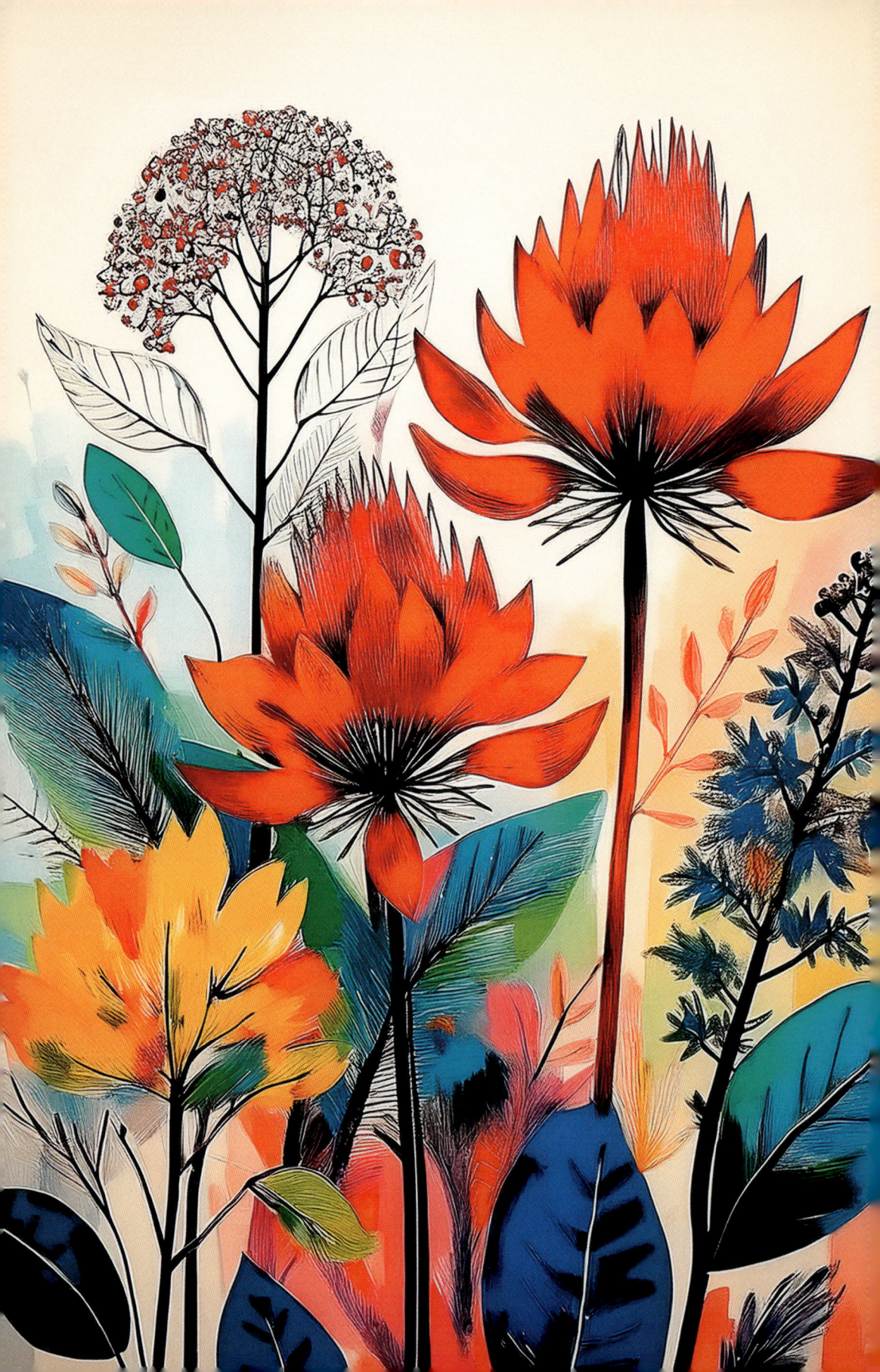

auch in folgender Zauberformel zeigt: „Baldrian, Dost und Dill, kann die Hex' nicht, wie sie will!"

Die richtige Zubereitung ist entscheidend! Dies gilt besonders für Baldrian, der in niedriger Dosierung als **Wachmacher** und in höheren Dosen als **Beruhigungsmittel** Verwendung findet. Ängstlichen und angespannten Menschen hilft Baldrian, die Einschlafzeit zu verkürzen und ungestörte Durchschlafphasen zu fördern.

Wer zu psychischer Unruhe, Antriebslosigkeit, Wetterfühligkeit oder angstvollen Visionen neigt, kann die entspannende und ausgleichende Wirkung von Baldrian tagsüber nutzen. Es erfordert jedoch etwas Geduld, da es mindestens zwei Wochen dauert, bis die Wirkung voll zur Entfaltung kommt.

Die zweijährigen Baldrianwurzeln werden im Spätherbst gesammelt und getrocknet. Um eine **Tinktur** herzustellen, legt man frische oder getrocknete Wurzeln in 45- bis 60%igem Alkohol für 3–4 Wochen an. Dennoch wird empfohlen, die Tinktur in der Apotheke zu beziehen, damit der Wirkstoffgehalt garantiert ist. Die empfohlene Tagesdosis beträgt 3-mal täglich 1 TL in Wasser aufgelöst.

Zusätzlich kann der beruhigende Effekt von Baldrianwurzel und -blüten auch durch eine **Räucherung** gemeinsam mit Johanniskraut, Lavendel, Rosenblättern u. a. m. erfahrbar gemacht werden. Kneipp empfiehlt, die **pulverisierte Wurzel** über das Essen zu streuen, während sein ärztlicher Freund Dr. Baum-garten von einer positiven Wirkung bei Spannungskopfschmerzen überzeugt ist.

Vorsicht: Schwangere und Kinder unter zwölf Jahren sollten Baldrian meiden!

SALZ DES LEBENS

Mit Maß und Ziel

Nahrung ist Medizin! Dabei kommt es auf die richtige Dosis an. Denn ein Zuviel von dem einen oder ein Zuwenig von dem anderen „schmeckt" unserer Gesundheit gar nicht. Dabei beginnt es schon mit der Auswahl unserer Lebensmittel. Je vielfältiger und bunter sich der Teller präsentiert und je mehr Geschmacksrichtungen von süß, salzig, sauer, bitter, fett und umami (zum Identifizieren der Eiweißquellen) dabei mitmischen, desto geringer ist die Gefahr einer Unterversorgung von lebensnotwendigen Substanzen.

Kräuter sollten immer mit von der Partie sein. Sie eignen sich zum Würzen und zum Kochen. Einen weiteren positiven Effekt gibt es obendrein: Mit Kräutern lässt sich Salz einsparen. Obwohl dieses für uns lebensnotwendig ist, kann ein Zuviel davon Bluthochdruck, Magen- und Nierenkrankheiten, Knochenbrüchigkeit, Wassereinlagerungen verursachen.

In diesem Zusammenhang sind auch Fertigprodukte (Wurst, Speck, Käse, Brot, Ketchup, Snacks usw.) kritisch unter die Lupe zu nehmen, weil ihr regelmäßiger Genuss die empfohlene Tagesdosis von 5–6 g bei Weitem überschreitet.

Gut gewürzt

Kräutersalz ist eine gute Alternative, um den reinen Salzkonsum zu reduzieren. Dieser wird dadurch auf ungefähr zwei Drittel verringert. Es empfiehlt sich, Kräuter wie Petersilie, Sellerie, Maggikraut, aber genauso Karottenkraut, Rohnenblätter u. a. m., getrennt in Gläsern aufzubewahren. Dadurch lassen sich stets neue geschmackliche Kreationen mischen.

Obwohl bei der Herstellung von Kräutersalz frische Kräuter eine intensivere Färbung garantieren und deshalb optisch ansprechender wirken, ist die Verwendung von getrockneten Kräutern sinnvoller. So werden die Aromen (ätherischen Öle) besser geschützt und lassen sich für unsere Verdauungsarbeit optimal nutzen, während diese flüchtigen Substanzen beim Einsatz von Frischkräutern und dem anschließenden Lufttrocknen größtenteils entweichen.

Asiatische Gewürze wie Kardamom, Zimt, Kurkuma sollten in der winterlichen Ernährung keineswegs zu kurz kommen. Einerseits gehören sie zu den „Gutelaunemachern", andererseits wird der Körper durch sie besser durchblutet und aufgrund der antibakteriellen oder antiviralen Eigenschaft auch vor möglichen Angreifern geschützt. Unsere Verdauung profitiert von ihren blähungswidrigen und krampflösenden Eigenschaften.

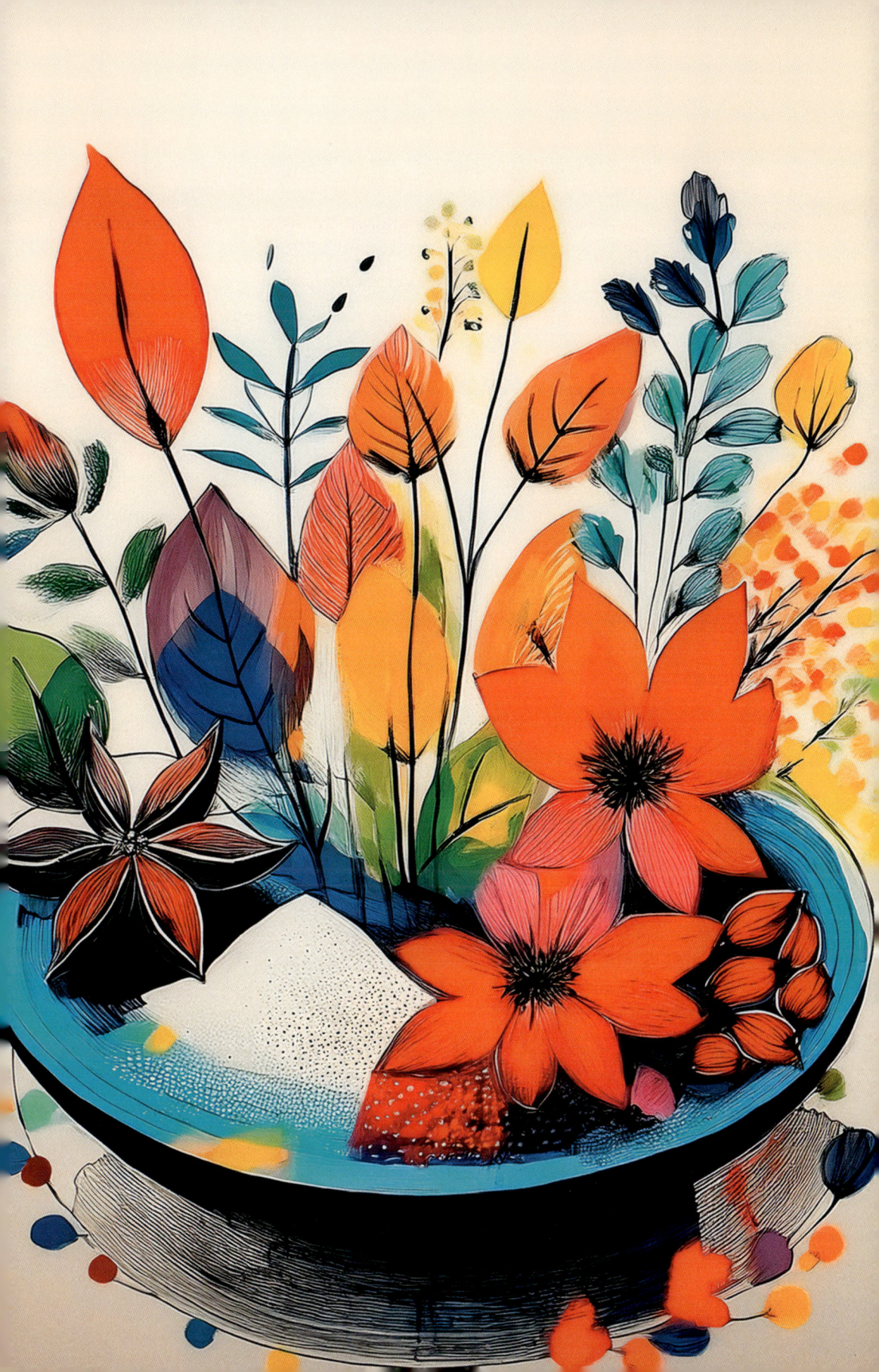

Aus der **Hildegard-Medizin** kennen wir Galgant, Bertram und Quendel, drei Gewürze, die aufgrund ihrer blutreinigenden, kreislaufanregenden, krampflösenden, immunstärkenden Eigenschaften besonders älteren Menschen empfohlen werden können.

Nervenstärkende Gewürzkekse nach Hildegard von Bingen

◆ 250 g Dinkel
◆ 120 g Butter
◆ 4 g Muskatnusspulver
◆ 4 g Zimtpulver
◆ 10 g Gewürznelkenpulver
◆ 2 g Kardamompulver
◆ 1 Ei
◆ 2 EL Honig
◆ 30 g Rohrzucker
◆ 25 ml Milch
◆ 1 Prise Salz
◆ 1 Prise Backpulver

Daraus Mürbteig zubereiten, rasten lassen, ausrollen, ausstechen und backen (15 Minuten bei 180 °C).

Gewürze aus fernen Ländern

◆ **Zimt** stimuliert die geistige Beweglichkeit im Alter und wirkt sich günstig auf den Cholesterin- und Blutzuckerspiegel aus. Bei einem aufziehenden Infekt oder Heiserkeit kann 1 Glas heiße Ingwermilch mit Honig und Zimt als Rachenschmeichler dienen.

◆ **Kardamom** übt einen ausgleichenden Einfluss auf Magen und Darm aus, schwächt Mundgeruch ab (nach Knoblauchgenuss!), hemmt die Ansiedlung von Pilzen und Bakterien in Magen und Darm, steigert die Konzentration. Die kleinen Samen müssen dabei aus der Kapsel gelöst werden.

◆ **Gewürznelken** spielen in der Zahnheilkunde für die Schmerzbetäubung eine wichtige Rolle. Es fördert die Verdauung und als Öl in der Duftlampe sorgt es für eine angenehme Raumluft und Desinfektion.

◆ **Muskatnuss** wird bei schwachen Nerven, zur Verdauung und bei Erkältungen empfohlen. Vorsicht vor einer Überdosierung: maximal 1–2 g! Das einem Trägeröl zugefügte ätherische Öl kann für schmerzlindernde Massagen bei Rheuma und Muskelschmerzen genutzt werden.

KNEIPP DICH FIT!

Kuschelige Wärme rundherum

Wickel, Kompressen, Auflagen und Wärmepflaster – viele von uns sind mit diesen Anwendungen vertraut, aber wissen wir auch, wie man sie richtig einsetzt? Dabei stellt sich eine weitere wichtige Frage: Wann sind diese temperiert, kalt, heiß oder warm am effektivsten? Zugegeben, das kann etwas komplex erscheinen. Doch wenn wir erst einmal ein grundlegendes Verständnis dafür haben, fällt die Entscheidung gepaart mit einem gesunden Hausverstand wesentlich leichter. Denn wer würde bei einer Blasenentzündung oder einem schmerzenden Rücken schon eine kalte und bei einer Muskelzerrung eine heiße Auflage bevorzugen?

Hier sind einige hilfreiche Richtlinien, um den Überblick zu behalten

Kälte ist in **akuten Fällen** oft die beste Wahl. Sie eignet sich zur Linderung von Schmerzen und zur Bekämpfung von Entzündungen, Schwellungen und frischen Verletzungen. Als Beispiele gelten plötzlich auftretende Gelenkschmerzen, Verstauchungen, Prellungen, Verrenkungen, Halsschmerzen und oberflächliche Venenentzündungen.
Aber es gibt auch Ausnahmen: Stirn-, Kieferhöhlen- und Ohrenentzündungen, z. B. aber auch Hexenschuss, Bronchitis, Blasen- und Nierenbeckenentzündungen, sprechen in der Regel besser auf **Wärme** an.

Intensive Wärme ist ideal für **chronische Beschwerden.** Dazu zählen muskuläre Verspannungen, lang anhaltende Gelenk- und Rückenschmerzen sowie Nachwirkungen von Verletzungen. Auch bei Stirn- und Kieferhöhlenentzündungen ist Wärme hilfreich, insbesondere wenn es darum geht, einen älteren oder lokalen Entzündungsschmerz (z. B. Furunkel) zur Reife zu bringen. Temperierte Anwendungen sind die richtige Wahl bei Ohrenschmerzen, Neuralgien und Polyarthritis. Letztendlich liegt es jedoch an der betroffenen Person, das zu wählen, was sich angenehm anfühlt.

Gut gewickelt?

Wer nach einer Chemotherapie oder bei ständiger Medikamenteneinnahme seine Leber pflegen möchte, ist mit einem **Schafgarbenwickel** gut beraten. Dieser unterstützt die Entgiftungsarbeit unseres Körpers.
Für eine sachgemäße Wickeltechnik benötigt man in der Regel drei Tücher. Praktische Wickeltücher sind im Fachhandel gebrauchsfertig erhältlich. Sollten keine professionellen Wickeltücher zur Hand sein, genügt auch der Einsatz eines Wollschals, eines Baumwolltuches, einer Wärmflasche und des Bettzeuges.
Es empfiehlt sich, den Leberwickel am Wochenende durchzuführen, da er eine

161

längere Ruhephase erfordert. Laut Organuhr ist die Zeit um 14 Uhr ideal.

So geht's

◆ Ein Leinentuch (z. B. ein Geschirrtuch) mit heißem Schafgarbentee (3 TL Schafgarbe / 500 ml Wasser, Ziehzeit: 15 Minuten) tränken und so gut wie möglich auswringen: Je trockener das Tuch ist, desto angenehmer ist die Anwendung!

◆ Das Tuch über die Leberregion am rechten Oberbauch legen und zügig mit einem breiteren Wollschal um den Körper fixieren.

◆ Darauf kann eine Wärmflasche und eine Bettdecke gelegt werden.

◆ Es empfiehlt sich, mindestens 30 Minuten nachzuruhen.

Bienenwachskompressen setzen auf trockene Wärme und bieten besonders in Erkältungszeiten die beste Voraussetzung, um Wärme zu speichern. Das mit Bienenwachs getränkte Tuch, das mithilfe eines großen Schals auf den Bronchien fixiert wird, duftet nicht nur hervorragend, sondern wirkt aufgrund des Wachsbelags auch antibakteriell. Ein weiterer Vorteil ist, dass es die darunter aufgetragene Bronchialsalbe gut abdeckt. Das Tuch kann so lange verweilen, wie man es als angenehm empfindet.

Wer den **Wachswickel** selbst herstellen möchte, kann Bienenwachs in einer Bratpfanne bei milder Hitze schmelzen und ein Baumwoll- oder Leinentuch darin eintauchen. Etwas abtropfen lassen und bis zur Verwendung kühl und dunkel lagern. Vor dem Gebrauch das Tuch mit einem Fön anwärmen, dann auflegen und mit Heilwolle abdecken.

Bronchialsalbe, selbst gemacht: 5 g Bienenwachs im Wasserbad schmelzen, 50 ml Thymian-Öl-Auszug hinzufügen. Handwarm abkühlen lassen und je 4 Tropfen ätherisches Eukalyptusöl und Myrtenöl einrühren.

Freude (er-)leben

H, H, H: HUMOR HILFT HEILEN

All jene, denen ihr guter Humor sprichwörtlich „in die Wiege gelegt" wurde, haben wirklich gut lachen. Denn diese Eigenschaft ist ein zuverlässiges Instrument, um schwierige Situationen relativieren zu können und ihnen mit dem nötigen Abstand zu begegnen. Dabei ist es keineswegs so, dass humorvolle Menschen bei Schicksalsschlägen nicht ebenso leiden wie andere. Ihre sogenannte „Trotzmacht" bewahrt sie aber weitgehend vor anhaltender Lähmung und verhilft ihnen zu geeigneten Bewältigungsstrategien.

„Wer lacht, hat mehr vom Leben!" Darüber brauchen wir wohl nicht zu diskutieren. Studien beweisen, dass ein humorvoller Charakterzug die Lebenszeit verlängern kann, wohingegen chronisch negativer Stress zu den größten Feinden unserer körperlichen Gesundheitspolizei zählt. Humor setzt eine flexible und kreative Denkweise voraus. Diese **gedankliche Lockerheit** verhilft dazu, mit den eigenen Schwächen, aber auch jenen von anderen nicht unverhältnismäßig hart ins Gericht zu gehen.

Auch deshalb üben humorvolle Menschen, wo immer sie auftauchen, eine anziehende und verbindende Wirkung auf andere aus, nachdem sie ihnen von vornherein keine Gelegenheit zum sogenannten „Triggern" geben. Denn Hand aufs Herz: Wann reagieren wir persönlich am aggressivsten? Wohl dann, wenn wir uns genau an unseren Schwachstellen (Triggerpunkte) getroffen fühlen, die wir normalerweise mit aller Macht vor uns und vor der ganzen Welt verstecken möchten. Fazit: Es zahlt sich aus, tagtäglich in Humor und Heiterkeit zu investieren. Diese zwei sind es, die unsere Psyche im positiven Sinne stabilisieren, uns selbstsicherer, zufriedener und glücklicher machen. Wichtige Ressourcen, auf die wir für das „Gut-alt-Werden" bauen können!

Lachen ist die beste Medizin

„Humor ist eine Grundstimmung, Lachen eine spontane körperliche Reaktion." So definiert es die Gelotologie, eine Wissenschaft, die sich mit den positiven Auswirkungen des Lachens auf Psyche und Körper beschäftigt. Die gute Nachricht für alle Muffel, denen humorvolle Menschen suspekt sind: Diese wichtige **Grundeinstellung** lässt sich bis zu einem bestimmten Maße erlernen.

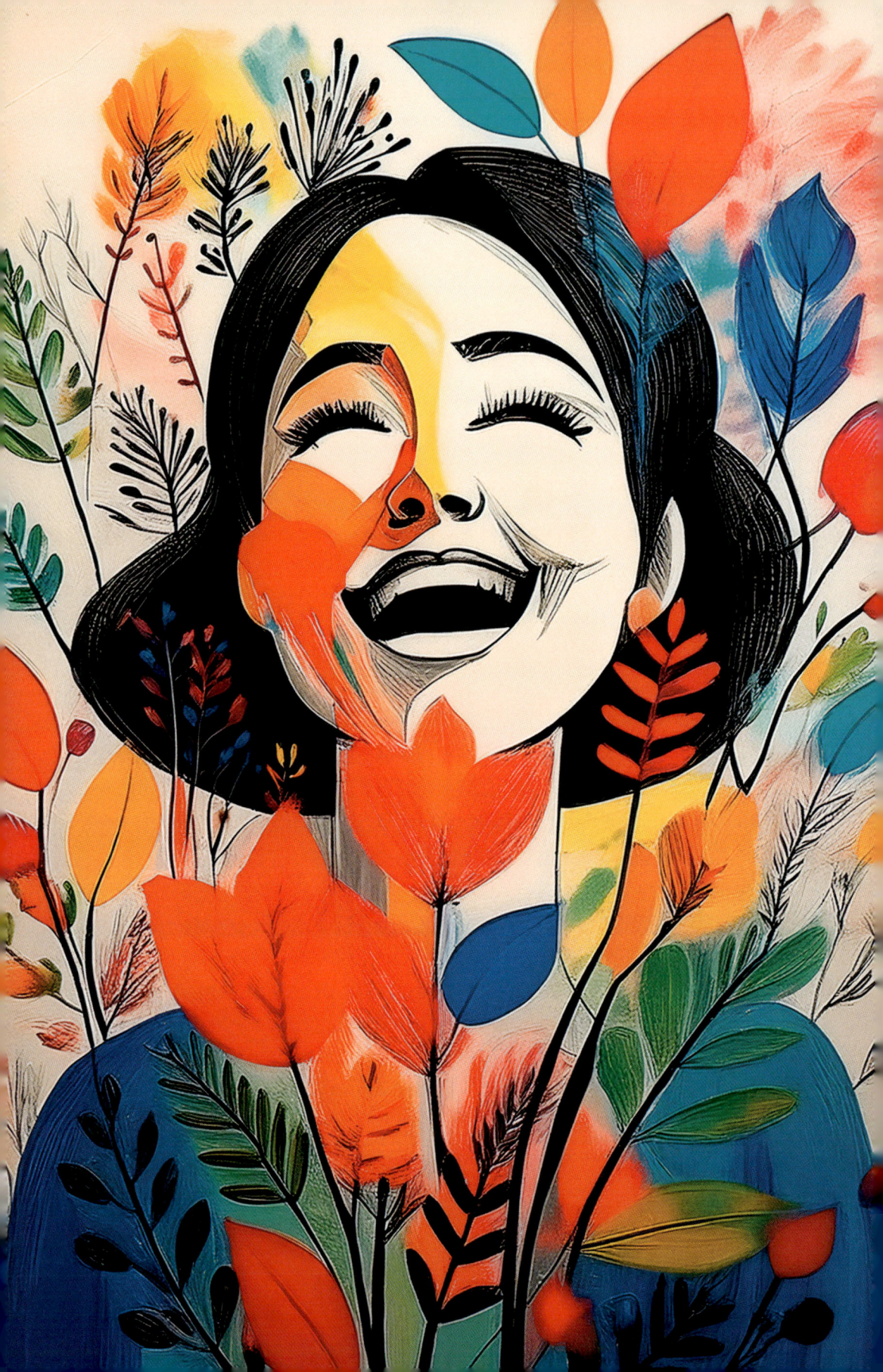

Sobald man anfängt, eine positive Sichtweise auf die Dinge bewusst zu pflegen, ist der erste Schritt in die richtige Richtung getan. Denn dadurch kann das Loslassen von Altlasten beginnen und Bedrückendes endlich abgeschlossen werden.

Wer den neuen Tag mit einem Lächeln in den Spiegel begrüßt und im Anschluss daran vielleicht sogar in ein herzhaftes Lachen ausbricht, kann von dieser morgendlichen Gymnastikeinheit für Körper, Geist und Seele nur profitieren:

◆ 20 Sekunden Gelächter regen das Herz-Kreislauf-System so sehr an wie drei Minuten schnelles Rudern.

◆ Beim Lachen schießt die Luft in großer Geschwindigkeit durch die Lunge. Dabei werden 3- bis 4-mal mehr Sauerstoff verarbeitet und die Stimmbänder in Schwingung gebracht.

◆ Lautes und herzhaftes Lachen verbrennt 50 kcal in nur zehn Minuten.

◆ Ein herzhafter Lacher erweitert die Blutgefäße, wodurch der Blutdruck sinkt. So ist das Herzinfarktrisiko bei humorvollen Menschen wesentlich geringer.

◆ Die körperliche und „seelische" Verdauung wird angeregt, Schlafstörungen und Kopfschmerzen werden reduziert.

◆ Eine Minute Lachen ist so erfrischend wie 45 Minuten Entspannungstraining.

◆ Das Schmerzempfinden wird bei herzhaftem Lachen um bis zu 30 Prozent gesenkt.

◆ Die Tränendrüsen versorgen die Augen beim Lachen mit mehr Feuchtigkeit.

◆ Menschen mit Lachfalten werden als intelligenter und attraktiver eingestuft.

◆ Wer viel lacht, hat weniger Ängste, weniger Stress, fühlt sich selbstsicherer und ist weniger anfällig für Depressionen.

◆ Lachen setzt Glückshormone frei, lockert und entspannt. Das hilft unserem Gehirn beim Lernen.

HERZ IST TRUMPF

Wenn „das Herz vor Freude springt", es aufgrund einer Herausforderung „in die Hose fällt", man sein Herz sogar „an jemanden verliert" oder zu jenen Menschen gehört, die besonders „herz"-lich sind und „das Herz am rechten Fleck haben", wird klar, dass dieses vielseitige Organ eng mit unserer Gefühlswelt in Zusammenhang steht. Allein schon unter diesem Gesichtspunkt ist es ratsam, die Gesundheit des eigenen Herzens zur Herzensangelegenheit werden zu lassen. Negative Schwingungen wie Ärger, Angst, Unruhe, Neid, gar Hass sind nämlich die falschen Partner für unser Herz.

Das Herz schlägt zwar nicht im Dreivierteltakt, wie uns ein alter Schlager weismachen möchte, dafür aber zuverlässig ein ganzes Leben lang.

Solange sie nicht erkranken, jedenfalls. Denn es gibt genug Risiken, die unserem Lebensmotor irreparablen Schaden zufügen können. Diese verbergen sich unter anderem hinter einer falschen Ernährung, im Übergewicht, in verschiedenen Suchtgiften, im Bewegungsmangel oder in übermäßigem Stress. All diese Faktoren haben zur Folge, dass trotz materiellen Wohlstandes und einer guten medizinischen Versorgung in unseren Breiten bislang die Herz-Kreislauf-Erkrankungen zur häufigsten Todesursache zählen.

Herzerkrankungen haben verschiedene Gesichter. Ist es auf psychischer Ebene das unüberwindbare „Herzeleid", das einen Menschen sogar ins Grab bringen kann, bewirken in organischer Hinsicht Entzündungen am Herzmuskel, Störungen im Reizleistungssystem oder in den Herzkranzgefäßen, aber auch ein altersbedingter Verschleiß eine eingeschränkte Aktivität. Diese gehören selbstverständlich medizinisch abgeklärt und gut therapiert. Je früher, desto besser!

Pflege mit Herz

Für ein gesundes Herz können Kräuter wichtige Begleiter sein:

◆ **Taigawurzel** (Urtinktur 3-mal täglich 5 Tropfen) ist eine gute Wahl gegen Herzjagen, Beklemmungen und Schlafstörungen.

◆ **Herzgespann** wirkt leicht blutdrucksenkend und verlangsamt die Schlagfrequenz des Herzens. Aus dem starkwüchsigen Kraut kann ein Tee oder eine Tinktur hergestellt werden. In homöopathischer Form ist es unter dem Namen *Leonurus cardiaca* erhältlich.

◆ **Hafer** (*Avena sativa L.*) als Urtinktur hilft bei nervösen Erschöpfungszuständen, bei Anspannung und Erregung.

◆ **Melisse,** der „Herztrost", macht laut Hildegard von Bingen das Herz fröhlich und lindert als Tee getrunken (2 TL/Tasse, Ziehzeit: 5 Minuten) oder als Tinktur (siehe „Melissengeist", S. 69) Schlafprobleme und nervöse Herzbeschwerden.

◆ **Weißdorn:** Der harmonisierende Weißdorn ist in all seinen Teilen die Herzpflanze schlechthin. Seine Wirkung umfasst, leichte Rhythmusstörungen zu lindern sowie die verbesserte Durchblutung von Herzmuskel und Herzkranzgefäßen. Ältere Menschen profitieren davon in hohem Maße. Auch die Schlagfrequenz wird durch Weißdorn positiv beeinflusst. Die Einnahme erfolgt in Form von Tees, Tinkturen, Dragees, Pastillen, Globuli *(Crataegus)*. Der Erfolg ist an eine Langzeittherapie gebunden: 6 Wochen–6 Monate.

◆ **Knoblauch, Artischocken und Olivenblätter** besitzen eine antioxidative Wirkung, wodurch der Plaquebildung in den Gefäßen vorgebeugt wird. Für die gezielte Unterstützung sind standarisierte Produkte am besten geeignet.

◆ **Rosmarin** übt eine anregende Funktion auf das Herz aus und wird vor allem bei niedrigem Blutdruck empfohlen. Für leichte Kreislaufprobleme kann ein Kräuterwein (1–2 Gläschen täglich), bestehend aus 30 g Weißdornblättern und -blüten, 10 g Rosmarinblättern, 5 g Petersilie und 1 l Rot- oder Weißwein helfen. Er wird für 2 Wochen lichtgeschützt ausgezogen.

Für ein herzstärkendes Weißdorn-Oxymel mische ich 250 ml Essigauszug mit 500 g Bienenhonig. Im Frühling verwende ich Weißdornblätter und -blüten, im Herbst die Beeren. Melisse ist immer dabei und macht ¼ der Mischung aus. Dabei werden Blätter und Blüten etwa 2 Wochen, die Apfelfrüchte des Weißdorns hingegen für 3 Wochen ausgezogen. Von diesem Sauerhonig werden morgens und abends je 2 TL in ein Glas Wasser eingerührt und getrunken.

SELBSTBESTIMMT DURCHS LEBEN

Prävention vermindert das Risiko

Naturheilkundliche Maßnahmen sind ideal, um altersbedingte Probleme auf sanfte Weise hinauszuzögern, zu begleiten, zu lindern oder zu heilen. Ob im Seniorenheim oder zu Hause, jede Anwendung ist gleichzeitig eine persönliche Zuwendung.

Diese Art der **Selbstfürsorge** erhöht das Grundverständnis, dass der beste Arzt in uns selbst wohnt und dass unsere Gesundheit nicht in jedem Falle delegierbar ist. Vor dem Hintergrund des demografischen Wandels und der steigenden Lebenserwartung eine wahrlich wichtige Erkenntnis!

Seit jeher sind Hausmittel ein fester Bestandteil der Gesundheitsvorsorge. Während sie früher oft die einzige Option waren, um Krankheiten zu behandeln, haben sie heute ihren festen Platz als sanfte und natürliche Begleitung zur Schulmedizin und können moderne Therapieformen auf schonende Weise unterstützen und die eigenen Selbstheilungskräfte aktivieren.

Bewährte Hausmittel gegen Altersbeschwerden

◆ **Venenprobleme** sind im Alter häufig. Eine Tinktur aus gehackten Rosskastanien (mit Schale) stärkt als Massage die Gefäßwände (mit Alkohol, Ziehzeit: 3 Wochen). Für eine venenstärkende Creme verwende ich 15 ml Rosskastanientinktur, 15 ml Rosskastanientee, 30 ml Sesamöl, 6 g Bienenwachs, 1 EL Lanolin und 10 Tropfen Zypressenöl sowie 15 Tropfen Zitronenöl.

◆ **Wadenkrämpfe** sind besonders nachts unangenehm. Ausreichend Flüssigkeit und weniger Kaffee können helfen. Magnesiumreiche Lebensmittel wie Bananen, Nüsse beugen vor. Bewährte Mittel: ein Glas Wasser mit 1 EL Apfelessig und 1 TL Honig oder ein Fußbad mit Apfelessig und Natron. Auch warme Kompressen und Einreibungen mit einer Arnika- oder Rosmarintinktur wirken lindernd.

◆ **Blasenleiden:** Ein Kräutertee mit Brennnessel und Ackerschachtelhalm stärkt den Blasenmuskel, und Kräuter wie Goldrute, Wacholder, Löwenzahn fördern die Nierenfunktion. Ein Vorbeugungstee: 1 Teil Goldrute, 2 Teile Brennnessel, Schachtelhalm, Löwenzahn und Birkenblätter (2 TL je 250 ml Wasser, Ziehzeit: 7 Minuten).

◆ **Darmpflege:** Reichlich Ballaststoffe und senfölhaltige Pflanzen wie Zwiebeln, Kohl, Knoblauch sowie milchsauer vergorene Produkte stärken den Darm und das Immunsystem. Milchsäurebakterien wie in Joghurt, Sauerkraut sind Nahrung für eine gesunde

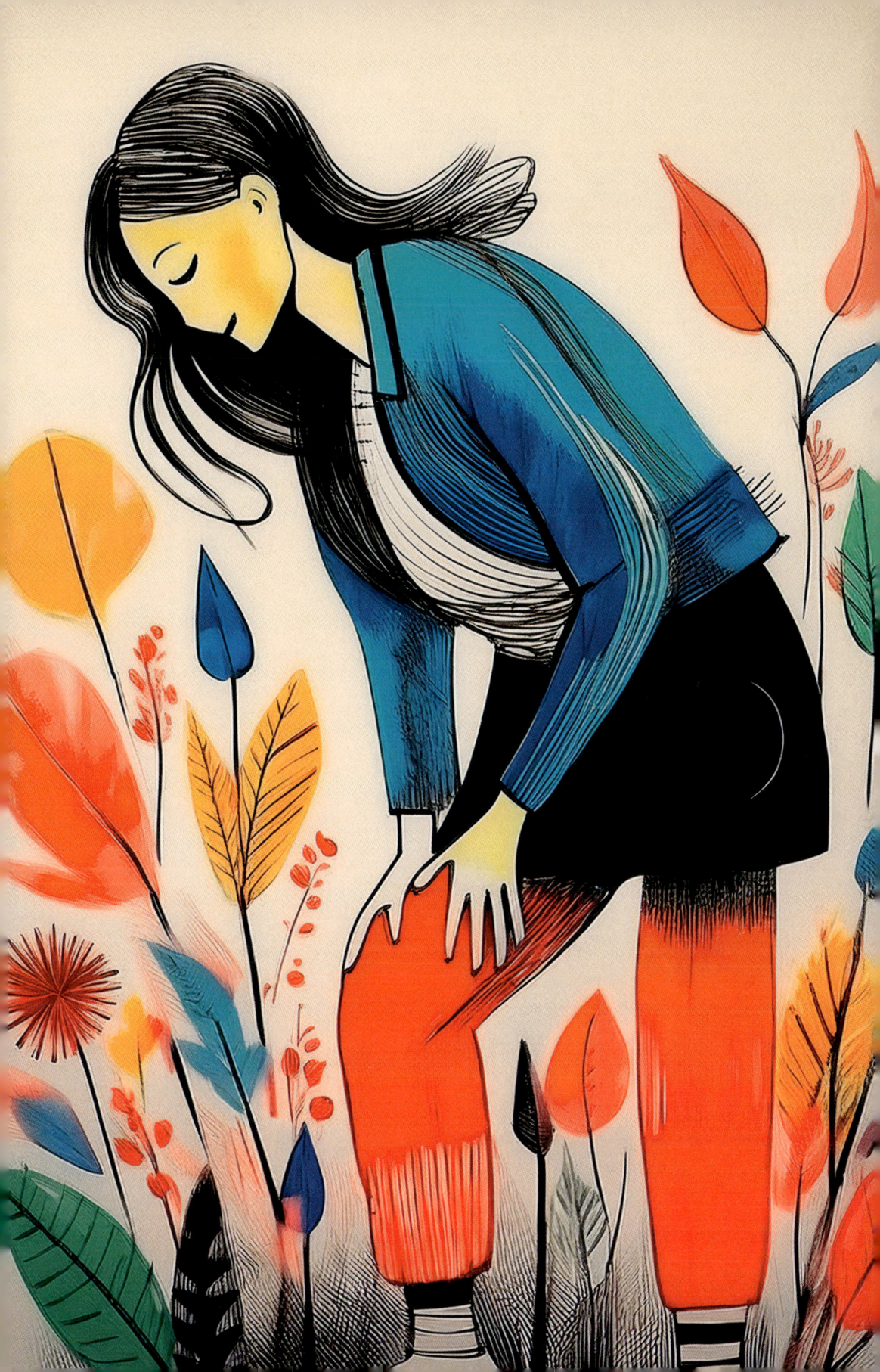

Darmflora. Denke daran: 80 Prozent der Immunabwehr sitzen im Darm.

◆ **Gelenkbeschwerden:** Eine antientzündliche Ernährung mit weniger Fleisch und Zucker bildet die Basis im Kampf gegen Arthrose und Co. Lein-, Oliven-, Algenöl, Nüsse, und Gewürze wie Chili, Kurkuma sind günstig bei degenerativen Erkrankungen. Weidenrinde gilt als pflanzliches Aspirin mit beruhigender Wirkung. Aus der Kräuterheilkunde ist auch der harntreibende Tee aus Brennnessel, Schachtelhalm und Goldrute bekannt. Sie alle weisen entzündungshemmende Tendenzen auf. Täglich eine Messerspitze Kreuzkümmel, Muskat und Koriander als Mischung ins Essen gestreut soll bei Arthrose nachweislich schmerzlindernd wirken.

◆ **Schwäche und Müdigkeit:** Aus welchem Grund auch immer, Schwäche ist ein häufiges Phänomen, das mit dem Altern einhergeht. Kneippanwendungen mit wechselwarmen Güssen oder Bädern bieten hierfür eine gute Stütze. Wenn nach einer Krankheit oder nach einem Krankenhausaufenthalt die Rekonvaleszenz nur langsam voranschreitet, könnte ein altbewährtes Kräftigungsmittel für den benötigten Schub sorgen. Dazu 40 g Blütenhonig und 100 ml Rotwein im warmen Wasserbad cremig schlagen, mit je ½ TL Brennnesselsamen, Galgant und Zimt bestreuen und genießen.

Sanddorn-, Holunderbeer-, Schwarzer Johannisbeer- und Aroniabeeren-Muttersaft (ungezuckert) können aus dem Fachhandel bezogen werden. Ihr hoher Vitamin-C-Gehalt und ihre gesundheitsfördernden Farbstoffe unterstützen die Fitness und die Abwehrkräfte. Sie werden likörmäßig ohne Zusätze 2- bis 3-mal täglich pur eingenommen. Die angebrochene Flasche im Kühlschrank aufbewahren!

KNEIPP DICH FIT!

„Alt wollen sie werden, gesund wollen sie bleiben, aber etwas tun dafür wollen sie nicht."

Sebastian Kneipp

Wasser- und Kräuteranwendungen, Gartenarbeit, die Pflege von Beziehungen, regelmäßige Bewegungseinheiten und eine vitalstoffreiche Ernährung, sie alle sind Teil der Gesundheitslehre von Sebastian Kneipp. Das Kneipp'sche Modell punktet aber auch dadurch, dass seine Umsetzung nichts bis wenig kostet, einen geringen Zeitaufwand erfordert und zu jeder Zeit und an (fast) jedem Ort durchgeführt werden kann.

Wer zusätzlich noch gelernt hat, gezielt mit Temperaturreizen umzugehen, fühlt sich bei Unpässlichkeiten weniger hilflos. Sowohl die Schulmedizin als auch die Volksmedizin setzen auf diese Reize, die je nach Bedarf kalt, wechselwarm oder warm-heiß zur Anwendung kommen.

So lohnt es sich in jedem Fall, das Konzept des Wasserdoktors – durch Bücher, Kurse, Kneippanlagen oder das Internet – näher kennenzulernen.

Gut durchblutet – das warme Fußbad

Wer unter einer schlechten Durchblutung leidet und vor allem im Winter ständig friert, sollte regelmäßig warme Fußbäder durchführen. Kalte Füße sind nämlich Hauptverursacher von Infekten, schmerzhaften Neuralgien, Rückenbeschwerden und Blasenleiden. Auch bei Unruhe und Verspannungen, als entgiftende Maßnahme, bei Durchblutungsstörungen der Beine sowie der Becken- und Bauchregion sind warme Fußbäder vorteilhaft!

Ältere und schwache Menschen mit chronischen Erkrankungen profitieren vom warmen Fußbad als sinnvollem Begleiter bei organischen Herzstörungen, Verstopfung, chronischen Schmerzen und für die Fußpflege.

So geht's

◆ Eine kleine Wanne oder eine Waschschüssel mit 38 °C warmem Wasser füllen. Es soll bis zur Wadenmitte reichen.

◆ Je nach Bedarf mit natürlichen Zusätzen in Form von Kräutertees oder ätherischen Ölen intensivieren: beruhigende Melisse, anregender Rosmarin, keimtötender Thymian, durchblutungsfördernde Heublumen, entspannender Hopfen, erwärmendes Moor, venentonisierende Rosskastanien, stoffwechselanregendes Meersalz, pilzhemmende Eichenrinde, Natron als Säureblocker u. a. m.

◆ Die Verbleibdauer beträgt 10–20 Minuten.

◆ Nach dem Fußbad ist eine kurze Kaltwaschung empfehlenswert.

Wer unter Krampfadern leidet, sollte Wassertemperatur, Wassertiefe (knöcheltief!) und Behandlungsdauer reduzieren.

1, 2, 3 im Storchenschritt – Wassertreten

Wassertreten wirkt wohltuend, erfrischend, heilsam und ist bei Nervosität, Stress und Erschöpfung, Kopfschmerzen, Einschlafstörungen oder müden Beinen fast schon ein Muss. Vor dem Zubettgehen hilft es beim Einschlafen und dient morgens als Muntermacher. Bei großer Hitze zeigt es sich als angenehme Erfrischungskur mit abwehrstärkendem Charakter. Zudem beruhigt es das vegetative Nervensystem.

So geht's

◆ In einem Bächlein, in einer Wanne, in einem Brunnen oder in einer Kneippanlage, der Möglichkeiten gibt es genug, wo das Wassertreten spontan durchführbar ist. Idealerweise reicht das Wasser bis zur Mitte der Wade.

◆ Nun wird im Storchengang gewatet, wobei sich die Beine abwechselnd aus dem Wasser heben und die Zehen immer nach unten zeigen. Dadurch wird die Venenpumpe zusätzlich aktiviert.

◆ Die Dauer richtet sich nach der Wassertemperatur und sollte 3 Minuten nicht überschreiten.

◆ Nach Beendigung das Wasser abstreifen und durch Bewegung für eine Wiedererwärmung sorgen.

Vorsicht: Bei Blasenentzündung, Harnwegsinfektion, Nierenkrankheiten, Frieren, kalten Füßen ist vom Wassertreten abzusehen!

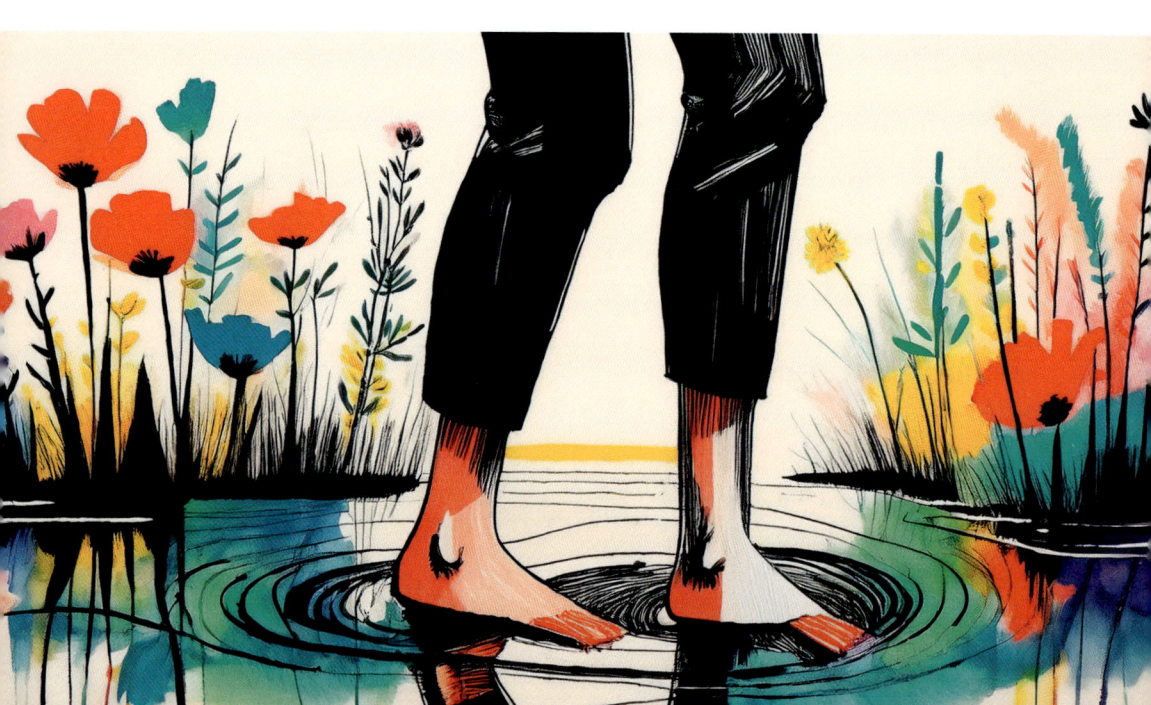

Lachen und Weinen

IMMER IN BEWEGUNG

Wir werden älter, keine Frage! Sich dagegenzustemmen, ist der Liebesmüh umsonst, denn die damit einhergehenden Veränderungen müssen wohl oder übel akzeptiert werden – genauso wie die Endlichkeit des Lebens. Trotzdem stehen Alter und Wohlbefinden in keinem Widerspruch. Im Gegenteil: Mit einer positiven Haltung und ein wenig Köpfchen kann jeder in seine Zukunft investieren.

Das *B-B-B-Prinzip* scheint hierfür wie geschaffen: Bewusstsein für die eigenen Bedürfnisse entwickeln, regelmäßig in Bewegung bleiben und eine Balance zwischen Körper, Geist und Seele finden. Dieser Ansatz ist so krisensicher wie kaum ein anderer – und er zeigt den Erfolg im Leben derer, die mit diesen einfachen, aber wirkungsvollen Grundsätzen durch das Alter gehen. Sie gewinnen dadurch nicht nur an Lebensqualität, sondern auch an Energie und Vitalität.

Denn wer würde alte Menschen, die ihren Weg mit Tatendrang und Wissbegierde gehen, die sich für Neues begeistern und mit frischer Kommunikation und Kontaktfreude auf andere zugehen, als gebrechlich oder greisenhaft bezeichnen? Irgendwie beruhigend, weil solche Eigenschaften allesamt durch unsere Haltung beeinflussbar sind.

Wer sich also dem *B-B-B-Prinzip* anschließen möchte, beginne lieber heute als morgen und sollte vor allem dranbleiben! Ganz im Sinne von Sebastian Kneipp: „Wer nicht täglich Zeit für seine Gesundheit aufbringt, wird eines Tages viel mehr Zeit in seine Krankheit investieren müssen!"

Bewegung (im körperlichen Sinn)

Jede Art von Bewegung ist Garant für Lockerheit und Flexibilität. Ausdauersportarten wie Wandern, Schwimmen, Radfahren, Tanzen stehen auf der Topliste ganz oben. Wenn sich das „Ich muss" dann noch in ein „Ich darf" und „Ich kann" umwandelt, dürfte einer konsequenten Regelmäßigkeit nichts mehr im Wege stehen!

Mit etwas Kreativität lassen sich viele Bewegungsabläufe bereits im normalen Alltag integrieren: der Walzerschritt beim Abstauben, das Treppen-„Laufen" oder die Venenpumpe beim Bügeln, das Beckenkreisen beim Zähneputzen, das Beugen und Strecken beim Wäscheaufhängen u .v .m. Wer sich für den täglichen (Wald-)Spaziergang entscheidet, ist doppelt gesegnet. Nicht nur, weil sich dadurch ein anderes Blickfeld eröffnet, sondern weil die Probleme auch überschaubarer werden, sobald man sich auf Abstand begibt. Zudem macht die frische Waldluft munter und ist ein wahres Schönheitsmittel, das innen und außen Wirkung zeigt.

Bildung (Bewegung im geistigen Sinn)

Gehirnjogging zahlt sich aus und gilt als beste Vorbeugung gegen die Vergesslichkeit. Denkferien können wir uns nämlich keine leisten, in der schnelllebigen Zeit von heute schon gar nicht. Wer sich nicht auf etwas konzentrieren, Urteile fällen, sich selbst eine Meinung bilden, verständlich argumentieren, sich Dinge merken und kreativ nach Lösungen suchen kann, wird von anderen weniger wertgeschätzt und schätzt sich selbst nicht mehr wert.

Um sein Gedächtnis zu trainieren, muss man kein Genie sein. Aber offen für neue Herausforderungen und Inhalte. Denn das Gedächtnis von heute sollte nie das Gedächtnis von morgen sein.

Begegnung (im zwischenmenschlichen Sinn)

Soziale Kontakte tragen entscheidend zu einer guten Lebensqualität bei. Je älter wir werden, desto wichtiger ist ein gut funktionierendes Netzwerk.

„Geteiltes Leid ist halbes Leid, geteilte Freud ist doppelte Freud!" Es gibt wohl niemanden, der diese Behauptung nicht bejahen könnte. Wo Familie oder Freunde dahinterstehen, fühlt man sich nicht verlassen, einsam oder gelangweilt, sondern gebraucht, geschätzt und im Leben eingebunden. Ja, mehr noch: Der Zugang zu Informationen wird im Austausch mit anderen Menschen wesentlich erleichtert und das Miteinander im Sinne von Geben und Nehmen konkret praktiziert.

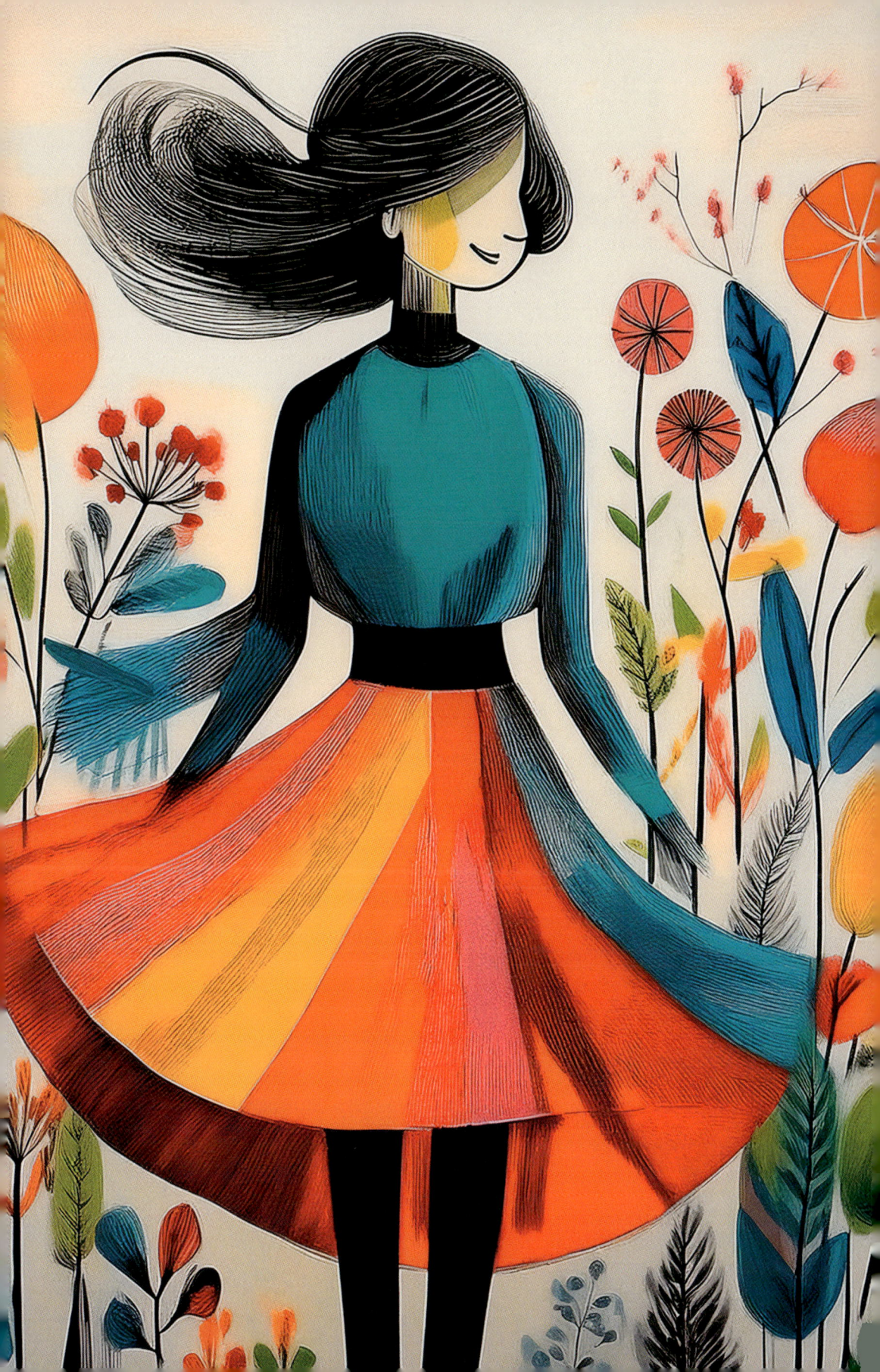

LOSLASSEN

Ballast abwerfen

Manche Dinge lernt man sofort, andere benötigen Zeit, und einige begleiten uns ein Leben lang, ohne dass wir sie je wirklich meistern – z. B. das Loslassen. Diese hohe Kunst gewinnt mit zunehmendem Alter immer mehr an Bedeutung. Wer schon einmal radikal entrümpelt hat, weiß, wie befreiend es sein kann, sich von altem „Plunder" zu trennen. Dasselbe gilt für den mentalen Ballast, der zu einem wahren Energieräuber werden kann.

Kindheitstraumata, Enttäuschungen, Schicksalsschläge – all das müssen wir nicht ewig mit uns tragen. Je länger wir an ihnen festhalten, desto größer wird der Druck, der auf unseren Schultern lastet. Außerdem führt das endlose Kreisen um verschleppte Probleme selten zu einer befriedigenden Lösung. Darauf zu hoffen, dass sich diese Belastungen von außen auflösen, ist vergeblich. Andere Menschen, seien es Freunde oder Therapeuten, können uns zwar den Weg weisen, aber gehen müssen wir ihn selbst.

Was kann ich tun?

◆ **Soziale Kontakte pflegen:** Austausch und gemeinsame Aktivitäten bringen Ablenkung und neue Perspektiven. Hobbys und Engagement stärken das Selbstwertgefühl und machen glücklicher.

◆ **Achtsamkeit und Meditation:** Durch Atemtechniken und Fokussierung auf den Moment können quälende Gedanken beruhigt werden. Sport und Spaziergänge helfen, den Kopf freizubekommen und Stress abzubauen.

◆ **Gedanken aufschreiben und loslassen:** Belastendes niederschreiben und symbolisch verbannen (z. B. durch Verbrennen). Sich bildlich vorzustellen, wie man seinen Ballast abwirft, unterstützt den mentalen Befreiungsprozess.

Das „große" Geschäft

Jeder muss, aber nicht jeder kann! Bei leichteren Formen von Verstopfung sollte man dem „Loslassen" erst einmal mit altbewährten Hausmitteln nachzuhelfen versuchen. Hierfür eine kleine Auswahl!

◆ **Getrocknete Zwetschgen und Feigen, Zwetschgensaft und Kiwis** wirken bei vielen Menschen erfolgreich im Kampf gegen die Verstopfung.

◆ **Die getrocknete Rinde des Faulbaumes** *(Frangula alnus Mill.)* aus der Apotheke wird für maximal 1 Woche bei einer gelegentlich auftretenden Verstopfung empfohlen. Ihre Wirkstoffe sorgen für einen vermehrten Wassereinstrom in das Darminnere.

Dadurch wird der Stuhl erweicht und schneller abtransportiert.

◆ **Sauerkraut** wird bei Kneipp mit einem Darmbesen verglichen. Daher morgens und abends vor jeder Mahlzeit ein kleines Glas Sauerkrautsaft trinken.

◆ **Milchzucker** wirkt osmotisch und bewirkt, dass Wasser aus den umliegenden Geweben in den Darm gelangt und den Stuhl so weicher werden lässt. 2 EL täglich in ein Glas Wasser, ins Müsli oder in den Joghurt einrühren. Nicht bei Laktoseintoleranz!

◆ **Tamarinde** ist die säuerliche Frucht eines tropischen Baumes. Sie wird bei uns als Paste angeboten, die aufgrund ihrer Fruchtsäuren und Ballaststoffe abführend wirkt. Zusätzlich muss genügend getrunken werden.

◆ **Leinsamen** enthalten reichlich quellende Ballaststoffe, die den Stuhl aufweichen und sein Volumen vergrößern. Idealerweise leicht geschrotete Leinsamen verwenden, um ihr Öl freizusetzen und dadurch die Gleitfähigkeit des Stuhls zu optimieren. Mengenmäßig reichen 2 EL morgens und abends aus. Mehr ist kontraproduktiv, da Leinsamen Blausäure beinhalten, die zu Vergiftungen führen kann. Zusätzlich muss sehr viel getrunken werden (mindestens 1,5 –2 l), um einem Verkleben oder gar einem Darmverschluss vorzubeugen.

◆ **Flohsamen** sind der Wirkung der Leinsamen wesensverwandt, aber meistens besser verträglich als diese, weil sie weniger Blähungen erzeugen. Mengenmäßig reicht ½ TL täglich, der bei Bedarf leicht gesteigert werden kann. Auch in diesem Fall ist eine hohe Wasserzufuhr wichtig.

◆ **Weizenkleie** ist die dritte im Bunde, die den Darminhalt in Verbindung mit Wasser aufquellen lässt. Am besten mischt man sie in die Suppe, ins Müsli, in den Salat.

Wichtig: Alle Quellstoffdrogen müssen zeitversetzt zu etwaigen Medikamenten (mindestens ½ Stunde) eingenommen werden!

TRINKEN, TRINKEN, TRINKEN

Alles in Fluss

Ohne Wasser kein Leben! Diese bittere Erfahrung machen viele Menschen weltweit, denn Wassermangel ist eine der Hauptursachen für Hungersnöte, Armut, Kriege und Flucht.

Auch unser Körper ist auf **Wasser** angewiesen. Es ist unverzichtbar für die Sauerstoffversorgung, die Nährstoffaufnahme, Verdauung und Ausscheidung. Selbst für die geistige Fitness spielt Wasser eine zentrale Rolle – schließlich besteht unser Gehirn zu 80 Prozent aus Wasser. Bei Wassermangel wird die Gehirndurchblutung beeinträchtigt, was zu Verwirrtheit bis hin zu Koma und Tod führen kann. Das allein ist Grund genug, regelmäßig zu trinken.

Leider verspüren wir im Alter immer weniger Durst oder vergessen zu trinken. Zudem erschwert die eingeschränkte Beweglichkeit den Gang zur Toilette. Doch es führt kein Weg daran vorbei: Wer gesund alt werden und fit bleiben möchte, muss ausreichend trinken. Eine gute Faustregel sind 30 ml pro Kilogramm Körpergewicht (z. B. 1,8 l bei 60 kg). Fazit: Wer seinen Körper ausreichend mit Wasser versorgt, bleibt beweglicher und das auf jede erdenkliche Art. Ein Blick auf die eigene „Pipi" genügt, um zu erkennen, was Sache ist. Zeigt sich diese hell und klar, hat man alles richtig gemacht!

Meine persönliche Erfahrung

Als „Trinkmuffel" habe ich mir angewöhnt, in der ganzen Wohnung Tassen zu verteilen. So werde ich bei Blickkontakt daran erinnert, ja genug zu trinken. Sobald sie leer sind, räume ich eine nach der anderen weg – und freue mich, dass abends wieder Ordnung in der Bude herrscht.

Es geht es heiß her

Diese **Stoffwechselkur** mit heißem Wasser entstammt dem ayurvedischen, altindischen Heilwissen:

◆ Sie wirkt nachweislich regenerierend und entgiftend, zum anderen lindert sie Verdauungsprobleme wie Blähungen und Völlegefühl oder reguliert den Stuhlgang.

◆ Die Heißwasser-Trinkkur ist zudem idealer Begleiter für entschlackende Fastentage. Sie beruhigt die Nerven und verstärkt die Geschmackswahrnehmung.

◆ In gesunden und kranken Tagen wird ihre schweißtreibende und schleimlösende Wirkung geschätzt.

◆ Heißes Wasser regt die Ausscheidung überschüssiger Gewebsflüssigkeit an und sorgt für ein schöneres Hautbild.

◆ Für Rheumatiker und schmerzgeplagte Menschen ist die Wasserkur ein einfach anzuwendendes Mittel, um den Säure-Basen-Haushalt des Körpers in Einklang zu bringen.

178

Bei chronischen Erkrankungen wird eine mehrmonatige Kur empfohlen. Dazu 1–2 l Leitungswasser oder stilles Mineralwasser im offenen Topf aufkochen und weiter für 10 Minuten köcheln lassen. Auf etwa 40–50 °C abkühlen lassen und in einer Thermoskanne aufbewahren. Über den Tag verteilt in kleinen Schlucken trinken.

Durch den langen Kochvorgang reinigt sich das Wasser von flüchtigen und schweren Substanzen, welche sich als Bodensatz bemerkbar machen. Dadurch schmeckt es leicht süßlich und ist angenehm zu trinken.

Goldwert

Das ist sie auf jeden Fall, die **Goldmilch,** welche mit ihren hochwirksamen Zutaten zur Erhaltung der Gesundheit beiträgt, den Organismus wärmt und das Gemüt beruhigt. Hierfür benötigt man 1 TL Kurkumapulver, ½ TL Zimt, ¼ TL Ingwerpulver, je eine Prise Muskatnuss und schwarzer Pfeffer und 1 TL Kokosöl, die allesamt in einer Tasse heißer Pflanzenmilch eingerührt und kurz aufgekocht werden. Die leicht abgekühlte Gewürzmilch mit Honig oder Ahornsirup süßen.

Das Getränk 2- bis 3-mal wöchentlich abends genießen.

Wer möchte, kann auch einen größeren Vorrat von dieser Gewürzmischung herstellen oder Ingwer und Kurkuma durch frische Wurzeln ersetzen. Die fertige Mischung gibt es allerdings bereits als Goldmilch zu kaufen.

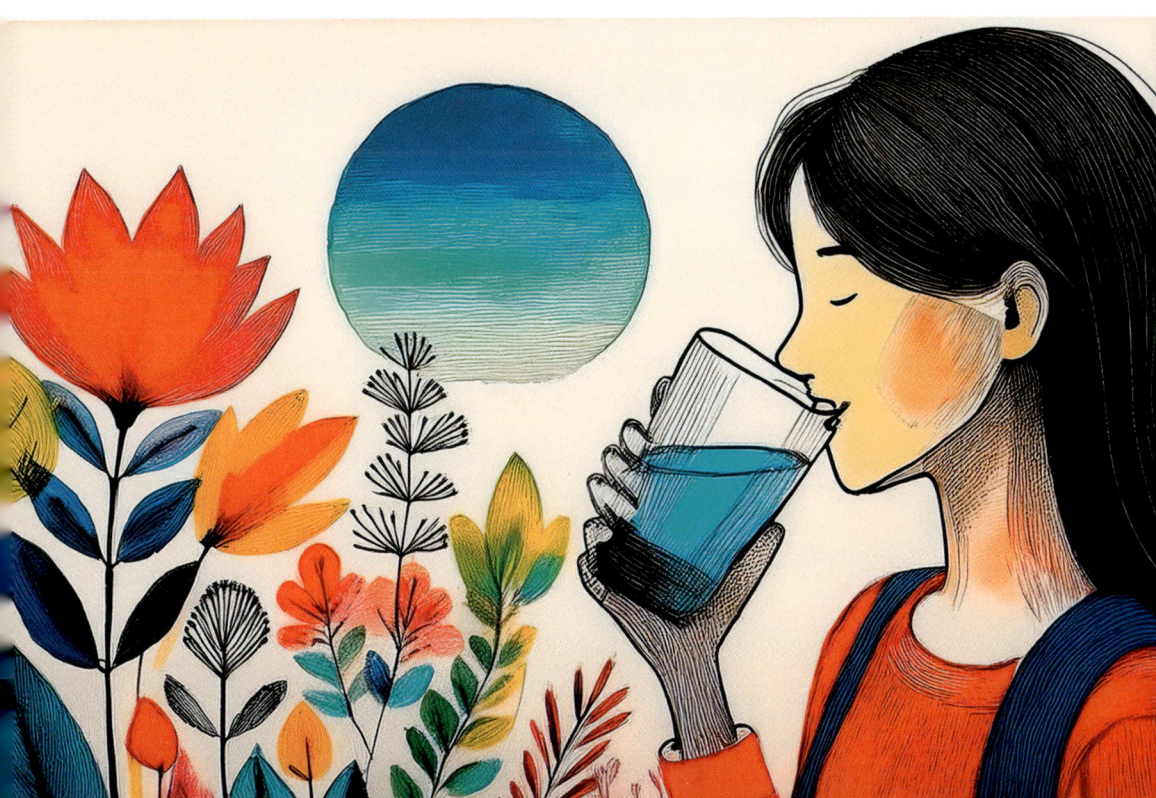

KNEIPP DICH FIT!

Einschlafhilfe, frei von Chemie

Die **Leibwaschung** nach Kneipp gehört zu den kalten Anwendungen. Ziel ist es, durch die momentane Verengung und anschließende Erweiterung der Gefäße einen Trainingseffekt zu bewirken. Dadurch können das Thermoregulationsgeschehen stabilisiert, das vegetative Nervensystem schneller auf Reize eingestellt und die Immunabwehr gestärkt werden.

Die kalte Leib-(Bauch-)Waschung wird aufgrund ihrer zuverlässigen Wirkung und einfachen Durchführung sehr geschätzt und bei Einschlafschwierigkeiten vor dem Zubettgehen und im Bedarfsfall auch nachts bei Durchschlafschwierigkeiten empfohlen.

So geht's

◆ Einen Waschlappen oder ein mehrfach gefaltetes Leinentuch mit kaltem Wasser befeuchten und auswringen.

◆ Flach am Boden oder im Bett hinlegen und die Beine anziehen, damit die Bauchmuskulatur gelockert bleibt.

◆ Nun vom Bauchnabel aus beginnend, in 20–40 Runden immer größere Kreise im Uhrzeigersinn drehen. Dabei mit sanftem Druck vorgehen und das Tuch zwischenzeitlich umdrehen oder neu befeuchten, damit der Kältereiz erhalten bleibt.

◆ Nicht abtrocknen, aber unter der Bettdecke für Wiedererwärmung sorgen.

Das Vorgehen im Uhrzeigersinn entspricht der Richtung des Dickdarms, weshalb diese Leibwaschung auch aktiv auf das Verdauungsgeschehen Einfluss nimmt. Damit gehört sie zur unterstützenden Begleitung bei einer Ernährungsumstellung, bei Blähungen und Gasbildung, einer beginnenden Bauchgrippe oder einer chronischen Verstopfung.

Vorsicht: Nicht anwenden bei Harnwegsinfekten, Menstruation, Schwangerschaft, direkt nach dem Essen (2 Stunden), starkem Frösteln, Herzproblemen, sehr niederem Blutdruck!

Nicht leicht zu verdauen!

Verdauungsprobleme reagieren besonders empfindlich auf Stress und werden dadurch oftmals verschlimmert. In solchen Momenten kann eine passende Entspannungsübung helfen – sei es Lesen, Gartenarbeit oder ein erfüllendes Hobby. Auch ein kleiner Spaziergang kann Wunder wirken, um belastende Situationen besser zu „verdauen".

Empfindliche Magen- und Darmschleimhäute profitieren von einer ballaststoffreichen Ernährung, die idealerweise aus mehreren kleinen Mahlzeiten und schonend gegartem Obst und Gemüse (besonders als Abendmahlzeit) bestehen.

Ein alkohol- und zuckerfreies **Verdauungselexier,** das etwa 30 Minuten vor dem Essen eingenommen wird, kann ebenfalls beruhigend wirken:

◆ 200 ml naturtrüber, unpasteurisierter **Apfelessig** unterstützt die Produktion von Magensäure.

◆ 2 TL frischer **Ingwer,** in kleinen Stücken regt den Gallenfluss und die Fettverdauung an.

◆ 1 EL frische **Kurkuma,** in kleinen Stücken wirkt entzündungshemmend und fördert die Leberfunktion.

◆ ½ TL gemörserte **Fenchelsamen** wirkt krampflösend und fördert die Darmbewegung.

◆ ½ TL gemörserte **Kreuzkümmelsamen** reduziert Gasbildung im Darm.

◆ ¼ TL gemörserter **schwarzer Pfeffer** regt die Verdauungssäfte an und verbessert die Kurkuma-Aufnahme.

◆ 1 EL **Zitronensaft** unterstützt das Säure-Basen-Gleichgewicht.

◆ 200 ml **abgekochtes Wasser** (abgekühlt).

Fenchel- und Kreuzkümmelsamen in einer Pfanne ohne Öl leicht anrösten und mit Ingwer, Kurkuma und schwarzem Pfeffer in ein Schraubglas geben. Apfelessig und Zitronensaft hinzufügen. Das abgekühlte Wasser dazugeben und gut umrühren. Das Elixier etwa 1 Woche lichtgeschützt ziehen lassen, um die Wirkstoffe zu entfalten. Vor dem Gebrauch abseihen und kühl lagern!

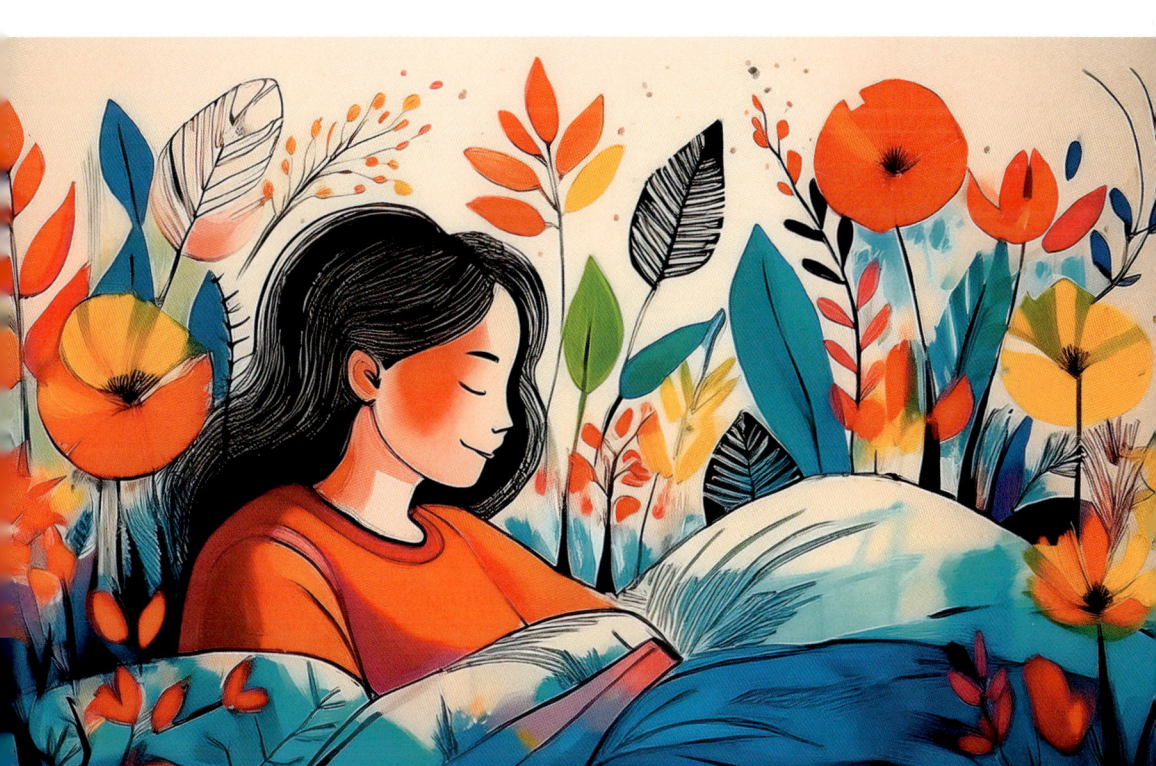

Weil ich es mir wert bin

HEILERDE

Erde – nährende Urkraft und eines der vier Elemente, ohne die Leben nicht möglich wäre. Wenn wir an Erde denken, so verbinden wir diese zuerst mit unserem Planeten, der dank seiner Atmosphäre, den Wasserressourcen und vielfältigen Ökosystemen einzigartig ist. Nur dadurch werden die Existenz von Mensch, Tier und Pflanze sowie die Entwicklung komplexer Lebensgemeinschaften möglich gemacht.

Mit „Erde" bezeichnen wir aber auch den Boden unter unseren Füßen, der uns Halt gibt, verwurzelt bzw. „erdet". In manchen Regionen wird dieser Boden sogar schonend abgetragen, um ihn für Heilzwecke zu nutzen. In diesem Fall sprechen wir von der sogenannten **Heilerde,** ein Relikt aus jener Zeit, als die Gletscher zu schmelzen begannen. Es handelt sich hier um eine, durch Verwitterung entstandene Löss-, Lehm- oder Tonerde, die durch Erhitzen keimfrei gemacht wurde und je nach Mineraliengehalt verschiedene Farben aufweist.

Heilerde ist reich an Silikaten, Ton, Kieselsäure, Eisen, Kalium, Kalzium, Magnesium, Selen, Zink, Fluor oder Kupfer. Bei ihrem Kauf sollte auf die Körnung geachtet werden, da die innerliche oder äußerliche Anwendung vom Mahlgrad abhängig ist.

Äußere Anwendung

Dabei wird die Heilerde optional unter Zugabe von Wasser, Essig, Kräutertee, ätherischen Ölen zu einer zähen Paste verrührt und bei Nervenentzündungen, Schwellungen, Gicht, Verstauchungen usw. auf die betreffende Stelle aufgetragen, mit einem Tuch abgedeckt und so lange dort belassen, bis sie eingetrocknet ist.

Für trockene Haut wird Heilerde als Kosmetikum mit ein paar Tropfen Mandel-, Kokos- oder Jojobaöl sowie mit Rosenhydrolat zu einer streichfähigen Paste verrührt, währenddessen bei fettiger Haut Salbeitee, Rosengeranien- oder Immortellenhydrolat (aus Currykraut gewonnen) Verwendung finden. Beide Maskenarten werden auf die Haut oder auf das Gesicht aufgetragen und nach 20 bis 30 Minuten mit lauwarmem Wasser entfernt.

Meine persönliche Erfahrung

Besonders schätze ich die Heilerde, wenn es darum geht, Ekzeme, Nagelbettentzündungen und Juckreiz zu behandeln. Dazu verrühre ich 7 Teile Heilerde mit 2 Teilen kaltem Wasser oder Ringelblumentee zu einer salbenartigen Paste. Je größer die zu behandelnde Fläche ist, desto dünner sollte die Heilerdenpaste aufgetragen werden. Anschließend decke ich die Stelle mit einem feuchten Leinentuch ab und schütze dieses durch einen trockenen Wickel.

Und noch etwas! Meine **Spezial-Wundheilsalbe** überrascht mich immer wieder. Hierfür nehme ich 50 ml Ringelblumen-Öl-Auszug und 5 g Bienenwachs. Sobald das Wachs geschmolzen und die Salbe handwarm abgekühlt ist, rühre ich je ½ TL Heilerde und Honig sowie 5 Tropfen ätherisches Rosengeranienöl ein.

Die Salbe wird sanft um die Wunde herum aufgetragen und ist auch für rissige Haut und Schrunden bestens geeignet.

Innere Anwendung

Neben ihrer wundheilenden Eigenschaft besitzt Heilerde die Fähigkeit, Giftstoffe und überschüssige Säuren zu absorbieren. Dadurch kann sie sowohl bei Durchfall als auch bei Sodbrennen eine natürliche Hilfe sein. Im Zuge von Entgiftungskuren erweist sie sich als sinnvolle Begleiterin, weil sie Stoffwechsel- und Darmgifte, Cholesterin und Fette aus der Nahrung bindet und mithilfe von reichlich Wasser aus dem Körper befördert.

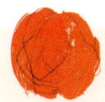

Bei Magen-Darm-Problemen empfehlen sich 1–2 TL Feinpulver in 200 ml Wasser einzurühren, es für mindestens 8 Stunden stehen zu lassen, anschließend nochmals umzurühren und schluckweise zu trinken. Bei Reizdarm oder Verstopfung wird nur das abgesetzte Wasser getrunken, ohne die Heilerde zusätzlich aufzurühren.

Bei Sodbrennen wird die Heilerde gut umgerührt und sofort getrunken.

MEDIZIN AUS DER VORRATSKAMMER

Wer Kräuter, Gewürze, Obst, Gemüse oder Grundnahrungsmittel richtig einordnen und für die eigene Gesundheit nutzen kann, könnte als „Hexe" gelten – und das keineswegs als Beleidigung. Der Begriff „Hexe" stammt von Hagazussa, was so viel wie „Heckenreiterin" bedeutet. Ursprünglich bezeichnete er weise Frauen, die mit ihrem sechsten Sinn hinter die Oberfläche der Dinge blickten und zwischen der sichtbaren und der Anderswelt agierten. Dazu zählten insbesondere Heilerinnen und Hebammen. Es ist kaum verwunderlich, dass solche charismatischen Frauen der kirchlichen Obrigkeit ein Dorn im Auge waren, was dazu führte, dass Tausende im Zuge der Inquisition als „Hexen" verbrannt wurden. Glücklicherweise gehört diese dunkle Zeit der Vergangenheit an, und wir können mit Herz und Verstand auf die bewährten Hausmittel zurückgreifen, die bereits Generationen vor uns genutzt haben.

Selbst ist die Frau

◆ **Rohes Kartoffelwasser** (1 EL) wirkt als Erste-Hilfe-Maßnahme bei Sodbrennen und hilft bei rissiger, trockener Haut an Händen und Füßen. Geriebene rohe Kartoffeln können auf entzündete Hautstellen wie Nagelbettentzündungen oder Ekzeme aufgetragen und über Nacht mit einem Pflaster fixiert werden. Diese Behandlung ähnelt der Wirkung einer Zugsalbe, besonders wenn Heilerde hinzugefügt wird.

◆ Heiße, in der Schale **gekochte Kartoffeln** dienen als entspannender Wärmeleiter. Dafür wird eine Kartoffel in ein Geschirrtuch gewickelt, mit dem Handrücken gequetscht und dann in den Bündchenteil einer Strumpfhose als praktische Halterung gelegt. Diese Kompresse kann bei Verspannungen im Schulterbereich, Husten oder Bauchschmerzen angewendet werden.

◆ **Salzschnaps** ist ein bewährtes Hausmittel bei Gelenkbeschwerden, Arthrose oder Nagelpilz. Dazu 1 EL Salz in 500 ml Alkohol (z. B. Kirsche oder Zwetschge) auflösen. Bei Beschwerden die betroffene Stelle einmassieren oder mit einer getränkten Kompresse abdecken.

◆ **Kohlblätter,** zerstoßen, wirken schmerzlindernd bei Arthrose und Neuralgien. Grünkohl ist ein Spitzenreiter in Kalzium, Brokkoli liefert viel Vitamin C, während Wirsing und Rotkohl reich an Vitamin E sind. Rosenkohl enthält Kalium, und Kohlrabi punktet mit Magnesium. Sauerkraut stärkt die Abwehrkräfte und fördert die Verdauung.

◆ Die legendäre **Karottensuppe** nach Ernst Moro ist ein bewährtes Hausmittel gegen Durchfall. Sie sollte mehrmals täglich auf nüchternem Magen eingenommen werden. Rezept: 500 g geschälte, zerkleinerte Karotten 1 Stunde in 1 l Wasser kochen und pürieren. Mit abgekochtem Wasser auf 1 l auffüllen und mit 3 g Salz würzen.

◆ **Honig-Thymian-Knoblauch** ist ein altes Hausmittel gegen Erkältungen. Einfach diese Mischung auf eine Scheibe Vollkornbrot geben und genießen!

◆ **Inhalationssalz mit Kräutern** bestehend aus 100 g grobem Meersalz, 2 EL getrockneten Kräutern wie Kamille, Thymian, Tannen- bzw. Fichtennadeln sowie 3 Tropfen ätherischem Latschenkiefer- oder Eukalyptusöl. Von dieser Mischung 3 EL in 1 l heißes Wasser geben. Den Kopf über die Schüssel halten und mit einem Handtuch abdecken. 10–15 Minuten den Dampf gut einatmen. Anschließend ruhen und keinesfalls ins Freie gehen.

◆ **Knoblauch-Zitronen-Elixier** gilt als Gefäßreiniger und als Cholesterinkiller. Diese Zubereitungsart hat den Vorteil, dass der Geruch gut erträglich ist und keine gefürchtete „Knoblauchfahne" hinterlässt. Vom Elixier wird 3 Wochen lang täglich 1 Gläschen vor oder nach der Hauptmahlzeit eingenommen, 1 Woche pausiert und die Kur anschließend wiederholt. Für die Zubereitung braucht es 30 geschälte Knoblauchzehen und 5 klein geschnittene, unbehandelte Zitronen samt Schale, die in 1 l Wasser einmal aufgekocht werden. Anschließend die Rückstände filtrieren und in einer Flasche im Kühlschrank aufbewahren.

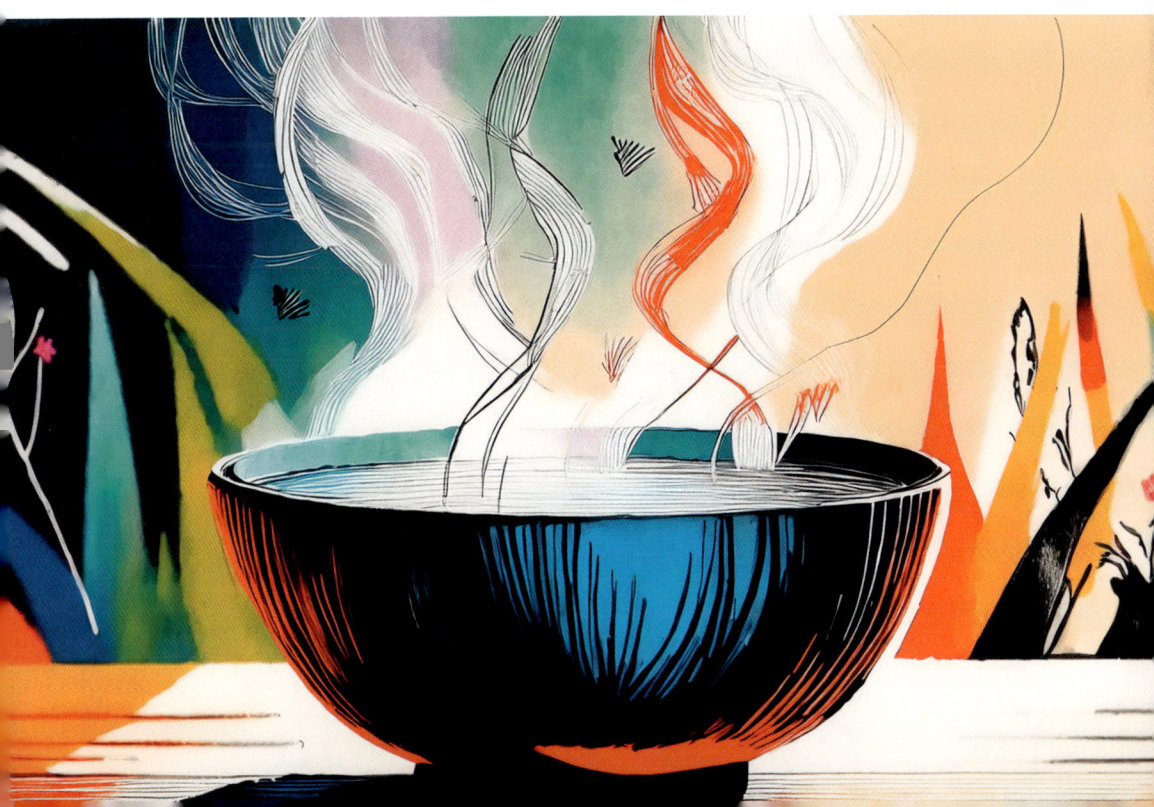

HEILEN MIT DER BIENENAPOTHEKE

Im Takt der Natur spielen Bienen eine besondere Rolle. Obwohl es sich um kleine Insekten handelt, sind sie doch Garant für die Schönheit der Welt und für unsere Nahrungskette. Ihre Fähigkeit, effektiv zusammenzuarbeiten, zeigt uns, wie wichtig Teamarbeit und Zusammenarbeit sind, um gemeinsame Ziele zu erreichen. Bienen kommunizieren durch Tanz, um anderen Bienen den Standort von Nahrungsquellen mitzuteilen. Ihre Form der Kommunikation lehrt uns, wie wichtig es ist, Wissen zu teilen und Informationen auszutauschen, um das Wohl der Gemeinschaft zu fördern.

Bienen sind Meister der Nachhaltigkeit. Sie sammeln Nektar und Pollen, ohne die Pflanzen zu schädigen, und tragen gleichzeitig zur Bestäubung bei, was für die Fortpflanzung vieler Pflanzenarten entscheidend ist. Ihr Beispiel sollte uns klarmachen, wie wichtig es ist, nachhaltige Praktiken zu fördern, die sowohl der Umwelt als auch der menschlichen Gemeinschaft zugutekommen.

Apithearapie für daheim

◆ **Antigrippe-Elixier:** Hierfür werden 100 g Waldhonig, 2 TL Zitronensaft, 1 EL geraspelte Ingwerknolle, 1 fein gehackte Knoblauchzehe miteinander vermischt und im Kühlschrank aufbewahrt. 2–3 TL sollten es täglich sein, um die Abwehrkräfte bei Laune zu halten. Das Elixier kann auch in Wasser eingerührt werden.

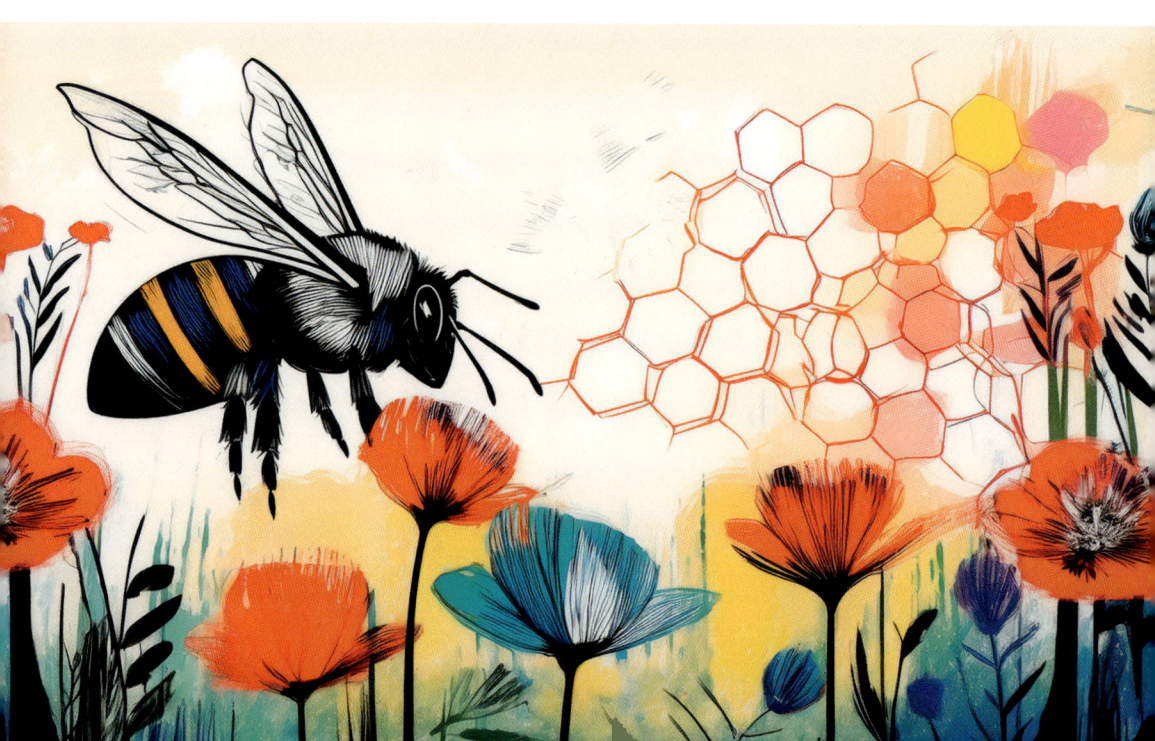

◆ **Honig** kann auch als **Dampf-Inhalation** bei Erkältung verwendet werden.

◆ Außerdem ist er ein altes Hausmittel zur **Wundheilung.** Dabei streicht man ihn nur außen herum und keinesfalls in die Wunde hinein. Es versteht sich von selbst, dass dabei auf Sauberkeit und Hygiene zu achten ist! In naturorientierten Kliniken wird deshalb mit dem sterilen Medihonig gearbeitet.

◆ **Honig-Ingwer-Zimt-Mischung:** Darauf sollte man bei Halsschmerzen und Heiserkeit setzen.

◆ **Honigmilch** dient der Schlafförderung. Vor dem Einrühren des Honigs sollte die Milch leicht abgekühlt sein.

◆ **Herzwein nach Hildegard von Bingen:** „Er ist ein Frohmacher-Elixier, stärkt das Herz auf körperlicher und auf seelischer Ebene", sagt die Hildegard-Expertin und Buchautorin Brigitte Pregenzer. Rezept: 1 l Rotwein, 8–10 Stängel Petersilie und 2 EL Weinessig 5 Minuten kochen, 3 EL Honig dazugeben, nochmals 5 Minuten auf kleinem Feuer köcheln, abseihen und kühl lagern. Pro Tag einen Schluck davon trinken, bei Problemen mehrmals täglich einnehmen.
Anmerkung: Hildegard lebte im Mittelalter, einer Zeit, in der die Hygiene nicht immer gewährleistet war. Das Erhitzen des Honigs könnte auch zur Abtötung von Mikroorganismen und zur Vermeidung von Verunreinigungen gedient haben. Nach dem heutigen Verständnis sollte die Hitzeempfindlichkeit des Honigs berücksichtigt und dieser erst nach dem Abkühlen hinzugemischt werden.

◆ **Nasenspülung mit Propolis:** In 50 ml warmes Wasser ½ TL Honig auflösen. 1 Prise Salz und 5 Tropfen Propolistinktur hinzufügen. Gut verrühren, dann mithilfe einer Nasendusche oder mit der hohlen Hand abwechselnd in die Nasenlöcher hochziehen und vor dem Schnäuzen kurz einwirken lassen. Propolis ist ein von Bienen gesammeltes Harz, das für seine antibakteriellen und heilungsfördernden Eigenschaften bekannt ist und mithilfe eines alkoholischen Auszuges zur Anwendung kommt.

◆ **Ringelblumensalbe mit Propolis gegen Schrunden:** Dafür werden benötigt: 50 ml Ringelblumen-Olivenöl-Auszug, 5 g Bienenwachs, 10 Tropfen Propolistinktur, ½ TL Heilerde, ½ TL Honig, 5 Tropfen Lavendelöl. Das Öl erwärmen und das Bienenwachs darin auflösen. Leicht abkühlen lassen, die restlichen Zutaten dazugeben und kräftig durchrühren. Anmerkung: Die Heilerde bleibt als Substanz in der Salbe enthalten. Sie löst sich nicht auf.

◆ **Nervenshake aus Blütenpollen:** Hierfür werden 150 ml Hafermilch mit einer Banane und 1 TL Blütenpollen gemixt.

◆ **Kräftigungsmittel:** Blütenpollen und Brennnesseln zu gleichen Teilen in Honig einrühren.

TRAUMREISE ZUM SCHACHTELHALM

Auf den ersten Blick wirkt der Ackerschachtelhalm wie ein kleines Tannenbäumchen. Bei genauerem Hinsehen erinnert der aufrechte Stängel an eine Wirbelsäule, die gebogenen Seitenäste an Rippenbögen. Diese Ähnlichkeit veranlasste bereits unsere Vorfahren, ihn als Heilmittel für den Stützapparat zu nutzen. Wegen seiner knochenstärkenden, harntreibenden, entzündungshemmenden und antimikrobiellen Eigenschaften wird er bis heute geschätzt.

Ackerschachtelhalm (auch Katzenschwanz oder Zinnkraut) hilft als **Kompresse** oder **Fußbad** bei Rückenschmerzen sowie als **Tee** bei rheumatischen Beschwerden und Blasenproblemen. Ein **Dampfbad** kann bei akuter Blasenentzündung schnell Linderung bringen: 2 l Wasser mit 3 Handvoll Schachtelhalm 20 Minuten ziehen lassen, in einen Kübel gießen, auf den leicht abgekühlten Dampf setzen und die Blasenregion anschließend warm halten.

Um den **Tee** zur Osteoporose-Prävention oder als Gartendünger zu nutzen, sollte man möglichst viel Kieselsäure aus der Pflanze gewinnen: 3 Handvoll zerkleinerten Ackerschachtelhalm in 2 l kaltem Wasser über Nacht ziehen und dann noch 20–30 Minuten leicht köcheln lassen. Nach dem Abseihen ist der Tee einsatzbereit.

Vorsicht: Als Heilpflanze wird nur der Ackerschachtelhalm verwendet. Wald- und Sumpfschachtelhalm sind giftig!

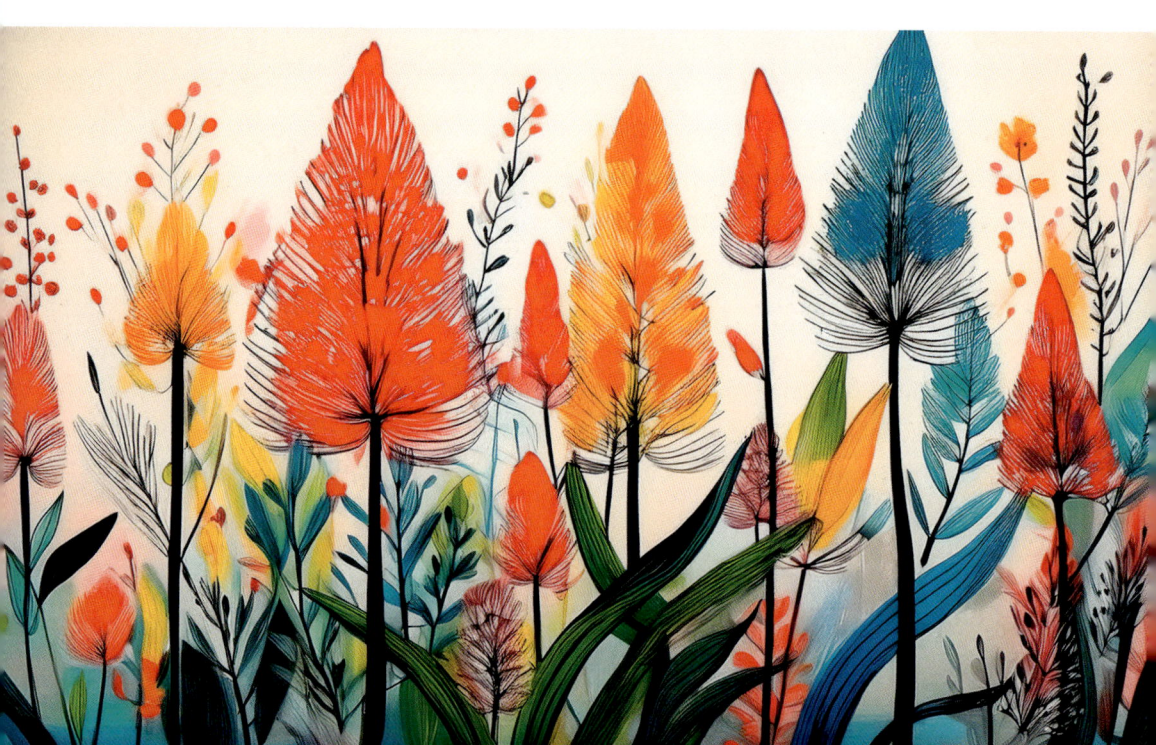

AUFRECHT WIE EIN BAUM

Es ist mir zu einem lieben Ritual geworden, den erwachenden Tag in meinem Garten willkommen zu heißen. Ich genieße es, mich für eine kleine Weile auf die moosbewachsene Holzbank unter den Nussbaum zu setzen und mich an den Tautropfen zu erfreuen, die wie kleine Edelsteine an den Grasspitzen balancieren.

Mein Blick wandert weiter zum filigranen Wedel des Schachtelhalms. Stolz und aufrecht steht er da und anmutig und zart zugleich. Seine unbändige Wuchsfreude bringt mich zum Schmunzeln. Ich weiß, dass ich meinen stillen Kampf gegen das vermeintliche Unkraut nicht gewinnen kann. Aber vielleicht liegt ja gerade darin seine wahre Stärke.

Lange habe ich versucht, die Botschaft des Schachtelhalms zu ignorieren. Doch je näher ich ihn betrachte, desto deutlicher erahne ich, was er mir sagen möchte. Als Überlebenskünstler kämpft er sich durch den harten Boden und findet seinen Weg durch schmale Ritzen und verdichtete Böden, wo kaum anderes Leben gedeiht. Spiegelt sich in diesem Streben nach Licht nicht auch mein eigener Weg wider?

In dieser Lebensphase, in der ich mich den Veränderungen des Alters zu stellen habe, treffe ich immer wieder auf neue Prüfungen. Wie der Schachtelhalm muss ich nach Wegen suchen, die mir helfen, mit den Gegebenheiten zu wachsen und unbeirrt voranzuschreiten. Ganz unvermittelt wird mir klar, dass Nachgeben nicht dasselbe wie Aufgeben ist. Manchmal sind Rückschritte einfach Teil des Weges, die ich gehen muss, um zu neuen Einsichten zu gelangen.

Noch hat mir dieses Pflanzenwesen, das da ganz unbekümmert vor sich hin wächst, nicht alle seine Geheimnisse geoffenbart. Doch das Tagwerk lässt sich nicht aufschieben, und es wird Zeit, mich fürs Erste von ihm zu verabschieden. Seine Botschaft möchte ich indes tief in meinem Herzen verwahren, um mich jederzeit daran zu erinnern.

In dieser Lebensphase, in der ich oft vor Schwierigkeiten stehe, muss ich mir eingestehen, dass wahre Stärke nicht nur in der Entschlossenheit liegt, sondern auch in der Fähigkeit, mich anzupassen. So wie der Schachtelhalm unermüdlich nach Licht strebt, werde auch ich meinen eigenen Weg weitergehen und die Kraft finden, inmitten der Widrigkeiten aufzublühen.

REGISTER

Weiterführende LITERATUR

Adler, Dr. Med Yael (2023)
Genial vital!
München: Droemer Knaur

Bühring, Ursel (2012)
Kuren für Körper und Seele
Stuttgart: Ulmer

Bühring, Ursel (2014)
Heilpflanzenrezepte
Stuttgart: Ulmer

Ell-Baiser, Helga (2019)
Naturheilkunde für Frauen
Stuttgart: Ulmer

Engelsing, Dr. med. Anja Maria (2015)
Frauenkräuter – Der ganzheitliche Weg zum Heilsein
München: BLV

Höfer, Silvia und Szász, Nora (2010)
Hebammen Gesundheitswissen (6. Auflage)
München: Gräfe und Unzer

Koch, Dr. med. Marianne (2022)
Alt werde ich später
(3. Auflage)
München: dtv

Kreiter, Hildegard und Roschatt, Helene (2016)
Kneippen
Bad Wörishofen: Kneipp-Verlag

Madejsky, Margaret (2008)
Lexikon der Frauenkräuter
(4. Auflage)
Aarau (CH): AT Verlag

Bibliografische Information
der Deutschen Nationalbibliothek
Die Deutsche Nationalbibliothek verzeichnet diese
Publikation in der Deutschen Nationalbibliografie;
detaillierte bibliografische Daten sind im Internet
abrufbar: http://dnb.d-nb.de

Bildnachweis
Umschlag: stock.adobe.com – MindShiftMasteryHub, generiert mit KI
Innenteil: generiert mit künstlicher Intelligenz, © Adobe Firefly

1. Auflage 2025
© Athesia Buch GmbH, Bozen
Weinbergweg 7
I-39100 Bozen
buchverlag@athesia.it

Design & Layout: Athesia-Tappeiner Verlag
Druck: Florjančič, Maribor
Papier: Innenteil Gardamatt Ultra

Gesamtkatalog unter
www.athesia-tappeiner.com

ISBN 978-88-6839-839-2
ISBN 978-88-6839-840-8 (e-Book)

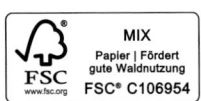

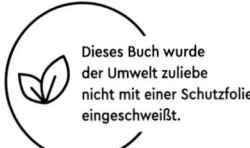

Dieses Buch wurde
der Umwelt zuliebe
nicht mit einer Schutzfolie
eingeschweißt.